GPとDHのための
ペリオドントロジー

築山鉄平／宮本貴成 著

クインテッセンス出版株式会社　2018

Berlin, Barcelona, Chicago, Istanbul, London, Milan, Moscow, New Delhi, Paris, Prague, São Paulo, Seoul, Singapore, Tokyo, Warsaw

クインテッセンス出版の書籍・雑誌は，歯学書専用通販サイト『歯学書.COM』にてご購入いただけます．

PCからのアクセスは…

歯学書　検索

携帯電話からのアクセスは…
QRコードからモバイルサイトへ

PROLOGUE

　私が31歳から35歳までのボストン留学中に歯周病学の成書に何度も目を走らせる機会があった．当時の私の中では，非外科治療や外科治療の治療学こそが「ザ・歯周病学」だと思っていたが，実際分厚い成書の中で治療学に関して説明して入るページは本当に一部分で，とくに花形と見なされていた歯周外科のページは本当に少なかった．それだけ歯周病学というのは生物学的原則や歯周病病因論，診査・診断にウエイトを置いてあり，人の生涯を通じて歯周病をコントロールしようと思えば，患者個々のリスクファクターを理解し臨床に取り組む必要がある．したがって，長期的に患者さんの口腔健康を維持するためには治療を担当した歯科医師だけではなく，メインテナンスを担当する歯科衛生士，コデンタルスタッフの共通理解，また環境面の整備が不可欠である．瞬発的な治療技術だけでなく，長期的な時間軸のなかで歯周病のリスクファクター，予後に悪影響を与える因子をコントロールすることこそ，患者健康を中心に据えた歯周病学だと考えている．なぜなら，歯周病の有病率データでは重度歯周炎の割合は10〜15％前後とほぼ世界的にみて一致しており，つまり多くの歯周病患者は生涯を通じて安定的に重症化予防が可能であるからである．その大部分のコントロールに大きく寄与するのは歯周病専門医よりもGPや歯科衛生士であることは疑いの余地はない．だからこそ本書のタイトルには「GPとDHのための」という言葉を添えさせていただいた．

　ペリオドントロジーの真髄に触発された私にとってのターニングポイントは，タフツ大学留学中の2007年ハーバード大学で開催されたKornman先生の講義であった．歯周病の成り立ちを知り，その発症を抑えることは実際の治療を行うことよりも大変高度ですばらしいものであると痛感したことを今でも鮮明に覚えている．発症を抑えるためのリスクアセスメントや歯周病病因論というのは外科的な治療結果と異なり目には見えないため，目に見えないものに価値があると気づくためには想像力や知識が必要である．そしてこの知識は若い臨床家でもしっかりと身に付けることができ，論理的な思考は臨床経験何十年の先輩との差を一気に埋めてくれるものである．本書はとくに予防医学におけるペリオドントロジーを中心に科学的根拠に則ってまとめており，「病気」という目に見える異常だけに目を奪われることなく，「健康」という目に見えない当たり前のことを大事にする歯科医療従事者の方々にとって，真の患者利益の実現にぜひご活用いただければ幸いである．

　最後にKornman先生との座談会や執筆機会に際し，貴重な機会を授けてくださった熊谷崇先生，座談会で議論を重ねた熊谷直大先生，PHIJファウンダーのMichael McGuire先生，Todd Scheyer先生，宮本貴成先生に深く感謝の意を表すとともに，私の仕事に理解を示してくれ全力で仕事に打ち込む環境をサポートしてくれる妻，理紗にこの本を捧げたい．

2018年3月
築山鉄平

FOREWORD

Dear Colleagues;

We would like to bring your attention to a new periodontal textbook authored by Dr.Tsukiyama and Dr.Miyamoto, We have worked with both of them for over a decade and they continue to impress us with their breath of knowledge in the field of periodontics and dental implants.

Their new textbook, focused on periodontal pathogenesis and maintenance therapy, will be published by Quintessence in 2018. The book features a unique concept of personalized periodontal maintenance based on a clear explanation of periodontal pathogeneses. The book originated from a discussion that began in Sakata Japan two years ago among Drs.Tsukiyama, Miyamoto, and Kornman. Dr.Kornman is a world renowned expert in the pathogenesis of periodontal disease and he has a unique talent of being able to explain complex situations in a very simple and easy way to understand. This book is appropriate for general dentists and hygienists at all stages of their career and especially the dentists/hygiene team who is eager to understand the diagnosis and management of periodontal disease. This publication will be the official textbook for the basic course Perio Health Institute Japan.

We encourage you to read this new textbook on periodontics and implants and we know that it will allow you to elevate the care that you provide your patients.

Sincerely,

Michael K. McGuire, D.D.S.
Founder and Director, Perio Health Institute Japan

E. Todd Scheyer, D.D.S., M.S.
Director, Perio Health Institute Japan

推薦のことば

親愛なる同僚のみなさまへ

　築山先生と宮本先生が共同執筆された歯周病学の新しい教科書をご紹介したいと思います．2人とは10年以上ともに仕事をしてきましたが，その歯周病とデンタルインプラントの分野における膨大な知識は，つねにわれわれを感心させてくれます．

　本書は2018年にクインテッセンス社から出版される，歯周病病因論やメインテナンス療法にフォーカスをあてた，彼らの新しいテキストブックです．歯周病病因論の明確な解説に基づいた「パーソナライズドペリオメインテナンス」という他に類を見ないコンセプトを特徴としています．発端は2年前に，築山先生，宮本先生，Kornman先生たちの間で，山形県酒田市で始まったディスカッションに遡ります．Kornman先生は歯周病の病因論に関して世界的に有名な専門家で，複雑な事柄をとてもシンプルに簡単に理解できるよう説明できる比類なき才能をもっています．本書は，キャリアのあらゆるステージのGPや歯科衛生士にとって適していますが，とくに歯周病の診断やマネジメントを熱心に理解したいと思う歯科医師／歯科衛生士チームにとってふさわしいものであるといえるでしょう．なお，本書はPHIJ（Perio Health Institute Japan）ベーシックコースの公式テキストブックとなる予定です．

　私たちは皆さんにペリオやインプラントに関するこの新しいテキストブックを読んでいただくことをお勧めします．そしてそれによって患者さんに提供してきたケアを向上させることができると信じています．

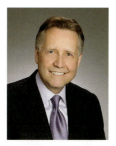

Michael K. McGuire, D.D.S.
Founder and Director, Perio Health Institute Japan

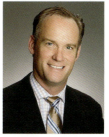

E. Todd Scheyer, D.D.S., M.S.
Director, Perio Health Institute Japan

Contents

PROLOGUE 3
FOREWORD 4

CHAPTER 1 歯周病病因論の全体像

1. 歯周病病因論の全体像 12
1. プラークだけでは歯周炎に発展しない 12
2. 歯周病に対抗するために臨床家は何を知っておくべきなのか？ 14
3. どうして人それぞれ歯周炎の進行度や表現型に差が出てくるのか？ 17

2. 歯周病と全身疾患の関連性 23

3. 病因論の全体像をイメージすること 23
コーヒーブレイク① 最新の歯周病病因論を探る 25

CHAPTER 2 理解しておきたい病因論①
バイオフィルム，歯周病原細菌，局所的なプラークリテンティブファクター編

1. 細菌性プラーク（バイオフィルム）について理解しよう！ 34
1. バイオフィルムって何？　プレイバックアゲイン 34
2. バイオフィルムの性質，構造，形成の流れ（Biofilm Formation） 36
COLUMN バイオフィルムは大企業 37
3. 歯周ポケット内で起きている出来事を理解しよう 39
4. 歯周病原細菌がどのように歯周炎発生の起点になるのか？ 39

2. 歯周病原細菌に関する考え方の変遷 42

- 1 1950～1960's Non-specific plaque hypothesis：非特異的プラーク仮説（質より量の仮説） 42
- 2 1970's～ Specific plaque hypothesis：特異的プラーク仮説（量より質の仮説） 43
- 3 1994～ Ecological plaque hypothesis(EPH)：生態学的均衡プラーク仮説 44
- 4 2011～ Dysbiosis：ディスバイオシス仮説 45
- 5 2012～ Keystone pathogen hypothesis (KPH)：キーストーン病原体仮説 46

3. 局所のプラークリテンティブファクター 47

- 1 プラーク付着を助長する自然プラークリテンティブファクター 47
- 2 医原性プラークリテンティブファクター 55

4. 変化するリスク部位を見逃さない 60

コーヒーブレイク② 病因論を探る 61

CHAPTER 3 理解しておきたい病因論②
基本的な免疫・炎症反応，宿主由来のリスクファクター編

1. 細菌攻撃の先に何が起きるのかをイメージしよう 70

- 1 歯肉炎のステージ 70
- 2 歯周炎のステージ 72
- 3 炎症の脂質メディエーター 75

2. 歯周病のリスクファクター 77

- 1 改変不可能な宿主要因に関係するリスクファクター 78
- 2 改変可能な宿主要因に関係するリスクファクター 83

コーヒーブレイク③ 歯周炎患者へのインプラント治療 95

CHAPTER 4 理解しておきたい病因論③
生活習慣に由来するリスクファクター，社会的修飾要因編

1. 生活習慣要因と社会的修飾要因について理解しよう ……………………………… 102

2. 生活習慣に関係するリスクファクター ……………………………………………… 103
   - 1 喫煙 ………………………………………………………………………………… 103
   - 2 糖尿病 ……………………………………………………………………………… 105
   - COLUMN ＜メカニズムの復習＞糖尿病と歯周炎はどのようにして影響し合うのか？ ……………………………………………………………………………… 106
   - 3 肥満 ………………………………………………………………………………… 108
   - 4 飲酒 ………………………………………………………………………………… 110
   - 5 栄養，食生活 ……………………………………………………………………… 111

3. 宿主要因，生活習慣要因に影響を与える社会行動的ファクター ……………… 111
   - 1 社会経済的要因 …………………………………………………………………… 112

CHAPTER 5 歯周病と全身疾患の関連性
2者をつなぐ"炎症"というキーワード

1. 「炎症」という視点から歯周病をみてみよう ……………………………………… 118

2. 歯周炎と全身疾患の関連性 ………………………………………………………… 118
   - 1 歯周病と糖尿病の関連性 ………………………………………………………… 120
   - 2 歯周病と肥満・メタボリックシンドロームの関連性 ………………………… 125
   - 3 歯周病とアテローム性動脈硬化の関連性 ……………………………………… 128
   - 4 歯周病と周産期合併症の関連性 ………………………………………………… 131

5 歯周病と肺炎の関連性 ………………………………………………………………… 134
　　6 歯周病と腎臓病の関連性 ………………………………………………………………… 136
　　7 歯周病と関節リウマチの関連性 ………………………………………………………… 138

3．感染性疾患の時代から炎症性疾患の時代へ …………………………………… 141

　コーヒーブレイク④ 患者の遺伝的要因を探る ……………………………………… 143
　コーヒーブレイク⑤ 機能的な遺伝的変異とは ……………………………………… 144
　コーヒーブレイク⑥ IL-1 と IL-6 ……………………………………………………… 146
　コーヒーブレイク⑦ 説明能力を磨く必要性 ………………………………………… 147

CHAPTER 6 パーソナライズド（個別化）したメインテナンスと歯周病治療

1．パーソナライズド（個別化）とは？ ………………………………………………… 152

2．歯を守るためのパーソナライズド（個別化）メインテナンスの必要性 … 153

　　1 個別にあった予防メインテナンスの実践が鍵 ………………………………………… 153
　　2 歯の定期的なチェックは本当に疾病予防に効果的なのか？ ………………………… 154
　　3 適切なメインテナンスって一体なんなのだろう？ …………………………………… 155
　　4 モチベーションの意義 …………………………………………………………………… 166

3．今後求められるメインテナンス ……………………………………………………… 167

4．パーソナライズド歯周病治療の具体例：1 ………………………………………… 168

5．パーソナライズド歯周病治療の具体例：2 ………………………………………… 176

　　1 診断 ………………………………………………………………………………………… 182
　　2 治療計画 …………………………………………………………………………………… 182
　　3 治療の実際 ………………………………………………………………………………… 182

> 4 まとめ 194
>
> コーヒーブレイク ⑧ パーソナライズドメインテナンスの必要性：
> 焦点を「健康ビジネスに」移す 195

CHAPTER 7 魅力的な未来志向の歯科医療，歯科医院の創造

1．短期・中期・長期的な戦略の実行に向けて 198

2．日本の歯科医療：「すでに起こった未来」を見据えて 198
> 1 理由1：超高齢社会における残存歯数目標の再考 198
> 2 理由2：20歳時点の口腔健康状態の確立 204
> 3 理由3：今後の社会保障情勢 205

3．これからの私たちの取り組み 207
> 1 歯科医院レベルの戦略の具体例 209
> 2 教育啓発活動 220

4．地域，企業レベルの取り組み 222
> 1 ビッグデータを通じて量の拡大から質の改善へ 222
> 2 健康経営を支援する企業との連携 222

5．すべては真の患者利益のために 223
> コーヒーブレイク ⑨ 魅力的な歯科づくりの提案 225

索引 228
EPILOGUE 231

CHAPTER 1

歯周病病因論の全体像

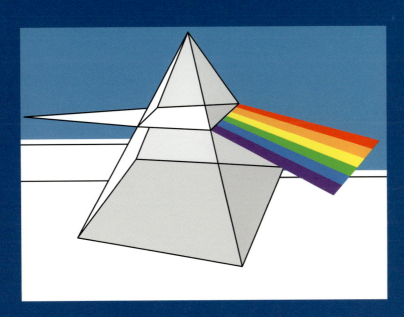

▲光がプリズムを通過し分散することで波長の異なる光成分が観察できるように，私たちは歯周病の分析を行ううえでプリズムのような視点を持ち，一見同じように見える歯周病の所見から患者固有のリスクを見抜く役割を果たさなければならない．

1 歯周病病因論の全体像

1 プラークだけでは歯周炎に発展しない

1965年，Loeらは歯学部学生を中心とした関係者に協力してもらい，ブラッシングを含むセルフケアを3週間まったく行わない実験をした[1]．結果的に，口腔清掃を中止してから10日から21日の間に全員が歯肉炎を発症した．その後，口腔清掃を開始すると歯肉炎は改善し，元の健康な状態に戻った（図1）．このように，ほとんどの人は歯肉炎が起きても，その状態で留まり，感受性が高くなければ歯周炎には発展しない．口腔清掃をきちんと再開すれば状態は元の状態に戻る[2,3]（図2）．

1976年には，Page, Shrouederらの歯周炎の病因論に関するランドマーク論文から最初のエビデンスが示された[4]．この論文では，歯肉炎の発達は，非特異的デンタルプラーク（特定の細菌ではなく，細菌の量）に対して歯肉組織内で非特異的炎症反応を起こすと記録されている．その歯肉炎のステージは，その順番に"開始期（initial）→初期（early）→確立期（established lesion）"と名付けられた．しかしながら，確立期（established lesion）から先は，歯周病のリスクが宿主 – パラサイト関係をさらなる組織破壊や炎症領域の拡大に傾けていかない限りは，炎症状態でも進行はしない，と鋭く指摘されていた（図3）．

ブラッシングを含むセルフケアを3週間まったく行わない実験

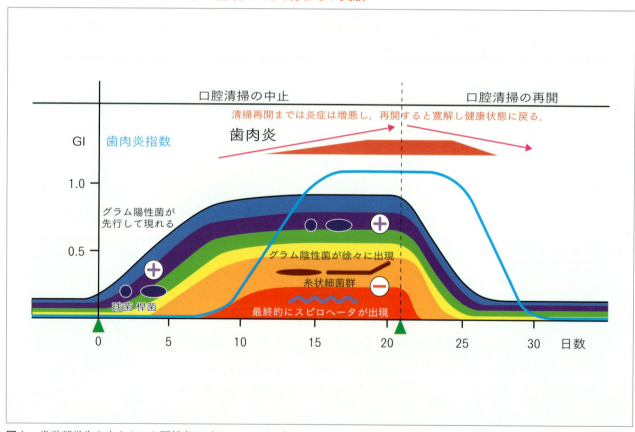

図1　歯学部学生を中心とした関係者がブラッシングを含むセルフケアを3週間まったく行わない実験．この実験が象徴しているように，歯肉炎に導き，最初の炎症を引き起こす第一因子が細菌であることは疑いがないが，それから先，疾病が進行するかどうかを決定するのは細菌ではなく，宿主反応である（文献1より引用改変）．

歯肉炎から歯周炎へ

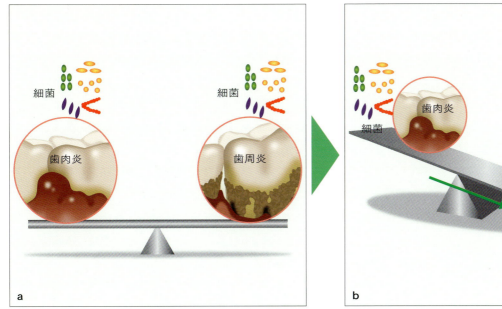

図2 a, b　歯肉炎から歯周炎に移行せずに均衡を保っているが(a)，リスクファクターが均衡を崩し，組織破壊や炎症拡大へとバランスを崩していく(b)．

歯肉炎のステージ

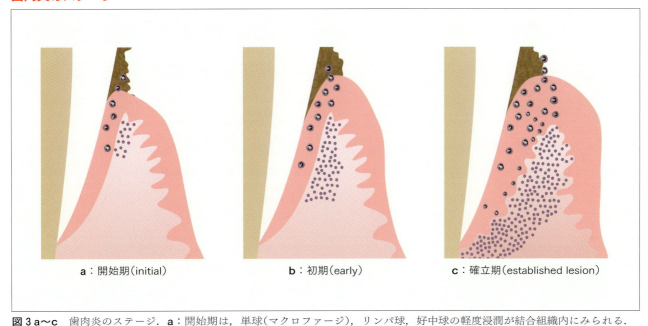

図3 a〜c　歯肉炎のステージ．a：開始期は，単球(マクロファージ)，リンパ球，好中球の軽度浸潤が結合組織内にみられる．
b：初期は，好中球が接合上皮内にも出現し，拡張した微小血管から出てきた免疫担当細胞が結合組織内で増加する．
c：確立期では，好中球が上皮内で勢力を増し，単球(マクロファージ)，リンパ球が結合組織内で大勢をなす．あちこちでポケット内上皮に潰瘍が形成され，細菌の侵入に関して脆弱になる．一方，上皮脚が伸張することで上皮バリアのintegrityを維持して，細菌の侵入に対し防御的に働いている状態．歯周病のリスクが加わると炎症状態が進行し，結合組織の破壊や骨喪失をともなう歯周炎へと進行する．

　以降数十年間，とてつもない努力が費やされ，完全とはいえないがこの過程における特定の細菌の役割が明らかになったとともに，圧倒的な量のエビデンスが証明したのは，組織破壊の大部分を進行させるのはコントロール不能な炎症と免疫反応であるということである．

2 歯周病に対抗するために臨床家は何を知っておくべきなのか？

まず私たちは歯周病の5つの事実を押さえておく必要がある(図4)．われわれは①〜⑤の原則を踏まえて，患者がどの歯周病の進路をたどるのかを推測する必要がある．臨床家は①②にはとくに熱心な関心を示すが，歯周病を長期間に渡って(できれば一生涯)コントロールするためには，細菌のコントロールだけでは不十分かもしれない．なぜならば，人はそれぞれ歯周炎の表現型や進行パターンが異なるからであり[2,4,5]，そのパターンは細菌の存在とは別のところに存在する．

それを裏づける動物や人間データの縦断研究結果は驚くべきものがあった．LindheとNymanの報告によると，非外科・外科処置を施した75人の患者を14年間メインテナンスしたところ(最終的に60人が残った)，その期間中に3mm以上のアタッチメントロスを生じた患者が全体の24.5％存在した[6]．つまり，予防メインテナンス通院をしていても歯周炎の進行がみられたということになる．

おそらくもっとも衝撃的だったのが，スリランカの紅茶工場での縦断研究の報告であろう．この研究は，スリランカ中部2か所の紅茶畑で働く労働者の男性480名を対象にして15年間調査された(図5)[7]．この地域は文化的にセルフケアを行う習慣がなく，歯科医院に通院することもない．つまり，口腔衛生状態は皆等しく劣悪だったということになる．生活習慣に関しても，同じ時間に起床し，同じ時間に労働し，似たような食事をし，同じ時間に寝るというように，ほぼ同じライフスタイルの労働者が対象だ．それにもかかわらず，15年後には歯周病の進行，歯牙喪失に関して大きく3パターンの違いが確認された(図5)．

ほとんど進行がなかったグループA，一定のペースでアタッチメントロスや喪失歯をともなうグループB(いわゆる私たちが日常臨床で一般的に目にするタイプ)，また急激なペースでアタッチメントロスの進行や喪失歯を認めるグループCである(図5)．このことから，歯周病の発現や病態を説明するのにバイオフィルムや生活習慣だけでは十分ではなく，患者固有の感受性が大きくかかわっていることが明確になった(図6)．一般的にバイオフィルムの破壊と

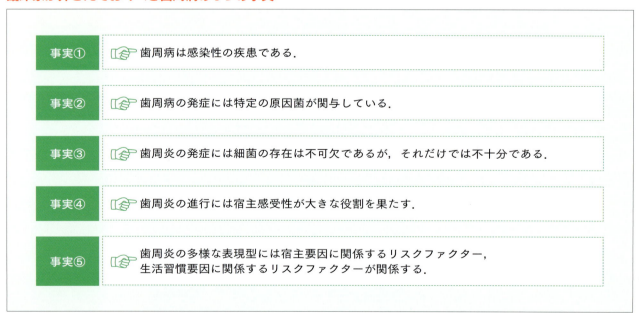

臨床家が押さえておくべき歯周病の5つの事実

事実①	歯周病は感染性の疾患である．
事実②	歯周病の発症には特定の原因菌が関与している．
事実③	歯周炎の発症には細菌の存在は不可欠であるが，それだけでは不十分である．
事実④	歯周炎の進行には宿主感受性が大きな役割を果たす．
事実⑤	歯周炎の多様な表現型には宿主要因に関係するリスクファクター，生活習慣要因に関係するリスクファクターが関係する．

図4 歯周病の5つの事実を押さえておく必要がある．

スリランカスタディ

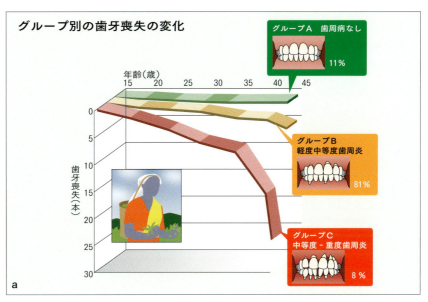

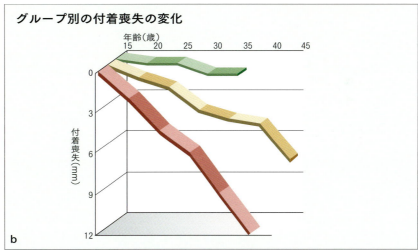

図5 a, b　スリランカ480名の紅茶農園の労働者を対象に15年間経過を追ったところ，同じ環境で生活しているにもかかわらず歯周炎の重症度や範囲に大きな差が認められた．歯周病の発現や病態を説明するのに細菌性プラークや生活習慣だけでは十分ではなく，患者固有の感受性が大きくかかわっていることが明確になった．

ランダムバースト理論

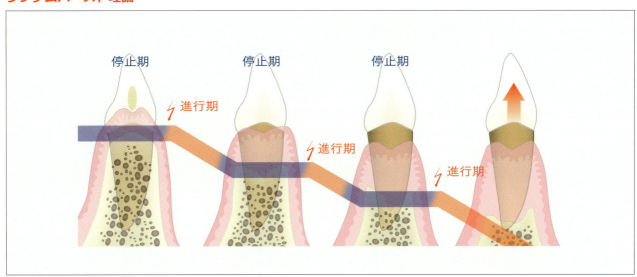

図6　以前は歯周炎の進行は細菌に依存すると思われていたため，それに合わせて持続的にゆっくり破壊が進むパターン（Continuous paradigm）が伝統的に正しいと信じられていたが，後天的あるいは先天的な歯周病のリスクファクターが，ライフステージを通じてさまざまなタイミングで関与することにより休止期，進行期が行ったり来たりするランダムバースト理論（Random burst theory）が現在提唱されている（文献8より引用改変）．

リスクは個人によって異なる

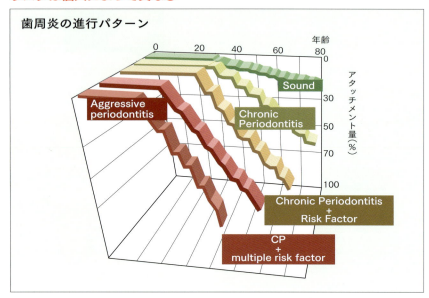

図7 図6のランダムバースト理論で示されているように，加齢とともに階段状に付着を喪失していくが，ライフサイクルのなかでその時々のリスクはダイナミックに変化する．患者1人ひとりがどのパターンに乗っているかを把握することが重要である．

患者の行く末を病因論の観点から予測する

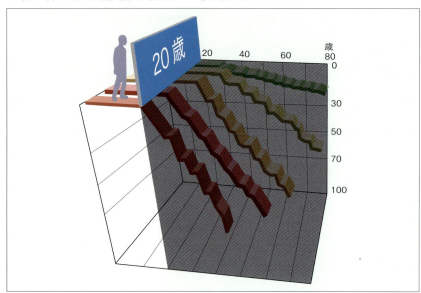

図8 「いま健康である」ということは将来の健康が約束されているわけではない．個々の患者がどの道を辿っていくのかを見極める力が必要になる．患者の行く末を病因論の観点から予測することが不可欠である．

除去により多くの場合は予防や治療が可能だが，このスリランカスタディや他研究でわかったことは，8～13％程度の成人が広汎性重度歯周炎に進行しやすく，またこれらの患者群は標準的な治療に対して反応が鈍い[9～11]ということである．

以上のように，個人個人での歯周病へのなりやすさ（感受性）は異なり（図7），現在健康であることが将来も健康であることを意味するものではない．重度歯周炎に罹患して歯周組織の破壊が起きる前に，予測を行い事前に対処できないかというのは，われわれに課された命題である（図8）．そしてそのヒントはじつは歯周病の病因論の本質的な理解にある．

3 どうして人それぞれ歯周炎の進行度や表現型に差が出てくるのか？

(1) Page and Kornmanの病因論

1980年代中盤から後半にかけて，細菌の役割と免疫炎症メカニズムが明らかになってきた（図9）．特定の歯周病原細菌が宿主反応を刺激し，組織破壊を引き起こしていく[12〜22]．たとえば結合組織の破壊（歯周ポケット形成）はマトリックスメタロプロテアーゼというタンパク質分解酵素によって引き起こされ[23]，歯槽骨破壊はインターロイキンを中心とする炎症性サイトカインや炎症の過程で生成されるプロスタグランジンが深く関与している[24〜26]．しかしながら，歯周病の発現や進行には顕著な多様性があり，図9中央の4つのボックス間を行き来するだけの単純な一方通行あるいは往復ではない．歯周炎の発症には細菌は必要であるが，細菌だけではその多様性は20％程度しか説明できないと言われている[27]．その多様性を説明するために必要なのが「リスク」である[2,3]（図9下部の紫色ボックス）．

歯周炎発症のメカニズム

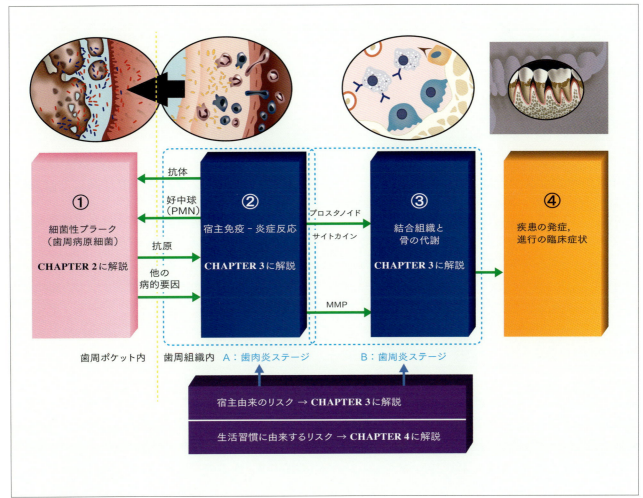

図9　歯周炎発症のメカニズム（Page[2]の病因論を改変）．歯周病原細菌に端を発する歯周炎カスケード（細菌→宿主免疫→代謝→臨床症状）の多様性は種々のリスク（紫）により修飾，決定される．図2の歯肉炎の状態から炎症が持続すると，宿主免疫-炎症反応が加速し，結合組織を破壊するMMP（マトリックスメタロプロテアーゼ）やIL-1やTNF-aなどに代表される炎症性サイトカインによって破骨細胞が活性化されていく．結果的に私たちは歯周ポケット形成，歯槽骨吸収という目に見える形で観察することになる．ともすると入口である細菌性プラークや疾患の臨床症状に目を奪われがちであるが，じつは細菌イコール歯周炎という一方通行ではない．中間（②と③のボックス）に起きていることをイメージできるようになろう！

リスクの種類と定義

リスクの種類	定義	変更の可否	具体例
リスクファクター	時系列の縦断研究（longitudinal study）によって明確になっている疾患の発症の確率を高める因子	変更可能なファクター	喫煙，糖尿病，口腔衛生プラークリテンティブファクター
		変更不可能なファクター	遺伝的要因，年齢
リスクインディケーター	ある一時点の横断研究（cross-sectional study）により示される因果関係．リスクファクターとして確立されてはいないが，その可能性が示唆される		骨粗鬆症，ストレス，栄養，肥満，内服薬など
リスクマーカー	疾患になることを予想できる．しかし，そのものが原因ではない		プローブ時の出血 > 5 mmの歯周ポケット 垂直性骨欠損

図10 リスクは，リスクファクターとリスクインディケーター，リスクマーカーに分けられる[31]．

（2）歯周病のリスクとは

PageとKornmanによって生み出された1997年モデルでは，中央の4つのボックス間を行き来するだけの単純な一方通行ではなく，歯周病原細菌の存在が自動的に1つの宿主反応パターンを引き起こし重篤な破壊をもたらすものではないことを示している（図9）．この宿主反応には幅があり，この幅は宿主由来や生活習慣由来のリスクによって第一に決定される[2, 3, 28]．リスクは，<u>リスクファクターの種類，存在，強さ，組み合わせ，相互作用によって決まる．これらの因子はそれぞれ異なった重みを持ち，相互作用や相乗作用するもので付加的ではない</u>[29, 30]．

厳密にいうとリスクは主にリスクファクターとリスクインディケーター，リスクマーカーに分けられるが（図10）[31]，一般的にはまとめて「リスクファクター」と表現されることが多く，本稿では歯周病の進行度や重篤度に影響を及ぼす要因を便宜的に「リスクファクター」と統一する（図11）．

（3）歯周病のリスクと重篤度は同じではない

リスクは治療を正当化するための正当原理といわれている．たとえば，初診時に臨床所見，エックス線所見，既往歴が同じ患者に対してリスクの重みを考慮せずに診断，治療計画を立案すると内容は同じような診断，治療計画になるが，ローリスクなら同じ状態でも疾病は進行しにくく治療の規模やメインテナンスの頻度は最小限になるであろう．その逆も然りである．

歯科ではないが，わかりやすい有名な例として，米国の人気女優アンジェリーナ・ジョリーの両側乳房切除術がある．彼女の母親は乳がんにより56歳で亡くなり，母方の祖母も40代で卵巣がんにより亡くなっている．この根拠だけで乳房切除を決断すればオーバートリートメントと捉えられるに違いないが，彼女には遺伝子検査で変形遺伝子が発見され，将来乳がんになる可能性は87％と診断されたという．ハイリスクであるために，治療する正当性は高いものになるというわけだ（図12）．

歯周病のリスクと考えられているもの

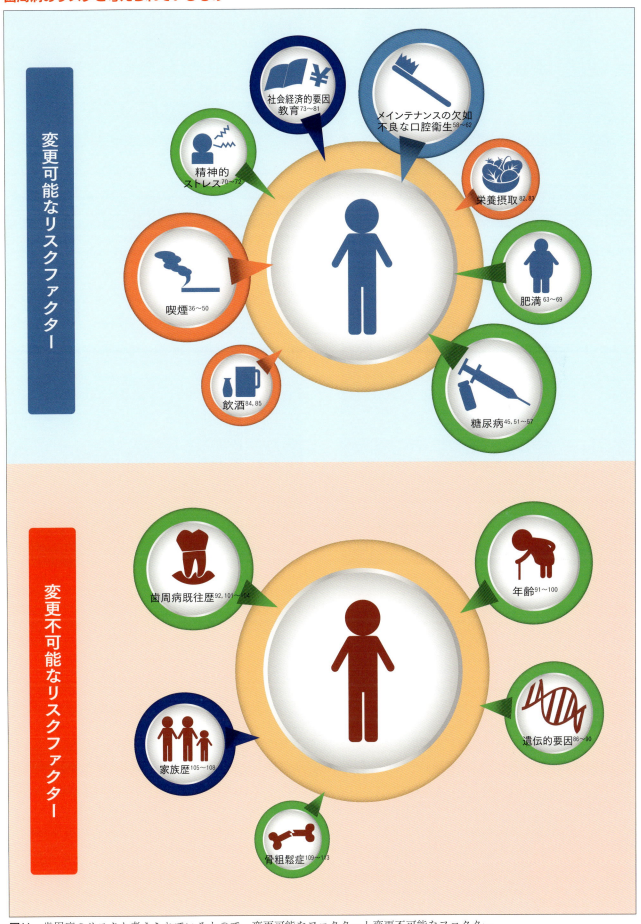

図11 歯周病のリスクと考えられているもので，変更可能なファクターと変更不可能なファクター．

リスクと治療の正当性

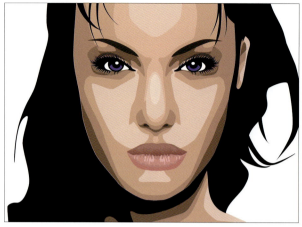

図12 アンジェリーナ・ジョリーは遺伝子検査で変形遺伝子が発見され，将来乳がんになる可能性は87%と診断されたという．ハイリスクであるために，治療する正当性は高いものになる．

歯周病のリスクと重篤度は同じではない

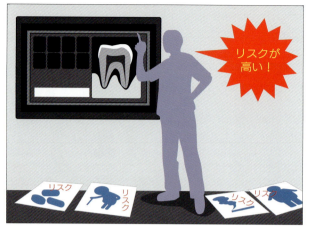

図13a 歯周病のリスクと，歯周病の範囲・重症度は2つのまったく異なるものである．臨床医は後者でリスクの重みを判断しがちである．

歯周病のリスクの二次元的な分析

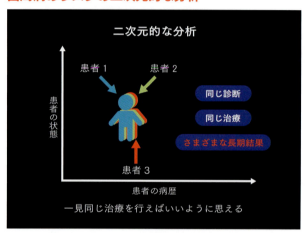

図13b 潜在的なリスクを考慮せずに診断を下すと，同じ治療選択を行っているにもかかわらず異なる治療結果を観察することがある．診断，予後，治療計画には科学的なリスクアセスメントが不可欠である（文献32より引用改変）．

歯周病のリスクの三次元的な分析

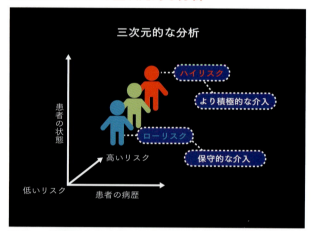

図13c 客観的なリスクアセスメントを行い，リスクレベルを考慮した診断を行うことにより個別に寄り添った最適な治療計画を提供できるだけでなく，より確実性をともなう歯科医療を展開できる（文献33より引用改変）．

　多くの臨床医が歯周炎のリスクと歯周病の程度や重篤度と混同しており，疾病に罹患していない患者は疾病のリスクが低いと想定されがちである．ところが，歯周病のリスクと，歯周病の範囲・重症度は2つのまったく異なるものである（図13）．リスクは将来のある時点における疾病の状態を予測するものである．あるいは現在の疾病がより進行していく傾向にあることを示す．

　ある研究では，23人の欧州でトレーニングを受けた歯周病専門医に対して，「臨床判断で歯周炎のリスク評価を行うときに用いる要素は何か」というアンケートをとったところ，その結果は全顎的な水平性骨吸収，状態が一番悪い部位の骨の高さ，深いポケットの割合の3つの要素を基本にリスク評価を行っていた[34]．この研究は，臨床家が将来の歯周炎のリスクを判断する際に，一般的なリスクファクターよりも疾患の範囲や重症度を重視する傾向にあることを示している．

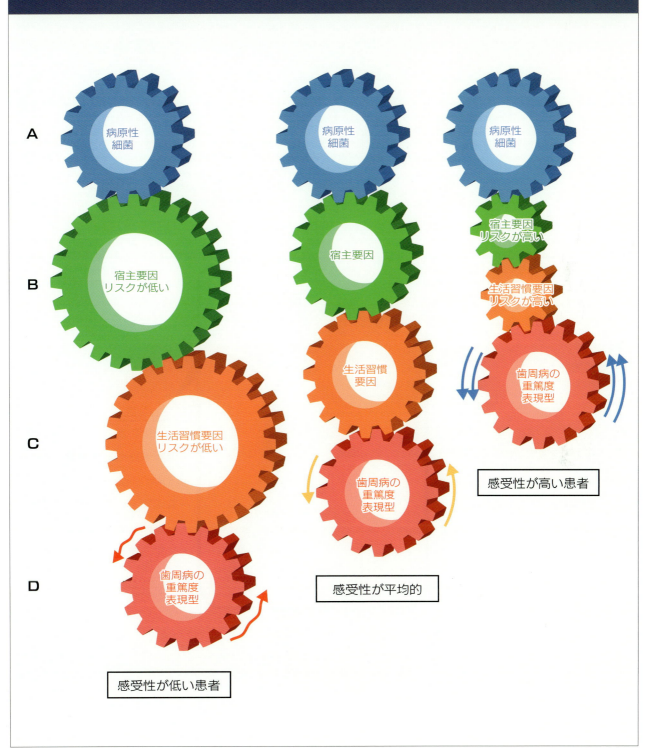

図14 Gear Model on Perio Risk Assessment(ペリオリスクアセスメント・ギアモデル). リスクを車輪に例えたイメージ. 同じ量, 同じ質の歯周病原細菌が存在した場合(Aの車輪が同じ大きさ), 歯周病の重症度・表現型(Dの車輪が回るスピード)は間に位置するリスクの車輪(B：宿主要因, C：生活習慣要因)の大きさに左右される. リスクを学術的に大別すると先天的・遺伝リスクと後天的・環境リスクに分けられるが, 臨床的には3つのリスクの歯車(①歯周病原細菌が関係する局所のプラーク蓄積因子(Plaque retentive factor), ②宿主由来のリスク, ③生活習慣に関係するリスク)として認識すると理解しやすい(文献28, 35より引用改変).

ペリオリスクアセスメント・ギアモデル

病原性細菌
- 不良修復・補綴装置
- 歯石，粗造な表面
- 歯列不正
- 不良な口腔衛生
- 口呼吸
- 正常でない解剖：硬組織，軟組織
- 外傷性修飾因子

宿主要因 リスクが低い
- 年齢
- 全身性要因
- 心理社会的ストレス
- 過去の歯周病歴
- 遺伝要因
- 肥満
- 糖尿病

内服薬
　フェニトイン
　ニフェジピン
　シクロスポリン

骨粗鬆症
ホルモン変化

IL-1b，6，TNF-a
家族の歯周病歴
免疫不全

生活習慣要因 リスクが低い
- 喫煙
- 栄養，食生活，飲酒

社会的要因
- 家族の影響
- 健康保険制度の影響
- 教育の影響
- 職場環境，雰囲気
- 社会的立場，経済的影響
- 文化，慣習

歯周病の重篤度表現型

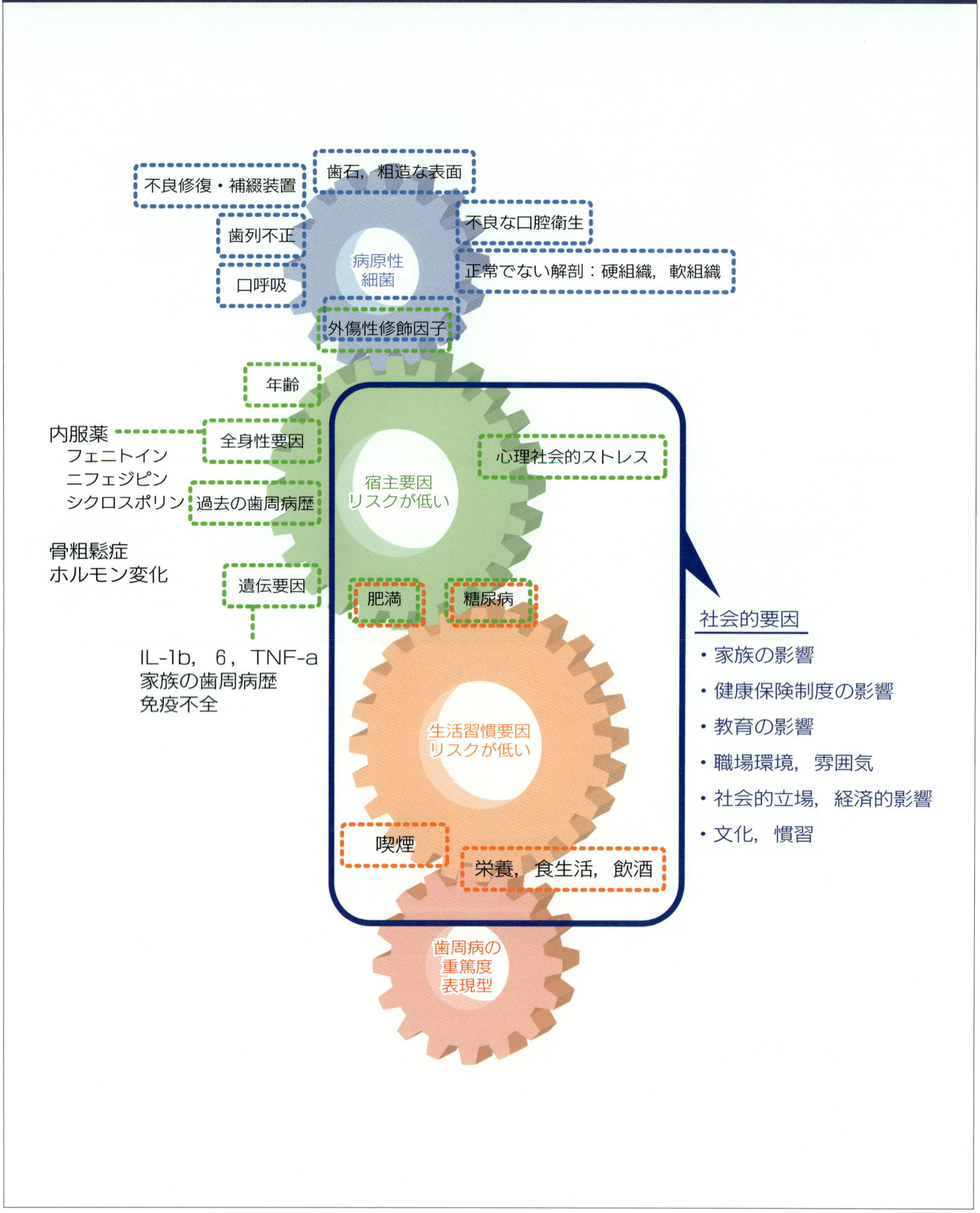

図15　ペリオリスクアセスメント・ギアモデル．各車輪にはさまざまなリスクファクター，あるいは修飾因子が関係してくる．それぞれのリスクを歯周非外科療法，外科療法，補助療法，メインテナンスを通じて，時間をかけて1枚1枚はがしていくことにより歯周炎をコントロールする(詳細は**CHAPTER 2〜4**に解説)．

2 歯周病と全身疾患の関連性

「タイム」誌2004年2月号に「静かなる殺戮者（secret killer）」[114]の見出しで"炎症性疾患と心臓発作，がん，アルツハイマー病，その他の疾患との驚くべき関係．私たちが立ち向かうためにできること"と題し，局所炎症が全身に及ぼす可能性を特集した．記事のなかで，歯周病に対するアプローチとして"慢性炎症の原因となる歯周病と戦うためにはフロスが重要"というコメントを残していた．また，「フロスか，死か（Floss or Die）」[115]という過激なキャッチコピーも米国ではよく耳にする言葉である．たしかに2000年以降，歯周病がどのようなメカニズムでさまざまな全身性炎症疾患と関連するかが次第に明らかになってきた．しかしながら，前述のいずれのフレーズも商業ベースの雑誌中心に取り上げられており，直接的な因果関係は現在でも不明確な部分も多い．

それを受けて2013年に米国歯周病学会（American Academy of Periodontology），ヨーロッパ歯周病学会（European Federation of Periodontology）の2学会が，その時点でわかっているエビデンスをまとめて歯周病と全身疾患の関連性に関する合同コンセンサスを発表した[116～131]．また2016年には日本歯周病学会も歯周病と全身疾患の関係についての見解を発表し[132]，2017年には日本臨床歯周病学会から「歯周病と全身疾患　最新エビデンスに基づくコンセンサス」[133]をワークショップでまとめ，臨床のフロントラインに立つ開業医にとってかなり身近なものになってきた．各論はauthorityに譲るとして，Chapter 5では歯周病と全身疾患の関連性において日常臨床で歯科医師，歯科衛生士が押さえておくべき知識をカバーしたい．

3 病因論の全体像をイメージすること

「歯周病の病因論」というと，ついつい難しいイメージで身じろぎしがちな傾向がある．しかし，これは細部に至るまで頭で記憶しておくというものではなく，全体像を頭のなかでイメージできるということが非常に重要である．歯科医師・歯科衛生士の区別なく，この理解は深くされるべきである．なぜなら定期メインテナンス通院でもっとも患者と接する機会が多いのは歯科衛生士だからである．

歯周病が生活習慣に大きく影響を受ける疾患であることを考えると，メインテナンスを通じた患者との長期間の付き合いのなか，つねにその全体像をイメージすることで，来院患者の細かい異変を見逃さないことが1つの目的となる．それができるようになれば「早期発見，早期治療」から「早期診断，早期管理」のレベルにステップアップが可能である（図16, 17）．つまり，健康な人は健康を維持し続けることができ，発症した人も科学的根拠に基づく適切な早期介入により，予知性の高い包括的な歯科医療を提供できる．

個人個人の歯周炎進行パターンを見極め，個々のリスクに応じたアプローチで喪失ペースをゆるやかにする

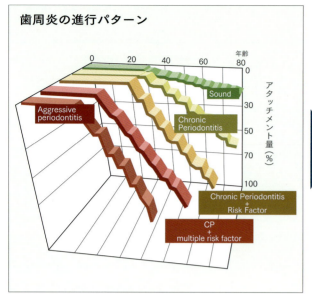

図16　個人個人がどの歯周炎進行パターンをたどるのかを見極めることが第1ステップ．

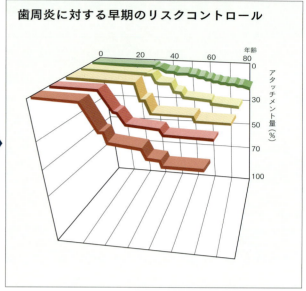

図17　そして適切なリスクコントロールや細菌コントロール，歯周治療，適切な頻度のメインテナンスを行い，その喪失ペースをゆるやかにすることが第2ステップ．

TAKE HOME MESSAGE

1. 歯周病の生涯コントロールは「早期発見，早期治療」から「早期診断，早期管理」へ．

2. 細菌だけでは歯周病の多様性の一部分（20〜30%）[27,90]しか説明できない．

3. 細菌感染から先のステップ，免疫炎症メカニズムを理解しよう．

4. 宿主要因に関係するリスクファクター，生活習慣に関係するリスクファクターの理解が必須である．

5. 歯周病と全身疾患との関係を再考しよう．

6. 歯周病の病因論の全体像をイメージできる歯科医師・歯科衛生士へステップアップしよう．

CHAPTER 1　歯周病病因論の全体像

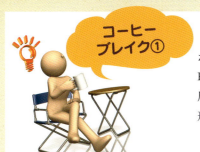

コーヒーブレイク①

ここでは，歯周病病因論の第一人者Dr. Kenneth Kornmanとともに，将来私たちが理解し実行すべき歯周病学，予防医療の未来をお話しいただきます．1997年にDr. KornmanとDr. Pageが提唱した病因論を基本に，現在もっともアップデートされた歯周病病因論を掘り下げていきます．なお，この「コーヒーブレイク」は2015年10月に山形県酒田市の日吉歯科診療所にて収録した座談会がベースとなっています．

最新の歯周病病因論を探る

築山鉄平

宮本貴成

Kenneth Kornman

●築山鉄平：先生の考える将来の予防医学とはどのような形をお考えでしょうか？

●Kenneth Kornman：これからの予防医学のお話をする前に，まず米国において加齢にともなう慢性疾患がどのように起こっているのかを説明させていただきたいと思います．図Aをグラフをご覧ください．横軸が年齢，縦軸が複数の慢性疾患を保有する人の割合です．黒い曲線は年齢にともない複数の慢性疾患をもつ人の割合を示しています．この黒の曲線は非常に大きな疫学的研究で示されたものですが間違った曲線です．たとえば，皆さんの家族を見ていただくとわかるように，加齢にともなって2つの異なった曲線が出てきます．彼らのなかにはグリーンの曲線に乗ってほとんど健康で80代，90代になってもほとんど問題がない人たちですが，残念なことに家族や友人のなかで40代後半から50代前半に大病をすることもあり得ますよね．この方たちは赤の曲線になるわけです．米国においてと言いましたが，この考え方は当然日本の方にも当てはまりますし，大きな母集団だけでなく，それぞれの慢性疾患にも当てはまります．

＜プロフィール＞
●Kenneth S. Kornman, D.D.S., Ph.D.：Dr. Kornmanは現在Journal of Periodontology編集主任，Clinical Advance in Periodonticsの共同編集主任を務めている．テキサスサンアントニオのUniversity of Texas Health Science Center歯周病学教授，微生物学教授職を経て，ハーバードでの学術的役職とデューク大学客員ボードメンバーを務めている．Dr. Kornmanは米国で20の特許を保有し，3冊の教科書，125以上の学術論文を執筆している．また加齢にともなう慢性疾患における新しい知見を臨床導入することに積極的にかかわっており，PHIJファウンダーDr. Michael McGuireの親しい友人でもある．

●築山：なぜこのような疾病へのなりやすさの曲線は多様性をもつのでしょうか．

●Kornman：人びとが異なった曲線，あるいは道を歩む理由は修飾因子があるからです．この修飾因子というのは疾患の原因に対する個人個人の反応を変えていきます．多くの慢性疾患の修飾因子として知られているのが炎症です．

　以下の2つの研究を例に挙げてご説明します（図B）．全身の炎症を血液検査で見る指標の1つがC反応性タンパク（CRP）です．この研究は心筋梗塞発作の2回目の再発を防ぐために2年半フォローをした研究です．この対象となった被験者は全員コレステロールと血圧を下げる薬を内服していました．コレステロールを下げる薬剤は一部の人においては炎症も軽減させます．上方曲線の人のほうが母集団のなかでより2回目の発作の確率が高いということになります．この図の上方曲線の患者は2つの特徴がありました．コレステロールもCRPも依然として高いという特徴です．そしてもっとも発作が少なかった曲線ではLDLコレステロールもCRPも低かったのです．真ん中に2つ重なっているほとんど同じに見える曲線があります．この真ん中の曲線はハイリスクより下がっていますが，これはLDLコレステロールが下がってCRPが高いまま，あるいはその逆と2種類があります．つまりこのことは2回目の心臓発作を予防するにあたってCRPを下げることが，コレステロールを下げることと同様に有効であるということを示唆しています．

　そしてもう1つの研究では，若い健常者，過去に心血管障害がない人たちを対象にしたものです．対象者は17,000人の成人です．全員コレステロールレベルは正

加齢にともなう慢性疾患

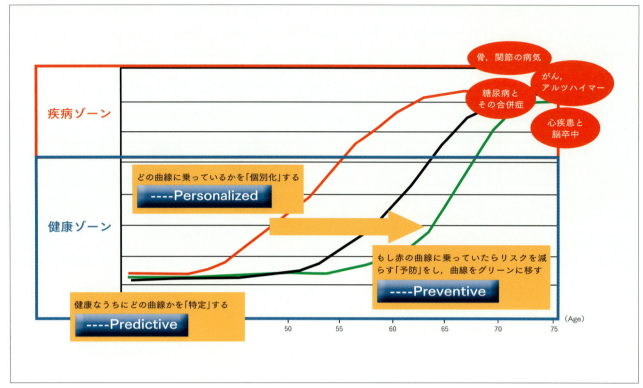

図A　どの曲線にあなたは乗っているでしょうか？

スタチンによる治療を受けた2.5年経過後の結果

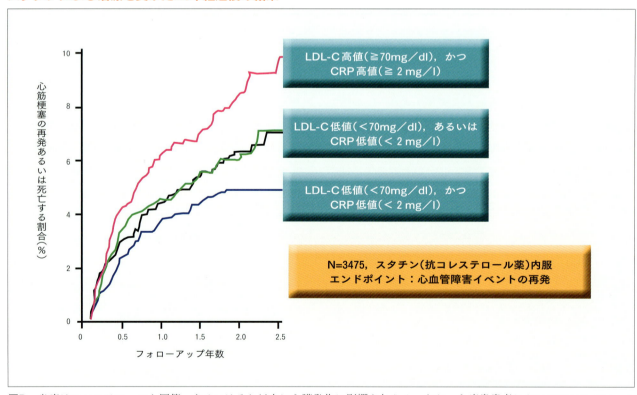

図B　炎症はコレステロールと同等，あるいはそれ以上に心臓発作に影響を与える．なお，心疾患患者においてコレステロールの減少が将来のイベントを予防するように，炎症（CRP）の減少も再発のリスクを減少させる（文献1より引用改変）．

これから予防医学に必要なP4

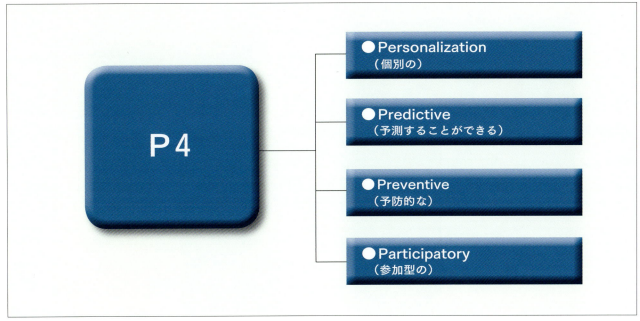

図C これから予防医学に必要なP4．

常で，CRPレベルが高かったという母集団です．そして半分の人たちを高用量のスタチン（抗コレステロール薬，抗炎症薬）を内服し，残り半分にプラシーボ（偽薬）を処方しました．結果，CRPとLDLコレステロールを抑えることによって，初発の心臓発作や急性心筋梗塞を50％程度減少させることができた．さらにこの研究の驚きの結果として，非常に低いLDLコレステロールの人でもCRP，つまり全身炎症を軽減することで保護効果が認められたというデータが出たことです[2]．

　今お示ししたのは1つの例ですが，多くの研究者が，加齢にともなう多くの慢性疾患の背景となる原因のなかでも"炎症"というのがもっとも強力でもっとも多い修飾因子であるかもしれないと言及しています．

●築山：つまり全身的な疾病を考えると炎症という強力な修飾因子によって，疾病へのなりやすさが変わってくるということがわかりました．すると，この事実に合わせてどのような予防医学の考え方を実践していくかが重要になってくるわけですね．

●Kornman：そのとおりです．非常に先見の明のある米国のDr.Leroy Hoodがヘルスケアの将来について4つのPに基づく医療（P4 medicine）ということをおっしゃっています（**図C**）．最初のPは「Personalization（個別の）」，つまり個人個人の疾患の罹患しやすさ，性質を特定すること．つまりグリーンの曲線に乗っているのか，赤の曲線に乗っているのかを特定することですね．2つ目が一番重要で「Predictable（予測できること）」で疾患が発症する前に特定するということ．3つ目のPは「Preventive（予防の）」で，疾患にかかりやすい人をかかりにくくできないかということ．つまり赤の曲線や，黒の曲線を緑に近づけさせることはできないか．4つめのPは「Participation（参加）」で，皆さんが臨床で実践されていることからもわかるように患者さんが自身から参加するということになります．この4つのPが予防医学には欠かせないものであると言えます．

●宮本貴成：この予防医学のP4 medicineという考え方は，そのままあるべき歯科医療の姿を形容したものだと思います．人間は変化して，昔と比べると平均寿命も長くなっています．それにフィットするような医療サービスを考えなければならないということです．その歯科医療サービスの窓口はとくにGPと歯科衛生士が中心ですから，長期間あるいは一生涯に渡って歯周病のコントロールを行うためにはGP，歯科衛生士の病因論の理解が欠かせません．

●築山：Dr. Kornmanは過去20年から現在に渡ってその歯周病病因論の中心となるモデルをDr. Roy Pageとともにつくり上げられ，1997年にランドマークペーパーとして発表されました．この病因論に関して少しお話していただけますでしょうか．

歯周炎発症のメカニズム

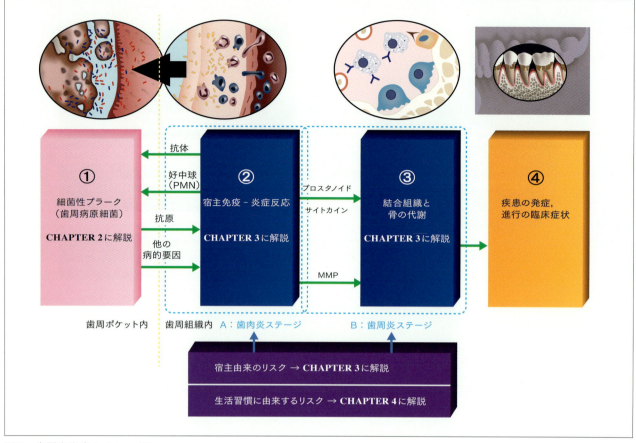

図D　歯周炎発症のメカニズム．

●**Kornman**：1997年の文献（**図D**）は，大企業が非常に不確定要素の高い，しかし非常に高くつく結果の（高くつくというのは費用のみならず，人や環境やその他に与える影響が大きいという意味で）意思決定のためのDecision analysis（診断分析学）分野を発展させたスタンフォード大学のエンジニアのグループと3年間一緒に仕事をしたことにより生み出された意思決定の形式的なプロセスでした．彼らとともに私は遺伝子にかかわるすべての事業に3年間携わっていました．その時彼らは，バイオロジーにおいていかに物事を異なる視点から見るかということを私に教えてくれたのです．Royと私がまとめたdiagramはこのエンジニアリングのコンセプトに則ってまとめたものになります．それは何が入って，何が出ていくのか，さらに入ってくるものの量はどれくらいか，出るものはどれくらいか，何が影響を与えているのか，という形式のdiagramです．

歯周病にあてはめると細菌から何が歯周組織に入っていくのか，炎症の過程で何が出てくるのか，そしてそれがメカニズムにどのように作用するのか，そして結合組織や骨喪失を統制するのかをdiagramにしたものです．私は論文抄読のセッションをミシガン大学のレジデントと2年前に設けましたが，レジデントに教育を行う際にも1997年のモデルを用いて説明を行っています．なぜならばこのdiagramがより臨床レベルで行っていることとリンクして理解してもらうことが可能だからです．この真ん中の2つの箱（**図D**）を開けて好きなだけ深いレベルまで知識として掘り下げていくことは無駄ではありません．

●**宮本**：箱というのはいい表現ですね．

●**Kornman**：箱の中のスパゲッティという感じです（笑）．そして多くの偉大な科学者たちが一生をかけてこのスパゲッティボックスを探求し続けているのです．それは素晴らしいことです．

●**築山**：これだけ歯科医療の知識や技術の入れ替わりが激しいなかで，20年前に提唱されたこのdiagramを越える病因論モデルがなかなか現れてこないのは，それだけ複雑な歯周病の病因論を簡潔に記したものだからだと思います．

参考文献

1. Loe H, Theilade E, Jensen SB. Experimental gingivitis in man. J Periodontol 1965；36：177-187.
2. Page RC, Kornman K. The pathogenesis of human periodontitis：an introduction. Periodontol 2000 1997；14：9-11.
3. Kornman KS. Mapping of pathogenesis of periodontitis：a new look. J Periodontol 2008；79：1560-1568.
4. Page RC, Schroeder HE. Pathogenesis of inflammatory periodontal disease. A summary of current work. Lab Invest 1976；34：235-249.
5. Page RC, Offenbacher S, Schroeder HE, Seymour GJ, Kornman KS. Advances in the pathogenesis of periodontitis：summary of developments, clinical implications and future directions. Periodontol 2000 1997；14：216–248.
6. Lindhe J, Nyman S. Long-term maintenance of patients treated for advanced periodontal disease. J Clin Periodontol 1984；11：504-514.
7. Löe H, Anerud A, Boysen H, Morrison E. Natural history of periodontal disease in man. Rapid, moderate and no loss of attachment in Sri Lankan laborers 14 to 46 years of age. J Clin Periodontol 1986；13：431-445.
8. Socransky SS, Haffajee AD, Goodson JM, Lindhe J. New concepts of destructive periodontal disease. J Clin Periodontol 1984；11：21.
9. Hirschfeld L, Wasserman B. A long-term survey of tooth loss in 600 treated periodontal patients. J Periodontol 1978；49：225-237.
10. McFall WT Jr. Tooth loss in 100 treated patients with periodontal disease. A long-term study. J Periodontol 1982；53：539-549.
11. McLeod DE, Lainson PH, Spivey JD. Tooth loss due to periodontal abscess：a retrospective study. J Periodontol 1997；68：963-966.
12. Slots J. Subgingival microflora and periodontitis disease. J Clin Periodontol 1979；6：351-382.
13. Listgarten MA. The role of dental plaque in gingivitis and periodontitis. J Clin Periodontol 1988；15：485-487.
14. Socransky SS. Microbiology of periodontal disease — present status and future considerations. J Periodontol 1977；48：497-504.
15. Newman MG. Anaerobic oral and dental infection. Rev Infect Dis. 1984；6 (s1)：S107-114.
16. Theliade E. The non-specific theory in microbial etiology of inflammatory periodontal diseases. J Clin Periodontol 1986；13：905-911.
17. Nisengard RJ. The role of immunology in periodontal disease. J Periodontol 1977；48：505-516.
18. Seymour GJ, Powell RN, Davies WI. Conversion of a stable T-cell lesion to a progressive B-cell lesion in the pathogenesis of chronic inflammatory periodontal disease：an hypothesis. J Clin Periodontol 1979；6：267-277.
19. Page RC, Schroeder HE. Current status of the host response in chronic marginal periodontitis. J Periodontol 1981；52：477-491.
20. Van Dyke TE. Role of the neutrophil in oral disease：receptor deficiency in leukocytes from patients with juvenile periodontitis. Rev Infect Dis 1985；7：419-425.
21. Ranney RR. Immunologic mechanisms of pathogenesis in periodontal disease：an assessment. J Periodontal Res 1991；26：243-254.
22. Seymour GJ. Possible mechanisms involved in the immunoregulation of chronic inflammatory periodontal disease. J Dent Res 1987；66：2-9.
23. Butler GS, Overall CM. Matrix metalloproteinase processing of signaling molecules to regulate inflammation. Periodontol 2000 2013；63：123-148.
24. Bartold PM, Cantley MD, Haynes DR. Mechanisms and control of pathologic bone loss in periodontitis. Periodontol 2000 2010；53：55-69.
25. Boyle WJ, Simonet WS, Lacey DL. Osteoclast differentiation and activation. Nature 2003；423(6937)：337-342.
26. Liu YC, Lerner UH, Teng YT. Cytokine responses against periodontal infection：protective and destructive roles. Periodontol 2000 2010；52：163-206.Clarke NG, Hirsch RS. Personal risk factors for generalized periodontitis. J Clin Periodontol 1995；22：136-145.
27. Grossi SG, Zambon JJ, Ho AW, Koch G, Dunford RG, Machtei EE, Norderyd OM, Genco RJ. Assessment of risk for periodontal disease. I. Risk indicators for attachment loss. J Periodontol 1994；65：260-267.
28. Clarke NG, Hirsch RS. Personal risk factors for generalized periodontitis. J Clin Periodontol 1995；22：136-145.
29. Page RC, Beck JD. Risk assessment for periodontal diseases. Int Dent J 1997；47：61-87.
30. Hart TC, Kornman KS. Genetic factors in the pathogenesis of periodontitis. Periodontol 2000 1997；14：202-215.
31. Burt BA. Definitions of risk. J Dent Educ 2001；65(10)：1007-1008.
32. Page RC, Martin JA, Loeb CF. The oral health information suit (OHIS): Its use in the management of periodontal disease. J Dent Educ 2005；69(5)：509-520.
33. Page RC, Martin JA. Quantification of periodontal risk and disease severity and extent using the Oral Health Information Suite(OHIS). PERIO 2007；4(3)：163-180.
34. Persson GR, Attström R, Lang NP, Page RC. Perceived risk of deteriorating periodontal conditions. J Clin Periodontol 2003；30：982-989.
35. 清水宏康．科学的根拠に基づく歯周病へのアプローチ．東京：医歯薬出版，2015.
36. Chambrone L, Chambrone D, Lima LA, Chambrone LA. Predictors of tooth loss during long-term periodontal maintenance: a systematic review of observational studies. J Clin Periodontol 2010；37(7)：675-684.
37. Martinez-Canut P, Lorca A, Magán R. Smoking and periodontal disease severity. J Clin Periodontol 1996；22：743-749.
38. Horning GM, Hatch CL, Cohen ME. Risk indicators for periodontitis in a military treatment population. J Periodontol 1992；63：297-302.
39. Locker D, Leake JL. Risk indicators and risk markers for periodontal disease experience in older adults living independently in Ontario, Canada. J Dent Res 1993；72：9-17.
40. Grossi SG, Genco RJ, Machtei EE, Ho AW, Koch G, Dunford R, Zambon JJ, Hausmann E. Assessment of risk for periodontal disease. II. Risk indicators for alveolar bone loss. J Periodontol 1995；66：23-29.
41. Holm G. Smoking as an additional risk for tooth loss. J Periodontol 1994；65：996-1001.
42. Haber J, Wattles J, Crowley M, Mandell R, Joshipura K, Kent RL. Evidence for cigarette smoking as a major risk factor for periodontitis,. J Periodontol 1994；64：16-23.
43. MacFarlane GD, Herzberg MC, Wolff LF, Hardie NA. Refractory periodontitis associated with abnormal polymorphonuclear leukocyte phagocytosis and cigarette smoking. J Periodontol 1992；63：908-913.
44. Begström J, Preber H. Tobacco use as a risk factor. J Periodontol 1994；65：545-550.
45. Grossi SG, Skrepcinski FB, DeCaro T, Zambon JJ, Cummins D, Genco RJ. Responses to periodontal therapy in diabetics and smokers. J Periodontol 1996；67：1094-1102.
46. Tonetti MS, Pini-Prato G, Cortellini P. Effect of cigarette smoking on periodontal healing following GTR in infrabony defects. A preliminary retrospective study. J Clin Periodontol 1996；22：229-234.
47. Bergström J. Periodontitis and smoking：an evidence-based appraisal. J Evid Based Dent Pract 2006；6：33-41.
48. Palmer RM, Wilson RF, Hasan AS, Scott DA. Mechanisms of action of environmental factors — tabacco smoking. J Clin Periodontol 2005；32：180-195.
49. Ryder MI. The influence of smoking on host responses in periodontal infections. Periodontol 2000 2007；43：267-277.
50. Stabholz A, Soskolne WA, Shapira L. Genetic and environmental risk factors for chronic periodontitis and aggressive periodontitis. Periodontol 2000 2010；53：138-153.
51. Nelson RG, Shlossman M, Budding LM, Pettitt DJ, Saad MF, Genco RJ, Knowler WC. Periodontal disease and NIDDM in Pima Indians. Diabetes Care 1990；13：836-840.
52. Emrich LJ, Shlossman M, Genco RJ. Periodontal disease in non-insulin-dependent diabetes mellitus. J Periodontol 1991；62：123-131.
53. Kaur G, Holtfreter B, Rathmann W, Schwahn C, Wallaschofski H, Schipf S, Nauck M, Kocher T. Association between type 1 and type 2 diabetes with periodontal disease and tooth loss. J Clin Periodontol 2009；36：765-774.

54. Chavarry NG, Vettore MV, Sansone C, Sheiham A. The relationship between diabetes mellitus and destructive periodontal disease : a meta-analysis. Orla Health Prev Dent 2009 ; 7 : 107-127.

55. Katz PP, Wirthlin MR Jr, Szpunar SM, Selby JV, Sepe SJ, Showstack JA. Epidemiology and prevention of periodontal disease in individuals with diabetes. Diabetes Care 1991 ; 14 : 375-385.

56. Dennison DK, Gottsegen R, Rose LF. Diabetes and periodontal disease. J Periodontol 1996 ; 67 : 166-176.

57. Aldridge JP, Lester V, Watts TL, Collins A, Viberti G, Wilson RF. Single-blind studies of the effects of improved periodontal health on metabolic control in Type 1 diabetes mellitus. J Clin Periodontol 1995 ; 22 : 271-275.

58. Abdellatif HM, Burt BA. An epidemiological investigation into the relative importance of age and oral hygiene status as determinants of periodontitis. J Dent Res 1987 ; 66 : 13-18.

59. Haffajee AD, Socransky SS. Microbiology and immunology of periodontal disease. Periodontol 2000 1997 ; 5 : 78-111.

60. Hansen BF, Bjertness E, Gronnesby JK. A socio-ecologic model for periodontal diseases. J Clin Periodontol 1993 ; 20 : 584-590.

61. Axelsson P, Lindhe J. Effect of controlled oral hygiene procedures on caries and periodontal disease in adults. J Clin Periodontol 1978 ; 5 : 133-151.

62. Axelsson P, Nyström B, Lindhe J. The long-term effect of a plaque control program on tooth mortality, caries and periodontal disease in adults. Results after 30 years of maintenance. J Clin Periodontol 2004 ; 31 : 749-757.

63. Chaffee BW, Weston SJ. Association between chronic periodontal disease and obesity : a systematic review and meta-analysis. J Periodontol 2010 ; 81 : 1708-1724.

64. Suvan J, D'Aiuto F, Moles DR, Petrie A, Donos N. Association between overweight/obesity and periodontitis in adults. A systematic review. Obes Rev 2011 ; 12 : e381-404.

65. Gorman A, Kaye EK, Nunn M, Garcia RI. Changes in body weight and adiposity predict periodontitis progression in men. J Dent Res 2012 ; 91 : 921-926.

66. Morita I, Okamoto Y, Yoshii S, Nakagaki H, Mizuno K, Sheiham A, Sabbah W. Five-year incidence of periodontal disease is related to body mass index. J Dent Res 2011 ; 90 : 199-202

67. Branch-Mays GL, Dawson DR, Gunsolley JC, Reynolds MA, Ebersole JL, Novak KF, Mattison JA, Ingram DK, Novak MJ. The effects of a calorie-reduced diet on periodontal inflammation and disease in a non-human primate model. J Periodontol 2008 ; 79 : 1184-1191.

68. Shimazaki Y, Egami Y, Matsubara T, Koike G, Akifusa S, Jingu S, Yamashita Y. Relationship between obesity and physical fitness and periodontitis. J Periodontol 2010 ; 81 : 1124-1131.

69. Han DH, Lim SY, Sun BC, Paek DM, Kim HD. Visceral fat area-defined obesity and periodontitis among Koreans. J Clin Periodontol 2010 ; 37(2) : 172-179.

70. Genco RJ, Ho AW, Kopman J, Grossi SG, Dunford RG, Tedesco LA. Models to evaluate the role of stress in periodontal disease. Ann Periodontol 1998 ; 3 : 288-302.

71. Genco RJ, Ho AW, Grossi SG, Dunford RG, Tedesco LA. Relationship of stress, distress and inadequate coping behaviors to periodontal disease. J Periodontol 1999 ; 70(7) : 711-723.

72. Warren KR, Postolache TT, Groer ME, Pinjari O, Kelly DL, Reynolds MA. Role of chronic stress and depression in periodontal diseases. Periodontol 2000 2014 ; 64 : 127-138.

73. Dye BA, Tan S, Smith V, Lewis BG, Barker LK, Thornton-Evans G, Eke PI, Beltrán-Aguilar ED, Horowitz AM, Li CH. Trends in oral health status : United States, 1988-1994 and 1999-2004. Vital Health Stat 11 2007 ; 248 : 1-92.

74. Do GL, Spencer AJ, Roberts-Thomson K, Ha HD. Smoking as a risk indicator for periodontal disease in the middle-aged Vietnamese population. Community Dent Oral Epidemiol 2003 ; 31 : 437-446.

75. Do LG, Spencer JA, Roberts-Thomson K, Ha DH, Tran TV, Trinh HD. Periodontal disease among the middle-aged Vietnamese population. J Int Acad Periodontol 2003 ; 5 : 77-84.

76. Slade GD, Spencer AJ, Roberts-Thomson KF (eds). Australia's dental generations : the National Survey of Adult Oral Health 2004–06. Canberra : Australian Institute of Health and Welfare, 2007.

77. Borrell LN, Burt BA, Taylor GW. Prevalence and trends in periodontitis in the USA : from the NHANES III to the NHANES, 1988 to 2000. J Dent Res 2005 ; 84 : 924-930.

78. Borrell LN, Beck JD, Heiss G. Socioeconomic disadvantage and periodontal disease : the Dental Atherosclerosis Risk in Communities study. Am J Public Health 2006 ; 96 : 332-339.

79. Borrell LN, Burt BA, Neighbors HW, Taylor GW. Social factors and periodontitis in an older population. Am J Public Health 2004 ; 94 : 748-754.

80. Sabbah W, Tsakos G, Sheiham A, Watt RG. The role of health-related behaviors in the socioeconomic disparities in oral health. Soc Sci Med 2009 ; 68 : 298-303.

81. Sabbah W, Watt RG, Sheiham A, Tsakos G. Effects of allostatic load on the social gradient in ischaemic heart disease and periodontal disease : evidence from the Third National Health and Nutrition Examination Survey. J Epidemiol Community Health 2008 ; 62 : 415-420.

82. Miley DD, Garcia MN, Hildebolt CF, Shannon WD, Couture RA, Anderson Spearie CL, Dixon DA, Langenwalter EM, Mueller C, Civitelli R. Cross-sectional study of vitamin D and calcium supplementation effects on chronic periodontitis. J Periodontol 2009 ; 80 : 1433-1439.

83. Bashutski JD, Eber RM, Kinney JS, Benavides E, Maitra S, Braun TM, Giannobile WV, McCauley LK. The impact of Vitamin D status on periodontal surgery outcomes. J Dent Res 2011 ; 90 : 1007-1012.

84. Tezal M, Grossi SG, Ho AW, Genco RJ. Alcohol consumption and periodontal disease. The Third National Health and Nutrition Examination Survey. J Clin Periodontol 2004 ; 31(7) : 484-488.

85. Amaral Cda S, Vettore MV, Leão A. The relationship of alcohol dependence and alcohol consumption with periodontitis: a systematic review. J Dent 2009 ; 37(9) : 643-651.

86. Kornman KS, Crane A, Wang HY, di Giovine FS, Newman MG, Pirk FW, Wilson TG Jr, Higginbottom FL, Duff GW. The interleukin-1 genotypes as a severity factor in adult periodontal disease. J Clin Periodontol 1997 ; 24 : 72-77.

87. McGuire MK, Nunn ME. Prognosis versus actual outcome. IV. The effectiveness of clinical parameters and IL-1 genotype in accurately predicting prognoses and tooth survival. J Periodontol 1999 ; 70 : 49-56.

88. Takashiba S, Naruishi K. Gene polymorphisms in periodontal health and disease. Periodontol 2000 2006 ; 40 : 94-106.

89. Meng H, Xu L, Li Q, Han J, Zhao Y. Determinants of host susceptibility in aggressive periodontitis. Periodontol 2000 2006 ; 43 : 133-159.

90. Michalowicz BS, Diehl SR, Gunsolley JC, Sparks BS, Brooks CN, Koertge TE, Califano JV, Burmeister JA, Schenkein HA. Evidence of a substantial genetic basis for risk of adult periodontitis. J Periodontol 2000 ; 71 : 1699-1707.

91. Burt BA, Isamail AI, Eklund SA. Periodontal disease, tooth loss, and oral hygiene among older Americans. Community Dent Oral Epidemiol 1985 ; 13 : 93-96.

92. Ismail AI, Morrison EC, Burt BA, Caffesse RG, Kavanagh MT. Natural history of periodontal disease in adults : findings from the Tecumseh Periodontal Disease Study, 1959-87. J Dent Res 1990 : 69 : 430-435.

93. Hunt RJ, Levy SM, Beck JD. The prevalence of periodontal attachment loss in an Iowa population aged 70 and older. J Public Health Dent 1990 ; 50 : 251-256.

94. Page RC. Periodontal diseases in the elderly. A critical evaluation of current information. Gerodontol 1984 ; 3 : 63-70.

95. Van der Velden U. Effect of age on the periodontium. J Clin Periodontol 1984 ; 11 : 281-294.

96. Johnson BD, Mulligan K, Kiyak HA, Marder M. Aging or disease? Periodontal changes and treatment considerations in the older dental patient. Gerodontol 1989 ; 8 : 109-118.

97. Burt BA. Periodontitis and aging : reviewing recent evidence. J Am Dent Assoc 1994 ; 125 : 273-279.

98. Hugoson A, Jordan T. Frequency distribution of individuals aged 20-70 years according to severity of periodontal disease. Community Den Oral Epidemiol 1982 ; 10 : 187-192.

99. Gilbert GH, Heft MW. Periodontal status of older Floridians attending senior activity centers. J Clin Periodontol 1992 ; 19 : 249-255.

100. Slade GD, Spencer AJ, Gorkic E, Andrews G. Oral health status and treatment needs of non-institutionalized persons aged 60 + in Adelaide. South Australia. Aust Dent J 1993 ; 38 : 373-380.

101. Papapanou PN, Wenneström JL, Gröndahl K. Periodontal status in relation to age and tooth type. A cross-sectional radiographic study. J Clin Periodontol 1988；15：469-478.
102. Grbic JT, Lamster IB, Celenti RS, Fine JB. Risk indicators for future clinical attachment loss in adult periodontitis. Patient variables. J Periodontol 1991；62：322-329.
103. Haffajee AD, Socransky SS, Lindhe J, Kent RL, Okamoto H, Yoneyama T. Clinical risk indicators for periodontal attachment loss. J Clin Periodontol 1991；18：117-125.
104. Haffajee AD, Socransky SS, Dzink JL, Taubman MA, Ebersole JL. Clinical, microbiological and immunological features of subjects with refractory periodontal diseases. J Clin Periodontol 1988；15：390-398.
105. Stabholz A, Soskolne WA and Shapira L. Genetic and environmental risk factors for chronic periodontitis and aggressive periodontitis. Periodontol 2000 2010；53：138-153.
106. Marazita ML, Burmeister JA, Gunsolley JC, Koertge TE, Lake K, Schenkein HA. Evidence for autosomal dominant inheritance and race-specific heterogeneity in early-onset periodontitis. J Periodontol 1994；65：623-630.
107. van der Velden U, Abbas F, Armand S, de Graaff J, Timmerman MF, van der Weijden GA, van Winkelhoff AJ, Winkel EG. The effect of sibling relationship on the periodontal condition. J Clin Periodontol 1993；20：683-690.
108. Michalowicz BS, Aeppli D, Virag JG, Klump DG, Hinrichs JE, Segal NL, Bouchard TJ Jr, Pihlstrom BL. Periodontal findings in adult twins. J Periodontol 1991；62：293-299.
109. Payne JB, Reinhardt RA, Nummikoski PV, Patil KD. Longitudinal alveolar bone loss in postmenopausal osteoporotic/osteopenic women. Osteoporos Int 1999；10(1)：34-40.
110. Geurs NC, Lewis CE, Jeffcoat MK. Osteoporosis and periodontal disease progression. Periodontol 2000 2003；32：105-110.
111. Wactawski-Wende J1, Grossi SG, Trevisan M, Genco RJ, Tezal M, Dunford RG, Ho AW, Hausmann E, Hreshchyshyn MM.. The role of osteopenia in oral bone loss and periodontal disease. J Periodontol 1996；67：1076-1084.
112. Taguchi A, Tanimoto K, Suei Y, Otani K, Wada T. Oral signs as indicators of possible osteoporosis in elderly women. Oral Surg Oral Med Oral Pathol Oral Radiol Endod 1996；80：612-616.
113. von Wowern N, Klausen B, Kollerup G. Osteoporosis：a risk factor in periodontal disease. J Periodontol 1994；65：1134-1138.
114. Times. Inflammation：the secret killer. Feb.23,2004.
115. Bader HI. Floss or die：implications for periodontal professional. Dent Today 1998；17：78-92.
116. Van Dyke TE, van Winkelhoff AJ. Infection and inflammatory mechanisms. J Periodontol 2013；84(4s)：S1-7.
117. Linden GJ, Herzberg MC；working group 4 of the joint EFP/AAP workshop. Periodontitis and systemic diseases：a record of discussions of working group 4 of the Joint EFP/AAP Workshop on Periodontitis and Systemic Diseases. J Periodontol 2013；84(4s)：S20-23.
118. Linden GJ, Lyons A, Scannapieco FA. Periodontal systemic associations：review of the evidence. J Periodontol 2013；84(4s)：S8-19.
119. Chapple IL, Genco R, working group 2 of the join EFP/AAP workshop. Diabetes and periodontal diseases：consensus report of the Joint EFP/AAP Workshop on Periodontitis and Systemic Diseases. J Periodontol 2013；84(4s)：S106-112.
120. Tonetti MS, Van Dyke TE, working group 1 of the joint EFP/AAP workshop. Periodontitis and atherosclerotic cardiovascular disease：consensus report of the joint EFP/AAP workshop on periodontitis and systemic diseases. J Periodontol 2013；84(s)：S24-29.
121. Reyes L, Herrera D, Kozarov E, Roldá S, Progulske-Fox A. Periodontal bacterial invasion and infection：contribution to atherosclerotic pathology. J Periodontol 2013；84(4s)：S30-50.
122. Schenkein HA, Loos BG. Inflammatory mechanisms linking periodontal disease to cardiovascular diseases. J Periodontol 2013；84(4s)：S51-69.
123. Dietrich T, Sharma P, Walter C, Weston P, Beck J. The epidemiological evidence behind the association between periodontitis and incident atherosclerotic cardiovascular disease. J Periodontol 2013；84(4s)：S70-84.
124. D'Aiuto F, Orlandi M, Gunsolley JC. Evidence that periodontal treatment improves biomakers and CVD outcomes. J Periodontol 2013；84(4s)：S85-105.
125. Taylor JJ, Preshaw PM, Lalla E. A review of the evidence for pathogenic mechanisms that may link periodontitis and diabetes. J Periodontol 2013；84(4s)：S113-134.
126. Borgnakke WS, Ylöstalo PV, Taylor GW, Genco RJ. Effect of periodontal disease on diabetes：systematic review of epidemiologic observational evidence. J Periodontol 2014；84(4s)：S135-152.
127. Engebretson S, Kocher T. Evidence that periodontal treatment improves diabetes outcomes：a systematic review and meta-analysis. J Periodontol 2013；84(4s)：S153-169.
128. Madianos PN, Bobetsis YA, Offenbacher S. Adverse pregnancy outcomes(APOs) and periodontal disease：pathogenic mechanisms. J Periodontol 2013；84(4s)：S170-180.
129. Ide M, Papapanou PN. Epidemiology of association between maternal periodontal disease and adverse pregnancy outcomes — systematic review. J Periodontol 2013；84(4s)：S181-194.
130. Sanz M, Kornman K, working group 3 of the joint EFP/AAP workshop. Periodontitis and adverse pregnancy outcomes：consensus report of the Joint EFP/AAP Workshop on Periodontitis and Systemic Diseases. J Periodontol 2013；84(4s)：S164-169.
131. Michalowicz BS, Gustafsson A, Thumbigere-Math V, Buhlin K. The effects of periodontal treatment on pregnancy outcomes. J Periodontol 2013；84(4s)：S195-208.
132. 日本歯周病学会(編)．歯周病と全身疾患．東京：医歯薬出版，2016.
133. 日本臨床歯周病学会(監修)．歯周病と全身疾患．最新エビデンスに基づくコンセンサス．東京：デンタルダイヤモンド社，2017.

コーヒーブレイク

1．Ridker PM, Cannon CP, Morrow D, Rifai N, Rose LM, McCabe CH, Pfeffer MA, Braunwald E；Pravastatin or Atorvastatin Evaluation and Infection Therapy-Thrombolysis in Myocardial Infarction 22 (PROVE IT-TIMI 22) Investigators. C-reactive protein levels and outcomes after statin therapy. N Eng J Med 2005；352：20-28.
2．Ridker PM, Danielson E, Fonseca FA, Genest J, Gotto AM Jr, Kastelein JJ, Koenig W, Libby P, Lorenzatti AJ, MacFadyen JG, Nordestgaard BG, Shepherd J, Willerson JT, Glynn RJ；JUPITER Study Group. Rosuvastatin to prevent vascular events in men and women with elevated C-reactive protein. N Engl J Med 2008；359：2195-2207.

CHAPTER 2

理解しておきたい病因論①

バイオフィルム，歯周病原細菌，
局所的なプラークリテンティブファクター編

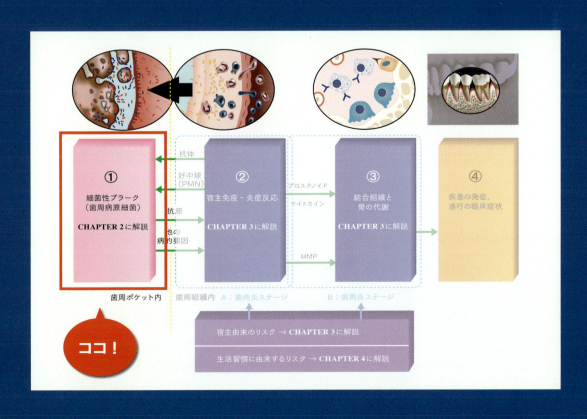

1 細菌性プラーク（バイオフィルム）について理解しよう！

CHAPTER1でも示したようにPageらによって加えられた1997年モデル[1]では中央の4つのボックス間を左右に行き来するだけの単純な一方通行あるいは往復ではない，歯周病原細菌の存在が自動的に1つの宿主反応パターンを引き起こし重篤な破壊をもたらすものではないことを説明した．この宿主反応には幅があり，この幅は遺伝的・先天的や環境的・後天的リスクファクターによって第一に決定される[1〜3]．しかしながら，臨床的には細菌性プラーク（バイオフィルム）の破壊と除去が第一手段で，疾病予防への最大の効果につながることは過去のさまざまなエビデンスが示唆しており[4〜8]，われわれ歯科医師・歯科衛生士は入口である細菌性プラークへの十分な理解，またそれに関係するファクターへの対策を十分に講じる必要がある．

1 バイオフィルムって何？　プレイバックアゲイン

　一般的にバイオフィルムはジメジメした湿気た表面に構築される．キッチンや配管パイプのヌメリ，川流れの中の岩の表面などが身近なものとして連想されるが，人体ではコンタクトレンズ，カテーテル，人工喉頭，人工股関節などに形成される微生物による構造体である（図1）．人体においては口腔内ほどバイオフィルムの形成に適した環境はない．湿度，温度，栄養素，生着できる表面などあらゆる条件がバイオフィルムの成長に最適である．

　では口腔内における細菌性プラークとバイオフィルムはどう違うのだろうか？　ブラッシングを行い歯の表面の細菌が付着していない状態になるとすぐに唾液由来のたんぱく質からペリクルが形成され，その表面に浮遊している細菌が歯の表面に物理的に付着する（図2-①）．皮膚，歯肉などの上皮が剥離するものには細菌は付着せずに，低剥離性の硬組織である歯の表面，修復物にのみ長期生存が可能になる．ルートプレーニングで根面を滑沢にしたり，よく研磨された修復補綴物を歯に装着するのは，剥離性を向上させ細菌が付着しにくくするためである．

　その付着（図2-②）を繰り返して数時間程度放置された細菌の集積はいわゆる細菌性プラークであり（図2-③），まだバイオフィルムのステージまでは発展はしていない．しかしそれらの付着した細菌を放置しておくと，細菌がコロニー化し菌体外多糖（グリコカリックス）と呼ばれる細菌集合体の屋台骨を自身で生成する（図2-④）．この段階から細菌性プラークをバイオフィルムと呼ぶ．基本的には，細菌性プラークが病原性を発揮するにはバイオフィルムを形成する段階まで待つ必要があるために，一般的に細菌性プラークとバイオフィルムは同義語として使われることが多い．

さまざまなバイオフィルム

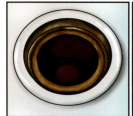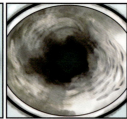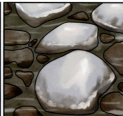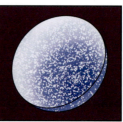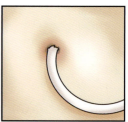

図1　世の中にはさまざまなバイオフィルムが存在する（左からキッチン排水口，配管パイプ内部，川の岩，コンタクト，カテーテル）．

バイオフィルム形成の流れ

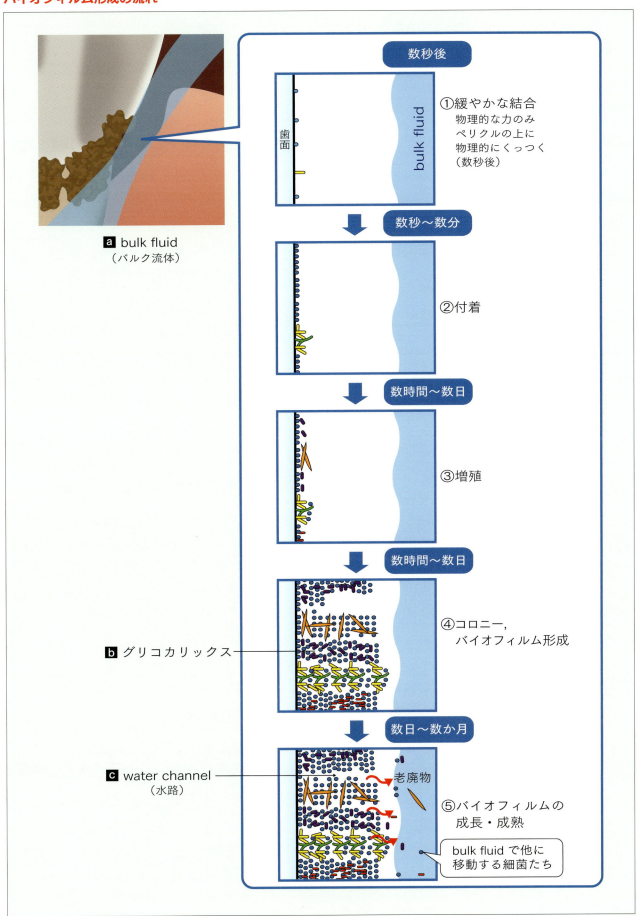

図2　バイオフィルム形成の流れ．

2 バイオフィルムの性質，構造，形成の流れ（Biofilm Formation）[9,10]

（1）bulk fluid（バルク流体：図2-a）

　細菌コロニーは"bulk fluid"と言われる液体の流れに影響を受ける．bulk fluidはバイオフィルム内を通過して細菌コロニーへ栄養分を提供し，water channelから排出された老廃物を洗い流し，新しく入ってきた細胞を他のコロニーへ移動させる働きをもつ．歯肉縁上バイオフィルムではこのbulk fluidが唾液であり，歯肉縁下バイオフィルムに栄養を与えるbulk fluidは歯肉溝滲出液になる．この滲出液は唾液とは成分が顕著に異なり，その構造や量は顕著に歯肉組織の炎症状態に影響を受ける．歯肉溝滲出液が少ない場合は，歯肉縁下バイオフィルムの成長を制限するが，多い場合は成長を助長し，*Porphyromonas gingivalis*(P.g)や*Tannerella forsythia*(T.f)や特定の細菌の成長を育む．この考え方をEcological plaque hypothesis（EPH：生態学的均衡プラーク）仮説という（P44参照）．

　歯のバイオフィルムは，付着する表面性状，バイオフィルム内の細菌，bulk fluidの性状，密なグリコカリックスとともに非常に複雑で抵抗性のあるバイオフィルムとして構成される（図3）．したがってバイオフィルムの中で成長する細菌は単に浮遊している状態の細菌よりも抗生剤に対して抵抗性があり[11~20]，浮遊している状態の細胞よりも最大1,000~1,500倍の抵抗性をもつとも言われている[21]．しかし幸いなことに口腔内のバイオフィルムは簡単にアクセスができて，直接的に物理的除去が可能であるという側面から私たちにとっては助けといえる．

（2）グリコカリックス（菌体外多糖：図2-b）

　バイオフィルム全体の15~20%が細菌の微小コロニーから成り立っていて，残りの75~80%程度はグリコカリックス（glycocalyx）やbulk fluidなどの基質からできている．このグリコカリックスがバイオフィルムの統合性を維持する重要な役割と担っている．細菌にとってバイオフィルムを形成する大きな利点は，コロニー形成する細菌が宿主防御機構や外的因子から身を守る機能を果たすことである．最終的に，ほとんどの細菌にとって成長しやすい環境へと成長する．口腔内バイオフィルムの興味深い特徴は，多くの細菌がグリコカリックスを生成したり分解したりして細菌自身が利用していることである．

（3）water channel（水路：図2-c）

　バイオフィルム内には下水処理場のような隙間や水路が微小コロニーの間に存在する．このwater channelが不要な老廃物を排出したり，栄養路や他の成分の通路となる．

バイオフィルムの成長・成熟

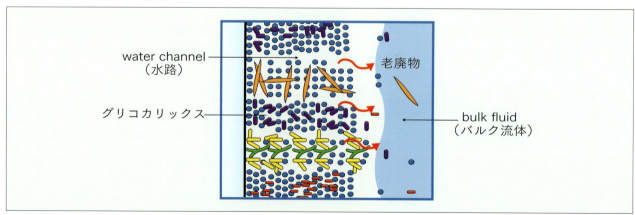

図3　歯のバイオフィルムは，付着する表面性状，バイオフィルム内の細菌，bulk fluidの性状，密なグリコカリックスとともに非常に複雑で抵抗性のあるバイオフィルムとして構成される．

COLUMN

バイオフィルムは大企業

バイオフィルムの成り立つさまは，会社や組織の発展成長に例えることができる．ここでは大企業と例えるとする．

大企業が繁栄して"climax community：安定集落"になると，個々のメンバー（細菌）は連携を組み，さらに安定した環境へと成長発展することが可能となる．会社員のメンバー（細菌）どうしの意思疎通が組織の発展に必要になってくるが，細菌が出す情報伝達分子によってなされ，バイオフィルム内のその手法を"Quorum Sensing"（クオラムセンシング）という．クオラムとは議会における定足数のことを指す．つまり同種の細菌数が一定数を超えたときに，菌の生息密度（cell density）を感知して情報伝達分子（luxI遺伝子にエンコードされたN-acyl homoserine lactone）を出し，細胞間でコミュニケーションをとっていると例えられている[22]（図A）．高い細菌密度のなかでクオラムセンシングを行うことで，バイオフィルムは抗生剤耐性に対する遺伝子表現が防御をもたらすといわれている．また，クオラムセンシングは善玉菌の成長を促すことによってコミュニティの構造に影響をもたらし，競争相手の成長をくじく．また細菌の生理学的性質を変化させることもできると言われている．クオラムセンシングの考えられる役割としてバイオフィルムの性質に影響を与えるということがCooperらによって最初に提唱された[23]．

Cell-Cell Communication

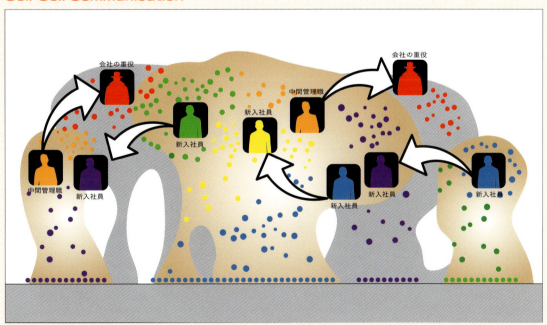

図A　バイオフィルム内では細菌どうしが連絡を取り合いバイオフィルムをより強固なものにする．

バイオフィルムのピラミッド形成の流れ

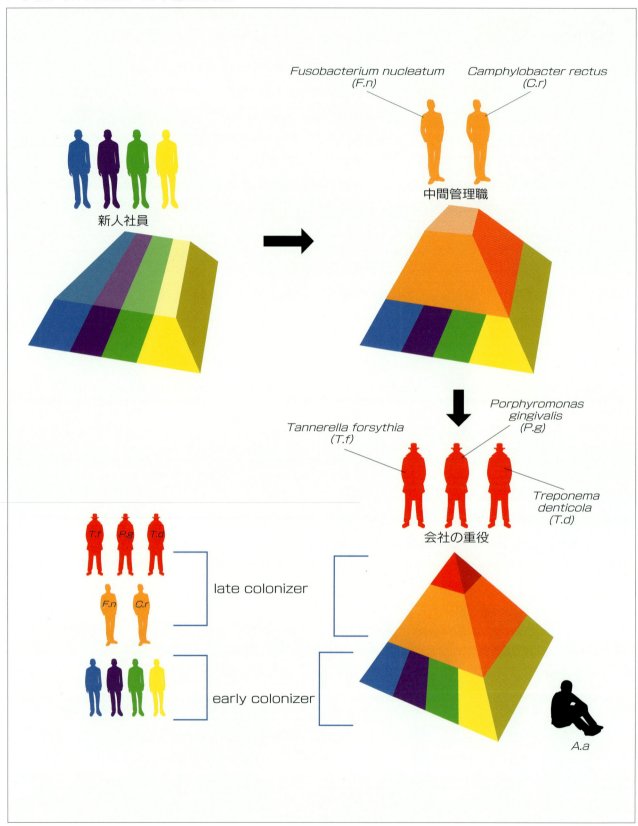

図4 Socranskyら[9,10]が示した歯肉縁下を構成する細菌群をまとめたピラミッド型の模式図を改変．歯肉縁下プラークの40種類の細菌を分類した．ピラミッドの底辺は歯牙表面にコロニー形成する細菌類を示す．これらの最初に現れてくる新入社員のような細菌群をearly colonizerという．Orangeコンプレックスはそのあとに出現する中間管理職で，late colonizerといわれる会社の重役，Redコンプレックスとの橋渡し役をする．通常，ピラミッドが積み重なっていくようにバイオフィルムは構成されていく．A.a菌はA，B，C，D，Eセロタイプが存在し，一般的にはA，B，Cが大多数である．セロタイプAはearly colonizerのグリーンコンプレックスに含まれ，侵襲性歯周炎に関与が疑われるセロタイプB，Cはこのピラミッドからはみ出しているはぐれもののようなものである．

3 歯周ポケット内で起きている出来事を理解しよう

　細菌性プラークは単なる細菌の塊とは異なり，細菌なりの小社会を営んでいることは前述した（**図A，図4**）．肉眼でそこに何が起きているかを見ることができない私たちは，歯周ポケット内で起きていることを理解して，イメージできるようになることが病因論の理解の第一歩になる．色とりどりの細菌コンプレックスがどのようにポケット内で配置しているのか？　体に侵入してくるグラム陰性菌の特徴はどのようになっているのか？　上皮内に侵入した細菌がどのように免疫反応にスイッチを入れるのか？　目に見えないものを頭にイメージする必要がある（**図5**）．

4 歯周病原細菌がどのように歯周炎発生の起点になるのか？

　グラム陰性菌の細胞膜にはリポ多糖（リポポリサッカロイド，LPS）といわれる内毒素を有し（**図7**），これが歯肉炎症反応のトリガーとして作用する．**図6**で示されるようにグラム陰性菌はポケット内縁上皮に付着し，上皮内への侵入をはかる．なかでもグラム陰性菌の線毛でもっとも特徴的だと言われているのがP.g菌で，3つのタイプの線毛を駆使し（**図7参照**），走行性とサイトカイン産生を示し，この2つの役割をもって上皮細胞や内皮細胞に侵入する．バイオフィルム内の代謝によって生じる多くの生物学的活性物質は直接組織に障害を及ぼす可能性があるが，そのなかでも上記のグラム陰性菌のリポ多糖からなる内毒素（エンドトキシン）は大きな役割を担う．そこに集う好中球（PMN）や単球／マクロファージがLPSなどに刺激を受け，結合組織を破壊するマトリックスメタロプロテアーゼ（MMP）や，骨吸収につながるサインであるサイトカインを放出する．結果的に，歯周ポケット形成や歯槽骨破壊を引き起こす（臨床医が仕組みを知っておくうえで必要な情報は**CHAPTER 3**で解説する）．

Socranskyらによる細菌叢間の相関図

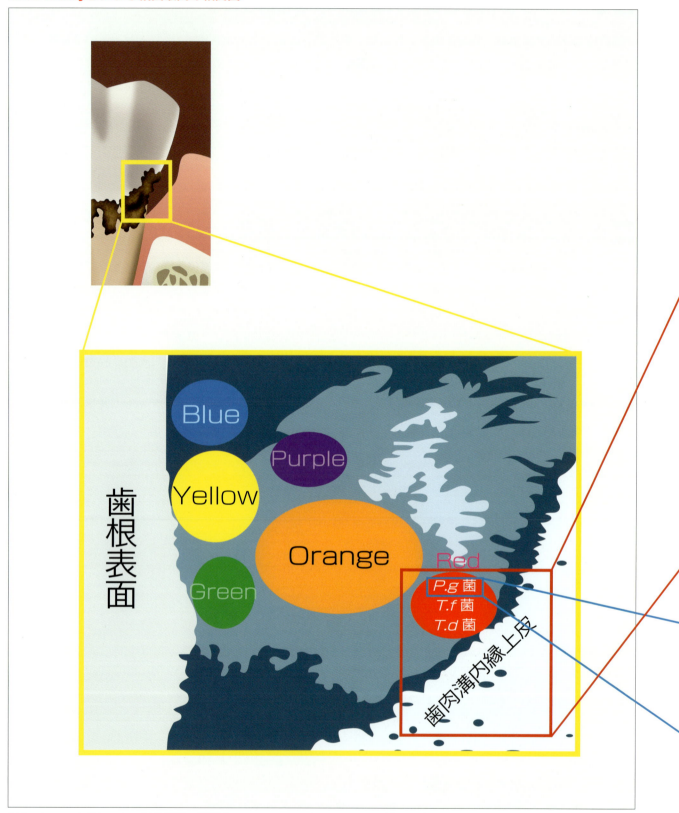

図5 Socransky[10]らによる細菌叢間の相関図．バイオフィルムピラミッドを横にし底辺のearly colonizerが歯根表面に近いところに位置して，late colonizerがその上に構成される．木暮ら[24]，野杁ら[25〜28]のデータから，異なる細菌叢において推測される細菌の位置は，水平というよりポケット底部へ傾斜して斜めのピラミッドを構成しているようである．縁下では硬軟組織に付着する3つのタイプのバイオフィルムが形成される．1つは歯牙由来の縁上プラーク延長上の歯肉縁下プラークの形成である（Blue, Yellow, Green, Purple）．もう1つは歯肉溝や歯周ポケット壁に沿って，上皮表面に形成される細菌性プラーク（Red）である．3番目の領域は歯と軟組織に関連したバイオフィルムの間に認められる（Orange）．このゾーンは深い歯周ポケットのなかでルーズに付着している細菌から成り立っている．これらのOrangeコンプレックスは物理的に閉じ込められて，ほとんどのバイオフィルムが生存するために付着するような表面は必要ない．

歯周病原細菌の上皮への侵入

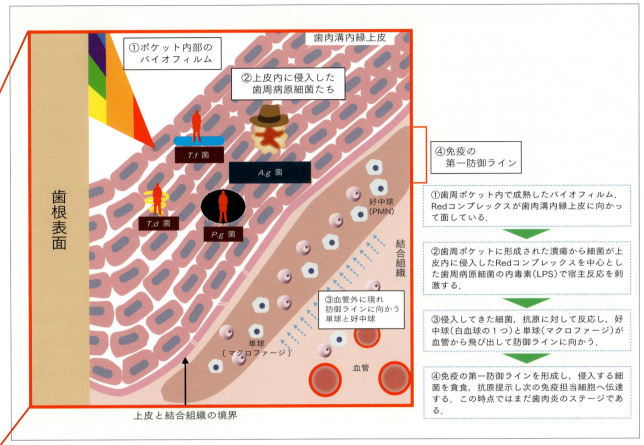

図6 バイオフィルムに対する歯肉反応のフロントラインが上皮であり，それにより血管反応や炎症イベントとつながるサイトカインを形成する[29]．P.g菌をはじめさまざまな細菌が上皮内に侵入することはよく知られているが[30]，歯肉結合組織内への侵入は進行したステージでないと起こらない[31,32]．歯肉炎の段階では結合組織内には確認することができないし，Page and Schroederの標本にも初期-早期の細菌の存在を言及していない．

グラム陰性菌の特徴

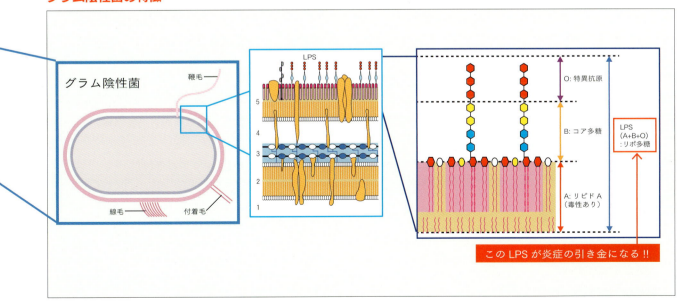

図7 グラム陰性菌，グラム陰性菌の細胞膜，リポ多糖（リポポリサッカライド，LPS）の拡大図（Wolf HF, Rateitschak EM. Rateitschak KH（著）．日本臨床歯周病学会（監修），加藤熈，大口弘和（総監訳），船越栄次，川崎仁，鈴木文雄（監訳）．ラタイチャーク カラーアトラス歯周病学 第3版．京都：永末書店，2008より引用改変）．

2　歯周病原細菌に関する考え方の変遷

　最初に口腔内細菌をホームメイド顕微鏡を用いて観察，記述したのはAntonie van Leeuwenhoek（1683）である．それ以来，今までの研究で口腔内には750種類程度の細菌が口腔内に生息していると報告されている．330年間の口腔微生物学の研究によって徐々にではあるが歯周炎の発症における，細菌の立ち位置がぼんやりと見えてきたようである．

細菌生息環境を説明するのに大きく5つの仮説が説明されてきた．
　Kornmanらによると微生物（細菌）というエレメントを理解するのに生物学的に強力な考え方として提唱されているのが"Dysbiosis（ディスバイオシス）仮説"であり，歯周病の性質を的確に表す仮説だと述べている[33]．

1　1950〜1960's　Non-specific plaque hypothesis：非特異的プラーク仮説（質より量の仮説）[34〜38]

　歯肉縁に隣接して蓄積した細菌が歯肉の炎症と，引き続き歯周組織の破壊を引き起こすと提唱された．これはプラークの量が疾病の状態と等しいという前提に基づく単純な提案であった．
　一方，このコンセプトは歯肉炎の発症を説明するには一般的には有効であるが，より多因子が影響する歯周炎の発症を適切に説明できるものではなかった．すべての歯肉炎が歯周炎に進行していかないことを根拠に，のちに非特異的プラーク仮説は疑問符がつくようになる．この仮説では，侵襲性あるいは進行した歯周炎患者からほとんど視認できない程度のプラークをもつ患者がいるという事実を説明することができない．
　宿主反応が人それぞれ異なるなかでは，これらの観察や所見は，すべてのプラークが同等に病原性をもつというコンセプトと一貫性がない．結果的に，非特異的プラーク仮説はさまざまな研究結果を経て，specific plaque hypothesis（特異的プラーク仮説）へと移行していくこととなる．
　Theiladeらによってアップデートされた非特異的プラーク仮説では，細菌プラークの中身の細菌構成によってその病原性が異なってくるということを提唱し，次に述べる特異的プラーク仮説のエッセンスも汲み取った仮説となっている．

歯周病原細菌に関する考え方の変遷

1950〜1960's	Non-specific plaque hypothesis：非特異的プラーク仮説（質より量の仮説）
1970's〜	Specific plaque hypothesis：特異的プラーク仮説（量より質の仮説）
1994〜	Ecological plaque hypothesis（EPH）：生態学的均衡プラーク仮説
2011〜	Dysbiosis：ディスバイオシス仮説
2012〜	Keystone pathogen hypothesis（KPH）：キーストーン病原体仮説

2 1970's〜 Specific plaque hypothesis：特異的プラーク仮説（量より質の仮説）

　特異的プラーク仮説は最初に1970年代に現れ，歯肉縁下プラーク内は病的潜在能力が異なることが提唱された[39,40]．これらの特異的細菌は歯周組織の破壊を引き起こす物質も生成すると考えられ，たとえば，局所性若年性歯周炎の特異的細菌がAggregatibacter Actinomycetemcomitans[41〜43]であることが研究で示されている．結果的に，多くの注目がさまざまな歯周病と関連する特異的細菌を特定することに集まった．

　デンタルプラークの発達，成熟を通し，グラム陰性偏性嫌気性菌が歯周ポケット深さの上昇に関係して現れる[44]．そしてデンタルプラーク内の特異的細菌グループの特定も最高潮を迎え[9,10]，プラーク内部で関係する6つの細菌グループが報告された．そのなかのグループの1つはRedコンプレックスと名付けられ"Bacteroides forsythus"のちの"Tannerella forsythia"，P.g，T.dから成り立ち，これらの細菌は顕著に歯周病の臨床所見（ポケット深さやプローブ時出血）と関連している．

　細菌グループは相互依存していないが，個別では存在することができない．たとえば，Yellow，Green，Purpleコンプレックスは歯牙表面のearly colonizerで通常OrangeやRedコンプレックスに先行してコロニーを形成する．Orangeコンプレックスなしにredコンプレックスを見つけるのは一般的ではない（図8）．

コロニーの形成の順番

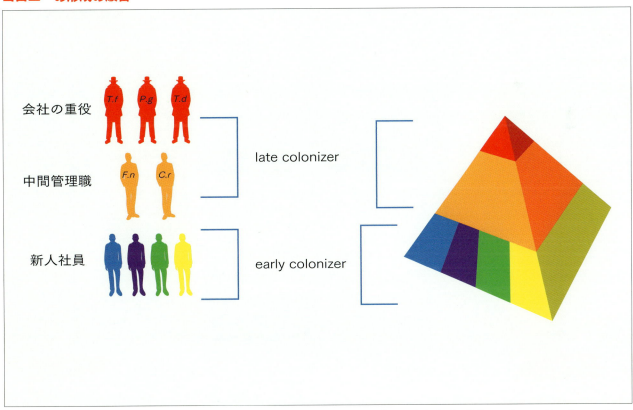

図8　細菌グループは相互依存していないが，個別では存在することができない．たとえば，Yellow，Green，Purpleコンプレックスは歯牙表面のearly colonizerで通常OrangeやRedコンプレックスに先行してコロニーを形成する．Orangeコンプレックスなしにredコンプレックスを見つけるのは一般的ではない．

3 1994〜 Ecological plaque hypothesis (EPH)：生態学的均衡プラーク仮説[45, 46]

1994年にPhilip D. Marshが前述の非特異的プラーク仮説と特異的プラーク仮説の概念を合体させた仮説を提唱した．彼の"Ecological plaque hypothesis (EPH)"では，プラーク全体量とプラークを構成する特殊な細菌によって，健康状態から疾病状態へと移動させるとしている．健康的な状態でのプラーク細菌叢は比較的安定していて，動的平衡状態あるいは恒常性を保っているとされる．この平衡状態が崩れて不均衡になると，それを取り巻く環境が今度は病原性をもつ細菌の過成長にとって好ましい環境となる．歯周ポケット内の栄養状態の変化，化学的・物理的変化が，そこに生息する病原性細菌の成長を促すといった循環に陥る．この仮説ではプラークの構成や宿主環境に言及しているものの，疾病の感受性に関与する宿主要因の役割には言及していない．この仮説の臨床へのアウトプットとして，疾病を予防するためには病原性細菌を直接阻害することのみならず，これらの細菌を豊かにする環境因子も阻害しなければならないというものである（図9）．

歯周病におけるEPHの考え方

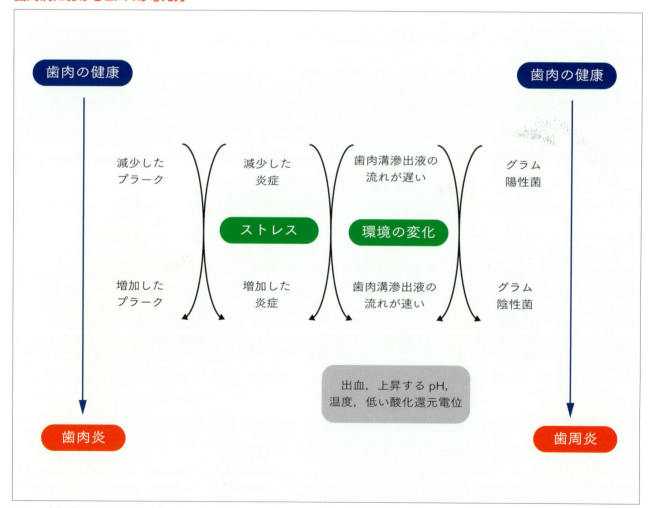

図9　歯周病におけるEPHの考え方．この仮説ではプラークの構成や宿主環境に言及しているものの，疾病の感受性に関与する宿主要因の役割には言及していない．

4 2011〜 Dysbiosis：ディスバイオシス仮説[47,48]

細菌の役割を理解するのに強力な考え方として提唱されているのが"Dysbiosis(ディスバイオシス)仮説"であり，歯周病の性質を的確に表す仮説だとされている[33]．いわゆる以前の"日和見感染"のコンセプトに似ているコンセプトである．なぜならこの考えでは，多くの健康な成人は歯周病原細菌に感染していても歯周炎を発症せずに，他の善玉菌や共生細菌とともにバランスをとっている(図10-A)．ある段階でバランスを崩した細菌は(図10-B，①，②)宿主の免疫反応を変化させて(図10-③)，そして宿主が細菌の生態システムに変更を加え，そして細菌に起きた変化は新たな変化をさらに宿主に起こし，この循環を繰り返してある均衡状態に到達する．しかしこれは健康な均衡状態ではなく，病的平衡状態であり，そして病的平衡が次の段階に移ると，その段階で初めてその細菌が真に病原性のあるものとなる(図10-B)．

ディスバイオシス仮説

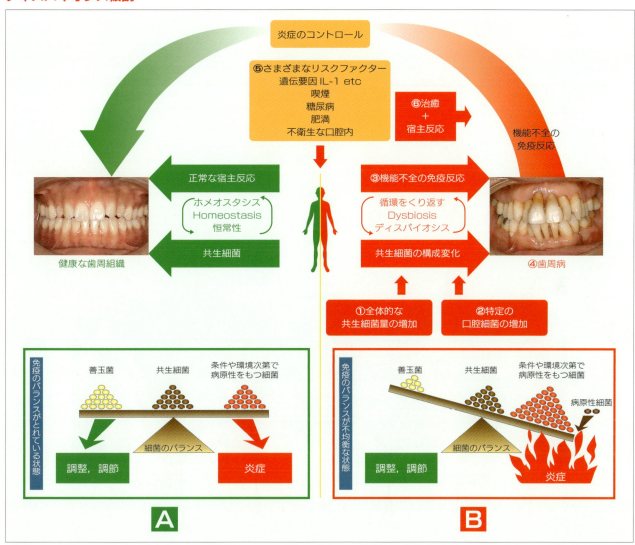

図10　ディスバイオシス仮説．中央の黄色線より左が健康な状態の細菌バランスと正常な宿主反応を示したものになる．Aで示されているように口腔内には病原性をもつ細菌はつねに存在しているが，善玉菌や共生細菌とバランスをとり恒常性(ホメオスタシス)を保ち健康な状態を維持している．ところが黄色線より右のBや①②に示されるように特定の病原性をもつ細菌が増加することにより，他の細菌バランスにも変化が起こり，結果的に免疫反応を刺激し(③)，炎症あるいは歯周炎へと発展する(④)．リスクファクター(⑤)は宿主に働きかけることにより，このバランスを崩し細菌バランスの変化，免疫反応の変化をより起こりやすくする．歯周治療によって炎症をコントロールしてその恒常性を回復させることができる(⑥)．なかには歯周初期治療に対して宿主が適切に反応しない場合もあるため，最終的な治療レジメは初期治療後に決定する根拠はここにもある(⑥)(文献48より改変)．

5 2012〜 Keystone pathogen hypothesis (KPH): キーストーン病原体仮説[49]

　この仮説のボトムラインは，少量の特定の病原性細菌が宿主免疫システムを阻害し，細菌叢のバランスを変えることによって炎症疾患が引き起こされるということを提唱するものである．

　たとえば，P. gingivalis が宿主の自然免疫系を操作し，白血球の機能を障害することで，P.g 菌自身の生存や増幅を促すだけでなく，他の細菌コミュニティ全体の生存や増幅を爆発的に促すと仮定される．

　大量に存在することで炎症に影響を与える大多数の細菌種とは反対で，キーストーン病原体は少数で存在していても炎症を惹起することができるといわれている．疾病が発展して進行すると，キーストーン病原体は多数確認されるようになる[50]．重要なことは細菌の絶対数が増加しても，キーストーン病原体は，歯周炎に蓄積しているプラークの全体の量と比較して少量であるということだ．このキーストーン病原体仮説は，非常に低量の"Redコンプレックス" P.g（全体の細菌の＜0.01％）が細菌構成を変更し，歯周病へ導いたマウス研究の観察から生み出されたものである[51]．ウサギや非人類霊長類（サルなど）を用いた実験モデルでも同様に観察されている[52, 53]．

　したがって，臨床的にブラッシングやフロスでP.g菌といった病原体を除去しても，障害を受けた白血球機能は回復しないために，また歯周炎に罹患しやすくなるという．以前の仮説と異なり，宿主の免疫が関与する（図11）．

キーストーン病原体仮説

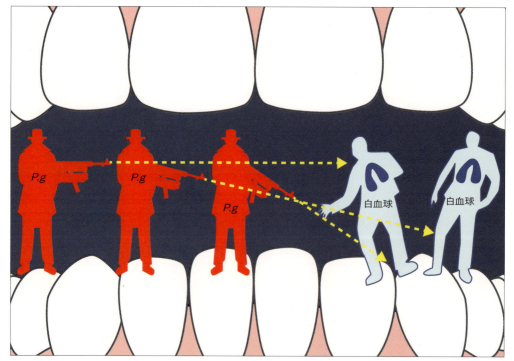

図11　キーストーン病原体仮説．少数のP.g菌が白血球を攻撃している．この仮説では，少量の特定の病原性細菌が宿主免疫システムを阻害し，細菌叢のバランスを変えることによって炎症疾患が引き起こされるとされる．

3 局所のプラークリテンティブファクター

1 プラーク付着を助長する自然プラークリテンティブファクター

　本章前半ではバイオフィルムの基礎理解について述べてきたが，後半はより臨床面にフォーカスを移し，バイオフィルムの蓄積を助長するプラークリテンティブファクターに注目する．病原性細菌が歯周病発症の歯車を回す最初の因子であることを考えると，この歯車をいかにして回さないようにするかを考える必要がある（図12）．

病原性細菌はペリオリスクアセスメント・ギアモデルの歯車を回す最初の因子

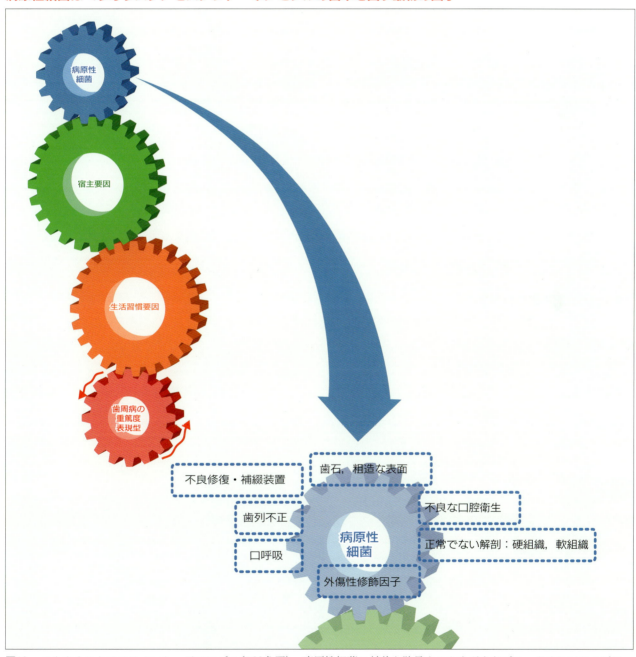

図12　ペリオリスクアセスメント・ギアモデル（P22参照）．病原性細菌の付着を助長するさまざまなプラークリテンティブファクターをギアの歯車の周りにイメージできるようになりたい．

（1）歯肉縁上縁下歯石

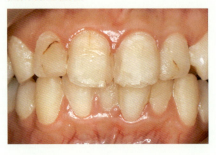

歯肉縁上歯石

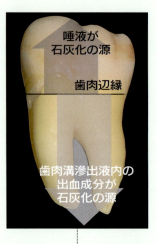

唾液が石灰化の源
歯肉辺縁
歯肉溝滲出液内の出血成分が石灰化の源

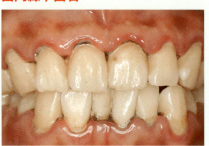

歯肉縁下歯石

- 歯肉辺縁より歯冠側に位置して，簡単に視認できる．
- 白色・黄色．
- 唾液由来で，食事やタバコにより影響を受け，土のような密度である．
- 唾液腺開口部付近の上顎大臼歯頬側部や下顎前歯舌側部によく付着[55, 56]．

- 歯肉縁下に位置して通常は見えない．
- 暗い茶色，緑色，黒色．
- 非常に硬く密で，歯根にしっかりと付着している．
- 歯肉溝滲出液内の出血成分由来で，黒い沈着色は石灰化した嫌気性菌も一役買っている[55, 56]．

図13 臨床的には4 mm以上の歯周ポケット内の歯石を100%除去することは非常に困難である[57〜59]．その効果は最初のポケット深さに関係していて4 mm以下なら90%の除去率，5〜6 mmの場合は77%，7 mm以上は65%という報告があるが[60]，他の報告でも類似したものである[61]．当然この割合は歯の解剖学的形態や術者の技量・経験，使用器具の種類にも左右される．歯周初期治療の臨床上の目標としては，周囲組織が許容できる範囲の環境を整えることになる．また初期治療に対する歯周組織の反応を確認することも含まれる．

（2）歯の解剖学的形態

❶上顎前歯部

歯の解剖学的，形態的特徴は歯の予後予測[62〜64]，初期治療のアプローチ，治療選択に影響を与えるのみでなく，プラークが貯留しやすい局所リスク部位としても理解する必要がある．メインテナンス時のチェックポイント（図15）としてリストを作成しておくのも有効．

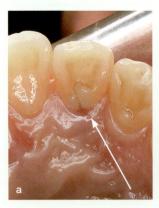
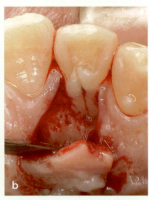
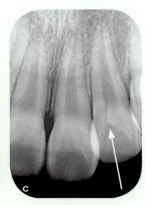

図14a〜c 斜切痕（palatal groove）は通常中心窩から始まり結節を通過して根尖方向に延長する．頻度は上顎中切歯で0.79〜21%[65〜68]，上顎側切歯で1.9〜14%[66, 68〜70]である．半分の頻度で，CEJよりも5 mm以上根尖方向に延長していて"漏斗"の役割により細菌性プラークが深部に付着しやすい[67]．根尖まで到達している斜切痕の予後は悪い．また斜切痕はう蝕のリスク部位でもある．

メインテナンス時に患者のセルフケアで，とくにチェックすべき局所リスク部位

歯周病に関係する プラークリテンティブファクター		う蝕に関係する プラークリテンティブファクター
根面の陥凹 エナメル突起 オーバーハング修復物 歯周外科を受けた部位 ブリッジのポンティック部位 修復材料の種類	歯列不正 隣接面 歯間部 最後臼歯遠心 露出した根面 斜切痕 根分岐部 歯肉退縮部位 角化歯肉不足部位 高位小帯付着部位 口腔前庭狭小部位 縁下修復補綴のマージン ブリッジのポンティック部位 分岐部補綴形態が適切に付与されていない部位	歯間部 小窩裂溝 デンチャーの鉤歯 矯正装置 リテーナー周り

図15 メインテナンス時に患者のセルフケアとくにチェックすべき局所リスク部位．各患者ごとにリスク部位をリスト化しておくとメインテナンス時に見逃しがなくてよい．

❷小臼歯

根分岐部，根面の陥凹

図16 上顎第一小臼歯はSRPや歯周外科時のデブライドメントに気をつけなければいけない特徴がある．しばしば頬舌的に2根を有し，頬側根と口蓋根との根分岐部の存在は全体の37%であり頻度は低くない．根分岐部病変が確認される場合，分岐部の位置を考慮すると予後も非常に悪い．また分岐部の幅も平均0.71mmと狭く新品のキュレットでは到達できない．近遠心的に大きな陥凹があり，一般的には近心の陥凹が遠心よりも深い[71]．探針による歯石探知，SRPによる歯石除去では解剖学的な理解が不可欠になる．

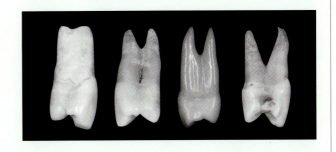

❸大臼歯

露出している根分岐部

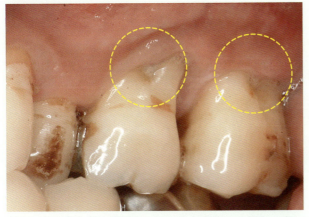

図17 上顎大臼歯は歯周炎でもっとも喪失する傾向の高い歯であることがわかっている[72〜74]．根分岐部の解剖は細菌付着が起こりやすく，デブライドメントや口腔衛生処置を難しくしている．

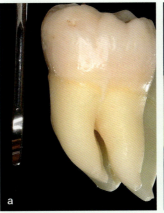 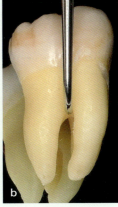

図18a 大臼歯の根分岐部は非常に狭い[75]．新品のキュレットの幅とそれより狭い大臼歯根分岐部を並べたもの．キュレットが分岐部入口に到達できても分岐部内への進入は物理的に困難である．

図18b やや幅が広めの根分岐部でも，ミニファイブのキュレットがギリギリ収まる程度の狭さである．

エナメル突起

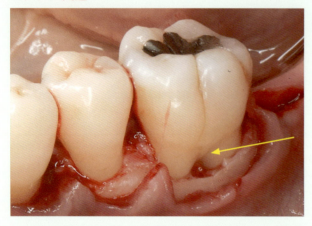

図19 意外と見過ごされがちな大臼歯形態の特徴．このエナメル質には結合組織は付着しないため分岐部病変のリスク部位としてみなされる[76,77]．日本人に近いアジア人のデータ[78]では大臼歯の45.2％に存在し，そのうち82.5％の歯に根分岐部病変が確認されている．とくに下顎第一大臼歯部に多くみられる．矢印は，通常のCEJより分岐部に向かって細長く伸張しているエナメル質．

最後方大臼歯部の遠心歯頸部

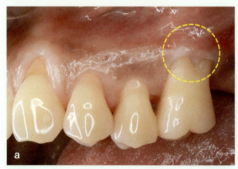 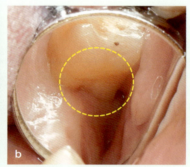 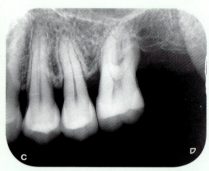

図20a～c 最後方大臼歯部の付け根のプラークコントロールは忘れがちで，角度つきの歯ブラシやフロスを巻きつける指導が必要になる．とくに歯周外科の術後では歯肉レベルが退縮し，通常の清掃器具では到達できない場合が多く，専用の清掃器具（図20d, e）が必要になる．また上顎大臼歯だとコルの直下は分岐部の開口部があり，より注意深いセルフケア指導が必要．

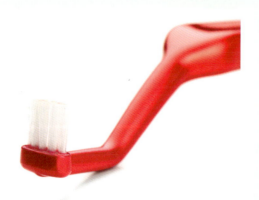

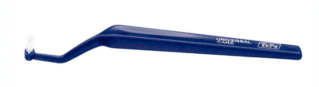

図20d TePeユニバーサルケア拡大図．本来インプラント上部構造舌側部の清掃に用いるブラシだが，最後方大臼歯遠心歯頸部や舌側部への使用が効果的である．

図20e TePeユニバーサルケア全体図．ハンドル部分は熱湯に浸して手指で曲げることが可能である．

（3）歯列不正

　歯列不正は日常的に観察する頻度も高いのでイメージがしやすいのではないだろうか．叢生が口腔衛生を妨げる傾向にあり，プラーク付着や歯肉炎症の亢進させることは想像に難くない[79〜81]．Behfelt[82]らによると叢生と歯肉炎との直接的な関係を報告しているが，プラークコントロールが十分でなかった対象群にのみ明らかであった．一般的にプラークコントロールが良好な患者群では直接的な歯槽骨喪失の因果関係はないとされている[79,80,83]．また歯列叢生は歯間部距離に対する注意も必要である．献体を用いたクラシックスタディでは[84]は歯根間距離が0.5mm未満だと海綿骨が存在せず，0.3mm未満だと歯槽骨が存在せず歯根膜のみであると報告している．臨床研究においては，Miyamotoらによると473人を10年間観察し，歯間部距離が0.8mm未満の場合に歯槽骨喪失のリスクになると報告している[85]．

叢生，捻転，オープンコンタクト

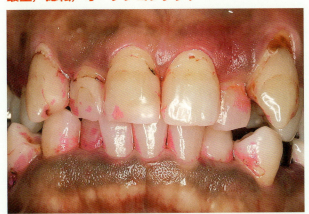

図21a　叢生・捻転部位に顕著にプラーク付着，残存を認める．

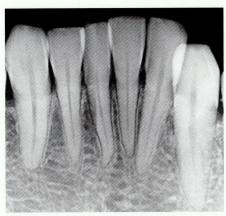

図21b　同患者のデンタルエックス線写真．縁下歯石と歯根間距離に注目．叢生部位では必然的に歯根間距離も近くなる傾向にある．

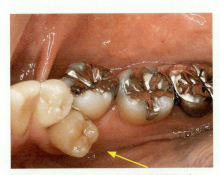

図21c　転位歯：典型的な解剖学的プラークリテンティブファクター．

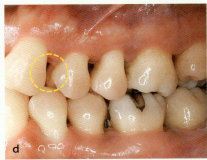

図21d, e　オープンコンタクト：食片圧入の原因となる．咀嚼をするたびに対合歯の咬頭（プラジャーカスプ）によって食片が歯間部に押し込まれる．

（4）歯肉歯槽粘膜変形（mucogingival deformity）の部位

歯肉退縮

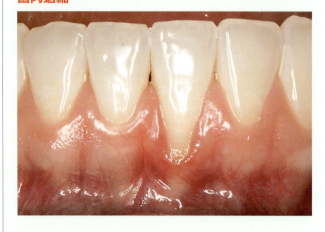

図22a ①に生じた歯肉退縮．このような孤立した歯肉退縮はブラッシング時の違和感が強く，十分に清掃がかなわずプラークが蓄積し炎症をともなうことも少なくない．

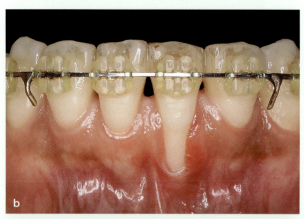

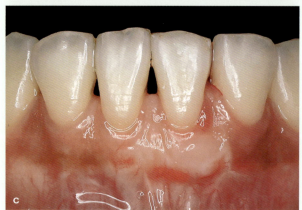

図22b, c 矯正治療後に①に生じた歯肉退縮に対して結合組織移植と歯肉弁歯冠側移動術を行い，根面被覆処置を行った（上：術前，下：根面被覆処置後）．薄い歯周組織（バイオタイプ）の矯正による歯牙移動を計画している場合に，付着歯肉の幅と厚みが最小限で，頬側に歯牙移動をすることで歯肉退縮が想定される場合は矯正前後に幅と厚みが広い歯肉が必要となる[86]．また患者自身のセルフケアが，付着歯肉がないことによって不快感をともない，衛生状態を保てない場合もその適応になるであろう．

小帯位置異常

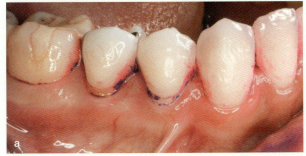
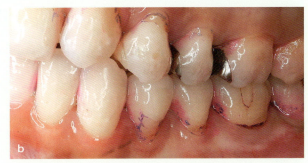

図23a, b プラークの付着が著しい5 4 3|間の頬小帯高位付着部位．同じ患者の反対側同名歯のプラーク付着は比較的少ない．プラーク染め出し液で濃い紫色は古いプラークの取り残しで，明るい紫色は比較的新しい取り残しのプラークである．小帯位置異常はプラークリテンティブファクターになりうる．

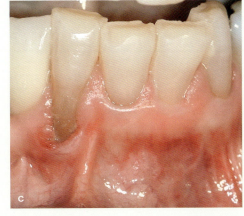
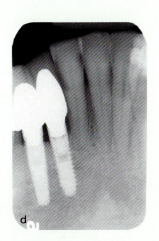

図23c, d 2 1|間の下唇小帯高位付着と，角化歯肉の不足の2つの要因により明らかに他の歯と比べて清掃状態が劣り，炎症が惹起されている．

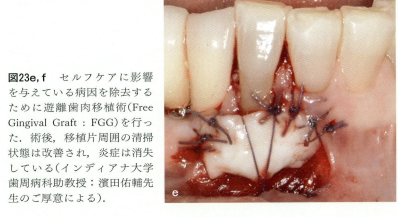
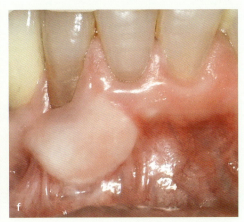

図23e, f セルフケアに影響を与えている病因を除去するために遊離歯肉移植術（Free Gingival Graft：FGG）を行った．術後，移植片周囲の清掃状態は改善され，炎症は消失している（インディアナ大学歯周病科助教授：濱田佑輔先生のご厚意による）．

口腔粘膜の臨床解剖

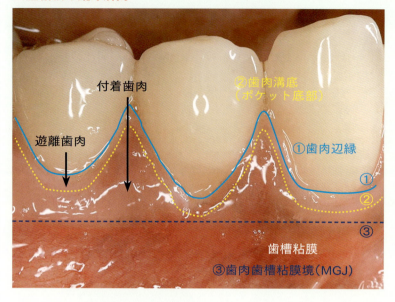

図24 角化歯肉は硬組織に付着している付着歯肉と，付着していない遊離歯肉に分けられる．付着歯肉は角化歯肉全体量からポケット値（プローブ値）を引いたものになる．通常頬舌側の中央部を計測する．臨床的には，付着歯肉はしっかりした裏打ちの上皮性・結合組織付着や骨膜に固定されているので，炎症や付着喪失に対して保護的に機能する．いくつかの研究が付着歯肉の幅が広いほうが歯肉退縮に対して抵抗性をもつと示しているが，一般的には炎症が存在しなければ歯肉の健康や付着歯肉は通常維持される[87〜89]．

口腔前庭の狭小，角化歯肉（付着歯肉）の有無

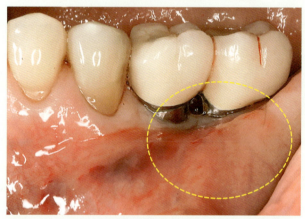

図25 インプラント周囲の歯槽粘膜は抜歯後に角化歯肉が失われる傾向がある．浅い口腔前庭は清掃性が損なわれるおそれがあり，適切な口腔衛生指導とプロフェッショナルケアが欠かせない．

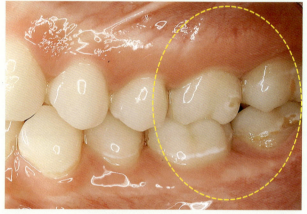

図26 原則として前歯から大臼歯後方に向かうほど角化歯肉量は減少し，口腔前庭は浅くなる傾向になる．清掃性が維持できない場合は歯周炎のみならず，う蝕のリスク部位ともなるため，メインテナンス時には確認を怠らない．

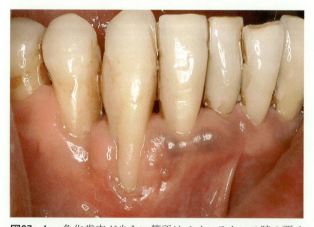
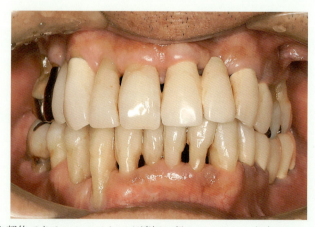

図27a, b 角化歯肉が少ない箇所はメインテナンス時の要チェック部位である．セルフケアが適切に行えているか，炎症はないか，根面う蝕はないか，清掃性を向上するために軟組織移植は必要ないかを考察する．

2 医原性プラークリテンティブファクター

（1）オーバーハング修復物

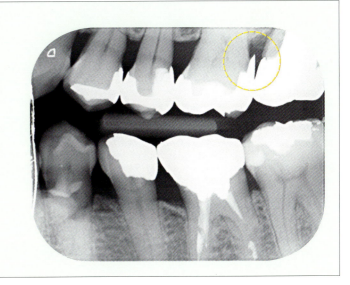

図28 オーバーハング修復物は一般的にClass II 修復物に確認される．その発生理由として歯間部へのアクセスが十分でないことが考えられる．多くの研究によってオーバーハングをともなう歯では歯周組織のアタッチメントロスや炎症が，そうでない歯よりも多くみられるということを示している．当然プラーク形成も増長する[90〜96, 98, 101]．また細菌プラークの構成成分が健康な細菌叢から歯周病特有の細菌叢へと変化する．炎症反応への影響のみでなく，歯間部鼓形空隙や生物学的幅径を突くことによりダメージを引き起こす．アマルガムのオーバーハングは年齢に関係なく老いも若きも平等に破壊的であることが示唆されている[93]．ほとんどの研究において診断用ツールとしてバイトウイングを用いているが[90, 92, 93, 97〜100]，早い段階で特定するためには鋭い探針といったような繊細な器具も併用することが推奨される．観察頻度を考えるとオーバーハングを除去することは歯周初期治療の一部として捉えるべきである．

（2）歯肉縁下マージンの補綴装置

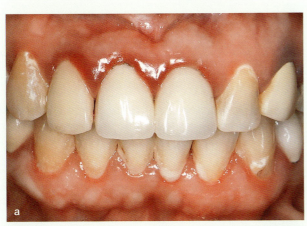
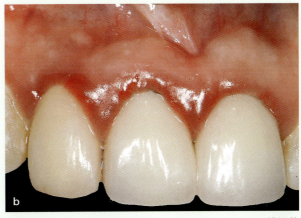

図29a, b 歯肉縁下マージンは隣接する歯周組織の健康状態に直接関係する[101]．多くの研究で縁下マージンはそうでない補綴装置と比較して，多くのプラーク，重度歯肉炎と深い歯周ポケットと相関関係があることを示している[102〜107]．

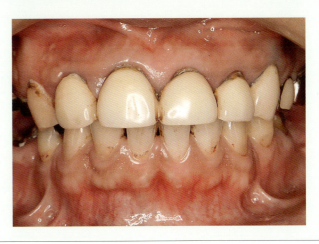

図29c 50歳男性．上顎前歯部マージン部の歯肉が0.5〜1.0mm程度退縮している．Schätzleら[106]の報告によると26年間に渡ってスカンジナビア男性らを調査したところ10年後に縁下補綴グループは0.5mmのアタッチメントロスをともなっていたことがわかっている．縁下マージンの不適合は将来的にアタッチメントロスのリスクファクターとなる．

（3）生物学的幅径の侵襲（Violation of biologic width）

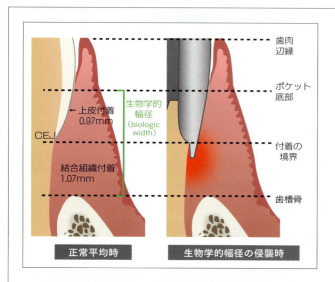

図30 Garguiloら[108]が献体の測定から，歯槽骨上部の結合組織付着，上皮性付着から構成される約2mmの付着領域を"生物学的幅径（biologic width）"[109〜113]とした．臨床的には歯肉溝も含めて3mmとする場合もある．この数字はあらゆる場合に適応できるマジックナンバーとして認識されがちだが，じつはそうではなく歯の場所，個人によって変化する．とくに結合組織付着部位に補綴マージンが設定された場合は，歯肉縁下修復物の根尖マージン部プラークにより炎症が引き起こされるだけでなく，物理的な侵襲となり，その炎症領域から1〜2mm離れた結合組織や骨の破壊を起こすこともありうる．もし縁下マージンが生物学的幅径を侵襲していたら歯冠長延長術と再修復を検討するべきである．

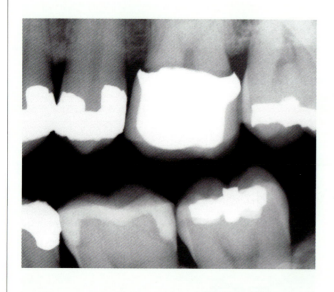

図31 バイトウイングエックス線写真．6｜補綴マージンから歯槽骨までの距離が極端に近い．またマージンも不適合である．

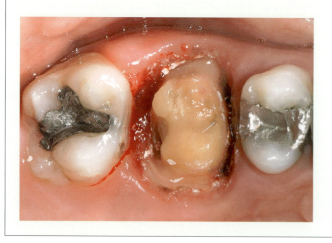

図32 コンタクト直下のマージン形成が歯肉縁下に深く設定されており，結合組織付着を侵襲し歯肉の炎症が著しい．歯肉縁下にセット時のセメント残留も認める（Dr. Ignacio Sanz Martinの厚意による）．

(4) 歯周外科を受けた部位

　歯周外科を受けた部位は"医原性"ではない．ただ処置を施した後の部位なので医原性プラークリテンティブファクターのカテゴリーに分類した．歯周外科を受けた重度歯周炎の箇所は，健全歯周組織と異なる形態で治癒することにより清掃性が落ちるため，プラークリテンティブファクターとして認識する必要がある．また歯周ポケットが浅くなり，エックス線上で歯槽骨が回復しても，再び歯周炎に罹患するリスクは残存する．そういう意味でも歯周外科を受けた部位は歯周炎の再発を起こしやすい．その理由は，**CHAPTER 3**のエピジェネティクスの項で述べる予定である．

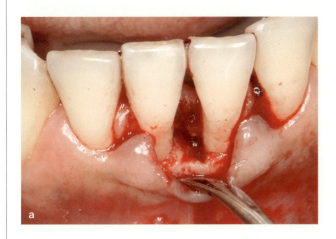
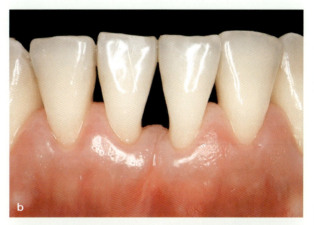
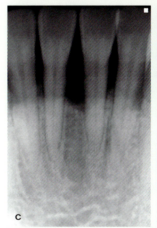
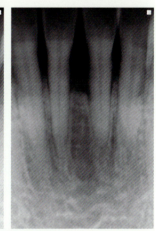

図33a〜c　初期治療後，7mmの歯周ポケットに対してウィドマン改良型フラップ手術を行った．術後，歯周ポケットは2mmに改善し，エックス線上での歯槽骨の回復を認める．しかし，同部位は将来の歯周炎のリスク部位として考えなければならない．

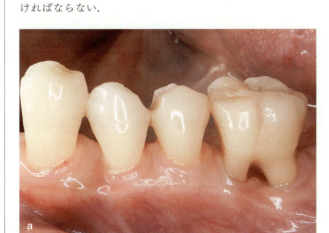
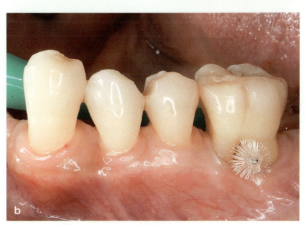

図34a, b　トンネリングを施した6⏌部を歯間ブラシで歯間清掃を行っている．露出した根分岐部は根面う蝕も起こりやすくメインテナンス時もより注意が必要となる．

（5）根分岐部補綴の形態

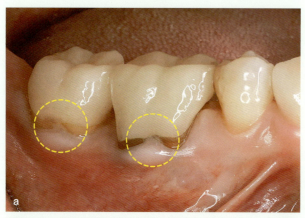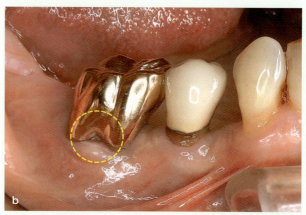

図35a, b 歯周組織の健康状態に影響を及ぼす要因の1つとしてクラウンのカントゥアがある[114〜117]．歯周組織という観点からはアンダーカントゥアのクラウンがオーバーカントゥアよりも好ましいという研究結果がある[115, 116, 118, 119]．大臼歯の根分岐部が部分的に露出するときは，分岐部が陥凹するのでその部分のクラウンカントゥアも合わせて陥凹させないとプラーク貯留の原因となる．

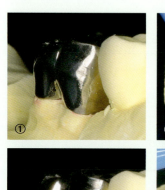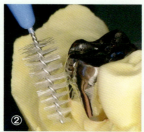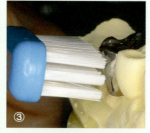
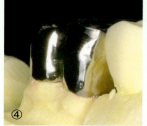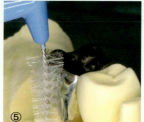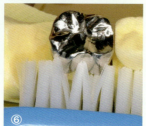

図36 ①分岐部の陥凹部に対してオーバーカントゥアになっている．②，③清掃器具の先端が分岐部，歯頸部に届いていない．④分岐部の陥凹に合わせてカントゥアをストレートな立ち上がりに変更した．⑤，⑥清掃器具のブラシ部分が適切に届いている．

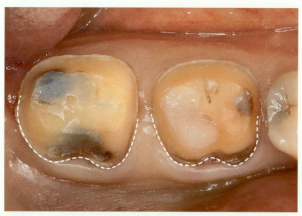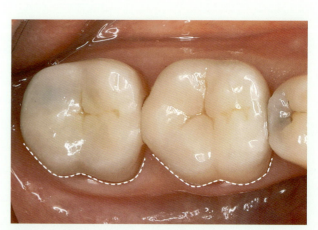

図37a 分岐部の陥凹に沿った支台歯形成．

図37b 分岐部の形態に合わせた清掃性の高い，自然な形態の補綴装置．

(6) ブリッジのポンティック部位，支台歯

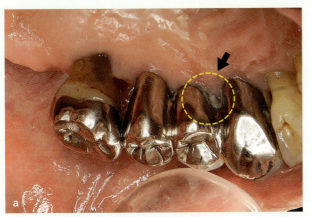
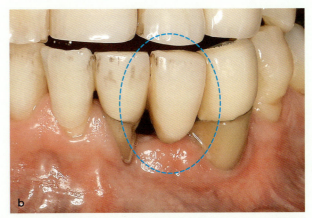

図38a, b 一般的に欠損側のブリッジ支台歯はプラークの好付着部位である．原因として，欠損形態に沿わないブリッジ形態不良が挙げられる．同一清掃器具で効率的に清掃できるようなポンティック形態を付与しなければならない．

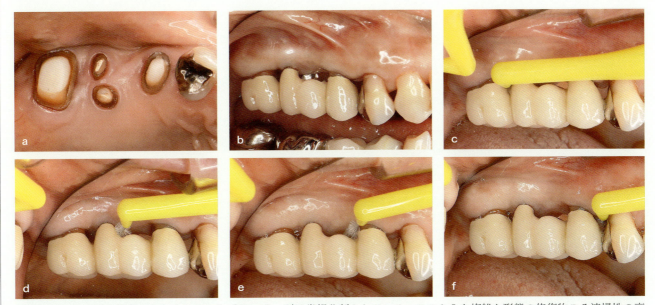

図39a〜f ７６５｜に装着された3ユニットブリッジ．｜６は歯根分割されている．このような複雑な形態の修復物こそ清掃性の高い設計が求められる．同じサイズの歯間ブラシですべての歯間部を清掃が可能．

(7) 修復材料の種類

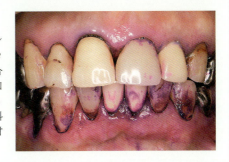

図40 プラーク付着を引き起こすような修復物の表面性状は物質により異なる[120]．当然，十分に研磨されていなければならない[121]．例としては非常に良くグレージングされたポーセレンはエナメルよりもプラークの付着が少ないようである[122,123]．コンポジットレジンは歯間部の仕上げが難しく，他の材料よりもマージン部の不適合を示す傾向がある[124]．結果的に，細菌性プラークをより付着しやすくもある[125]．口腔内でベニアとコンポジットへのプラーク付着と歯肉炎指標の比較をした場合，5年後にはコンポジットグループには，より増加がみられた報告もある[124]．修復材料の種類の違い（ハイブリッドレジン，メタル，コンポジット）によって，プラーク付着の程度が異なる．赤染色は比較的新鮮なプラーク，紫染色は古いプラークを示す．

4 変化するリスク部位を見逃さない

　臨床の現場で細菌性プラーク，バイオフィルムを指して，歯科医師・歯科衛生士が「よごれ」と形容しながら説明をしている場面に出くわしたことがある．「よごれ」であれば，なぜ歯周病やう蝕が起きるのかを説明することができないために，われわれ歯科医療側と患者側で相互理解が深まらない傾向にあると思う．

　最近は，歯周炎がどのようにして発症するのかを患者さんにアニメでわかりやすく説明するソフトもあるが，その説明は基本的に病因論に立脚している場合が多い．ぜひ，正しいバイオフィルムの理解とともに，臨床においてプラークが貯留しやすいリスク部位を正しく理解し応用して，長期的な患者教育に役立てていただきたい．

TAKE HOME MESSAGE

1. Page and Kornman病因論の入口であるバイオフィルム（細菌性プラーク）を理解しよう．

2. バイオフィルムの性質，構造，特徴を理解しよう．

3. 歯周病原細菌に対する考え方の変遷を理解しよう．現在の考え方はディスバイオシスという仮説が提唱されている．

4. リスクアセスメントギアモデルの最初の車輪のプラークリテンティブファクターをイメージできるようになろう．

5. プラークリテンティブファクターには，自然のものと，医原性のものがあることを知っておこう．

6. 患者固有のリスク部位をきちんとリストアップし，メインテナンス時は必ずリスク部位からチェックするようにしよう．

7. リスク部位は染め出し前と染め出し後，必ず2度確認するようにしよう（Ogawa法）．

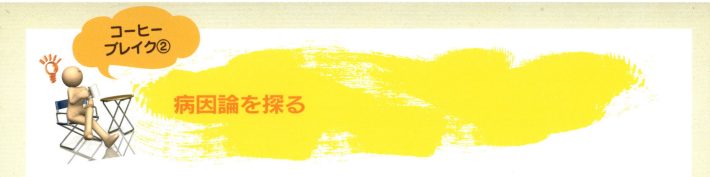

病因論を探る

●築山：予防を目的とした定期通院がう蝕や歯周病を効果的に予防し，喪失歯を劇的に減らすことには多くの論文から明確になっていますが，文献別にメインテナンスで定期通院している患者群の年間歯牙喪失率を見てみると，0.01～0.28本／年と報告によって大きな差があります[1～14]．理想的には，できるだけ少ない来院回数で，最大の効果を得ることですが，先生がDr. Giannobileと行ったミシガン研究の結果[15]（図A）にのっとれば，同じ状態を維持できると思われますか？

●Kornman：よい質問ですね．そう思います．しかし私はそれを強く押し付けるわけではありませんし，まずはいきなり1年に2度という頻度から始めるわけではなく，年3，4度くらいの頻度から始め，患者さんが安定していることを確認してその期間を延長していくでしょう．

●築山：それからこのミシガン研究で重要なポイントは，メインテナンスに来院している開始時点でもともと健康な人びとが対象でした．この患者さんは来院時点でいくらかの炎症がある状態ですから，若干異なりますね．また，私たちが忘れるべきではないのは，歯周炎のリスクのみでなく，う蝕のリスクも考慮してからメインテナンスの頻度を決定しなければならないということです．

●Kornman：そのとおりです．したがってこの患者さんに関しては，最初は警戒しながらメインテナンスに入っていくと思います．そしてう蝕なのか歯周病なのか，そのリスク内容によってメインテナンスの内容も決定されていくということになりますね．

リスク，予防通院頻度別に歯牙喪失をともなった患者の割合

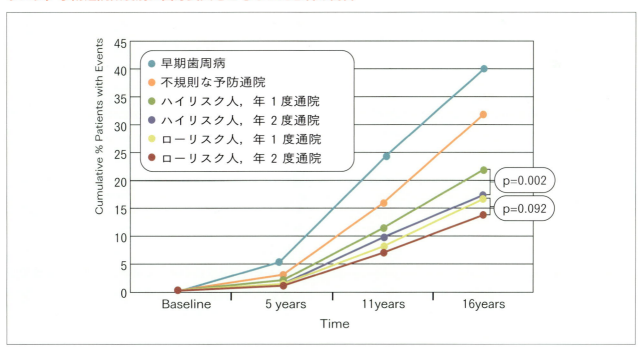

図A　ミシガン研究：5,117人の患者を対象に16年間経過を追った後ろ向き研究．歯周病のリスクを3つのリスク（喫煙，糖尿病，IL-1陽性）に分けた．1つでも当てはまればハイリスク，そうでなければローリスクと分類．結果として，2回以上来ているハイリスク患者は，1回しか来ていない患者よりも喪失歯が顕著に少なかった．リスクを有する患者に対して1年に2回のメインテナンスの価値を支持している，そして複数のリスクを有する患者には2回では十分でないことを示唆している．このことは多くのハイリスク患者は年に2回以上の来院が必要であるという根拠に則った正当性を示す．このミシガン研究はとくに定期的な予防通院頻度の相対的な価値に重きを置いたものである．

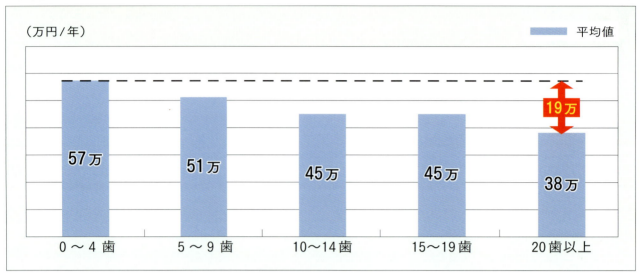

図B 香川県における40歳以上の人を対象にした残存歯数と医療費に関する調査結果．残存歯が20本以上残っている人は，0〜4本の人の年間医療費と比べて約19万円安かった（文献18より引用改変）．

●宮本：最近，政府が日本の健康保険制度では予防目的の定期メインテナンスは給付対象外だと決定しました[16]．一方，加齢にともなう慢性炎症疾患であるメタボリックシンドロームの心疾患，糖尿病などを含む医療費を抑制したいという狙いがあるようです．これはまったく反対方向を向いているように感じます．なぜならば歯周病を予防し歯牙本数を健全に温存するということは，全体的な医療費を抑制することにつながるからです[17,18]．予防医療にコストを費やすということは筋が通っていると思うのですが．

●Kornman：その点は正しいと思います．しかし現実的な問題としてその費用を誰が支払うのかという質問に戻ってきます．実際，私たちが歯科サイドの予防医療を行った結果，医科サイドのコストを抑えるということがより明確に証明されれば，日本政府も制度を変更すると思います．コストを負担する患者や企業が彼ら自身のポケットからお金をださせるだけの，歯科予防が大きな価値のあるものだと確信に至る必要があると思います（図B〜E）．

また，一般的に歯科には大きな問題があって，修復の必要性ということに対してはその価値を十分に伝えようとするものの，長期的な予防ケアに関してはその価値を十分に伝えることができていない．これはわれわれサイドのコミュニケーション能力の欠如といえるでしょう．個人的には「炎症」という切り口はこのコミュニケーションに大きな役に立つと信じています．炎症は歯周炎も多くの全身性慢性疾患も共通のポイントですから，私たちは予防ケアで日常生活を健康に維持することが非常に簡単なことであることを推奨するべきですし，実際そのほうが体重を500ポンド（＝22.7キロ）減らすことよりもはるかに簡単ですものね．それも患者さんがその価値があると感じた時のみ予防ケアで来院するということが可能になるわけです．

●宮本：歯周病のリスクファクターとして咬合はどのようにお考えでしょうか？ McGuire[19〜21]，Harrel and Nunn[22,23]らは咬合も歯周疾患を進行させるリスクファクターの1つとして強調しています．なぜこの質問を投げかけているかというと2年前にDr. Kornman がAAPでのResearch presentation の際にオーディエンスが同じ質問を投げかけたことを覚えているからです．

●築山：咬合性外傷の定義も改めて見直す必要があります．

●宮本：そうですね．咬合性外傷の診断のプロセスには歯牙動揺の量と，歯周組織を失った歯が力に対してどのように反応するかによります．古典的な定義では一般的に炎症に関しては考慮していません．歯科医師がよくもつ疑問は，歯に咬合由来の力が加わったらそれがアタッチメントロスの進行に影響を与えるかどうか？ あるいはこの力が歯周組織周囲に炎症を惹起することに貢献しているかどうか？ これがおそらく読者が知りたいことではないでしょうか．スタディは非常にcontroversialです．この件に関して歯科医師はと

歯科健診頻度別年間利用診療費

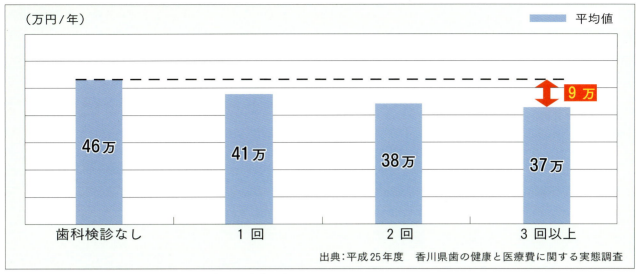

図C 定期的な歯科健診を受けているほど年間医療費が少なくなることが示されている．

全被保険者を対象としたデンソー保険組合のデータ

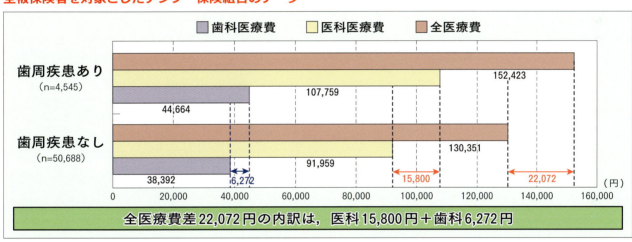

図D 55,233人の全被保険者を対象としたデンソー保険組合のデータ．歯周疾患有無による年間医療費の比較．歯周疾患を有している被保険者のほうが，医療費が多くかかっている．

定期的な歯科健診を実施した集団と，していない集団の医療費の推移

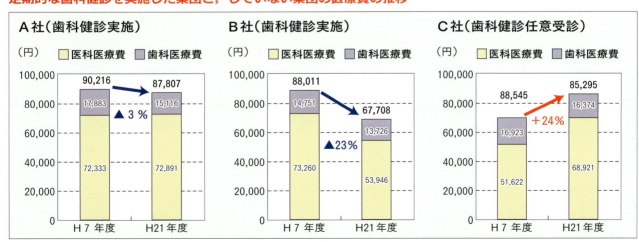

図E 定期的な歯科健診を実施した集団としていない集団の医療費の推移．歯科健康診断実施事務所は年間医科歯科医療費が減少．一方，不実施事業所では医療費が大幅に増加している．定期的なメインテナンス通院は体の健康維持に寄与している．

くに感情的になる部分ですね．Kornman先生はどう思われますか？

●Kornman：まさしく私に送られてきたJournal of periodontologyの"letter to the editor"は私を非常に悩ませています．私の意見としては，もし炎症がコントロールされているなら，軽度の動揺は問題ではありません．矯正からのエビデンスより明確だと思いますが，作用する力や歯の動揺は多くの炎症性メディエーターを生み出します．したがってある一定の炎症は歯根膜内に存在するため，二次的なものだとは思いますが，炎症が存在するなかでの咬合由来の力というのは問題かもしれません．しかし誰もこの症例でそれを証明はできないでしょう．推測はできますが，たとえば患者さんが毎月メインテナンスに来ているということで歯肉の炎症も最小限に抑えられている場合，そのリスクバランスを保つことができるかもしれませんね．咬合に関してのメッセージは，いきなり短期間の完全な治療オプションのことを考えるのではなく，バクテリアをコントロールし，リスクとバランスをとりながら，非常に妥協的な歯周組織の状態でも長期間維持させることができるということを再認識する大変貴重な機会だと思います．これはつねにLindheやNymanのメッセージでした．彼らの症例を見てみると20%しか残っていない歯槽骨の歯を用いてフルマウスリコンストラクションを行いました[24]．もし私たちが患者をメインテナンスプログラムできちんとコントロールして，二次性咬合性外傷もコントロールできればそういうことも可能かもしれません．

●宮本：LindheとNymanの話，クラシックペーパーや歯周補綴などの話がでましたが，あの時代はインプラント治療という選択肢がありませんでした．したがって，彼らはそれらの歯をなんとか残そう，維持しようと試みましたが，インプラントのために今の社会は変化しています．このような時代だからこそ，リスクをマネジメントすることで歯を温存することの意義を，読者のみなさんにメッセージとして届けたいと思うのです．

●Kornman：宮本先生のコメントに少し付け加えるとすれば，インプラント治療が私たちの治療計画を大きく変えたということに疑いはありません．しかしNymanとLindheらの研究の時代で，彼らはホープレスに近い状態でも細菌と炎症をコントロールして，咬合力をコントロールすることでそれらの歯を長期間温存できることを示してきました．彼らは同じホープレスという歯の状態に対してものすごく敏感に反応していたと思います．当時の解決法は今のものとは完全に異なっていて，現在では人びとにとってこれらの歯を取り除くことがより簡単なオプションとなっています．ですが，歯を残すことができるのか，歯を残すべきなのか，他の選択肢は何なのかを考えたときに，このようなきちんとしたメインテナンスが根づいている環境や医院では，歯を残しながらフォローすることが非常に価値のあるオプションであるということと考えなければいけません．

●築山：治療のオプションと考えると，ついつい積極的に手を加える治療と考えがちですが，私のクリニックでもメインテナンスのなかでその歯がどのように振る舞うか経過観察をするということは強力な武器になっています．そのような医院ではスナップショット的なその場その場の意思決定に終始する必要はなく，時間軸を治療のオプションとして組み込むと，より患者さんに寄り添った治療選択を提示できるのではないでしょうか．

●Kornman：まさしくそのとおりだと思います．

●築山：先生は，1997年に先生が提唱された病因論の4つの箱の中を理解することが重要であるとお話しされました（CHAPTER 1 参照）が，その入口が歯周病原細菌を含む細菌性プラークです．リスクマーカーとしての歯周病原細菌という観点から細菌のプロファイルや種類を特定する意義に関してどのようにお考えでしょうか？

●Kornman：その答えをお話しする前に，私のキャリアの背景をお話しさせてください．私のキャリアで最初に受けた教育は嫌気性菌に関する微生物学で，そこで博士号を取得しました．そしてその後，遺伝子学や免疫炎症の研究分野にシフトしていきました．なぜなら必ずしも特定の細菌だけでは説明できない事象が歯周炎には多くあり，そのことにストレスを感じていたからです．しかし私たちは一般的な感染，つまり古典的感染とは対照的に日和見細菌の変化に関して，とても明確なコンセプトをもっていました．そういう意味ではSocranskyの異なる色分けされた細菌群は，微生物学の日和見感染のコンセプトをよく反映したものだったと思います．

ディスバイオシス仮説

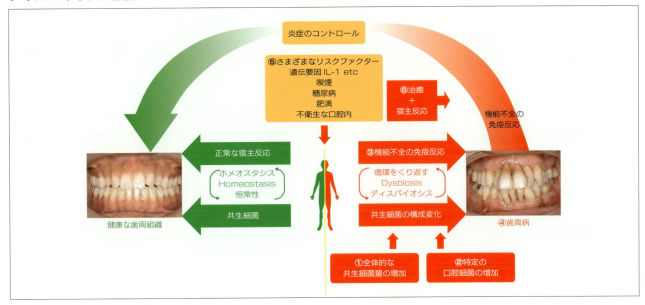

図F　ディスバイオシス仮説.

　私のPhDはWalter Loscheとともに得たものですが，彼は微生物生態学のすばらしい先生でした．彼はいかに細菌が，とくに嫌気性菌が人体に作用していくかに関する多くのエビデンスを持っていました．私が微生物学でより深く見ようとしたのは，あるいはよく説得力があったのはこれがまったく単純な感染ではないということでした．Niklaus Langが言うには，彼はいまだに日和見感染のコンセプトを示す私のオリジナルスライドを使用しているようです．なぜなら，私たちは最初に一緒に教育やトレーニングを受けたからです．彼は免疫学に，私は微生物学に従事していましたが，私たちは1つの決定的なコースをミシガン大学で一緒に受講しました．そのコースは真に微生物生態学に関するもので，とくに嫌気性菌由来の感染症に関する疾病にフォーカスを置いたものでした．

　何はともあれ，Niklausが頻繁に利用するスライドで私がそこで気づいたのは，いわゆる標準的な感染症は，抗生剤を投与することで感染の原因を寛解・解決し，通常の細菌群が通常レベルに戻って，嫌気性菌を締め出すことが可能だが，歯周病に限って言えばそれが当てはまらないということでした．歯周病に関しては，歯肉縁下細菌群の変化はほとんどの場合は疾病の結果であって，疾病の原因ではないという考えにより納得するようになりました．少なくとも早期はですね．現在の見解としてはdysbiosisと呼ばれる考え方です（**図FとP45参照**）．これは良きコンセプトと言えるでしょう．これはいわゆる以前の"日和見コンセプト"に戻るものです．なぜならこのdysbiosisの考えでは，これらの細菌は宿主を変容させて，宿主が細菌の生態システムに変更を加える．そして細菌に起きた変化は新たな変化を宿主に起こします．さらにこの循環を繰り返して，ある均衡状態に到達します．しかしこれは健康な均衡状態ではなく，病的平衡状態です．

　そして病的平衡が次の段階に移ると，その段階で初めてその細菌が真に病原性のあるものとなるのです（本文参照）．キーとなることは，そこに介入して，抗生剤を処方しても，エコシステム（生態系）を変えなければ，病原菌はその好環境の生態系に戻ってきます．したがって，もし深いポケットを放置して，縁上細菌叢をきれいにしないというのは，結局嫌気性菌にとって好環境を作り上げることにほかならない．このような視点からは特定の細菌というのは重要だが，それはいわゆる古典的感染モデルの中ではありません．

　結局，築山先生の質問に戻ると，治療の結果をモニターするということが重要で，特定細菌がわかったからといってそれが必ずしもリスクファクターになるわけではない，ということです．

参考文献

1. Page RC, Kornman KS. The pathogenesis of human periodontitis : an introduction. Periodontol 2000 1997；14：9-11.
2. Kornman KS. Mapping of pathogensis of perioditis : A new look. J Periodontol 2008；79：1560-1568.
3. Clarke NG, Hirsch RS. Personal risk factors for generalized periodontitis. J Clin Periodontol 1995；22(2)：136-145.
4. Abdellatif HM, Burt BA. An epidemiological investigation into the relative importance of age and oral hygiene status as determinants of periodontitis. J Dent Res 1987；66：13-18.
5. Haffajee AD, Socransky SS. Microbial etiological agents of destructive periodontal diseases. Periodontol 2000 1994；5：78-111.
6. Hansen BF, Bjertness E, Gronnesby JK. A socio-ecologic model for periodontal disease. J Clin Periodontol 1993；20：584-590.
7. Axelsson P, Lindhe J. Effect of controlled oral hygiene procedures on caries and peridontal disease in adults. J Clin Periodontol 1978；5：133-151.
8. Axelsson P, Nystrom B, Lindhe J. The long-term effect of a plaque control program on tooth mortality, caries and periodontal disease in adults. Results after 30 years of maintenance. J Clin Periodontol 2004；31：749-757.
9. Socransky SS, Haffajee AD. Dental biofilms : difficult therapeutic targets. Periodontol 2000 2002；28：12-55.
10. Socransky SS, Haffajee AD. Periodontal microbial ecology. Periodontol 2000 2005；38：135-187.
11. Anwar H, Dasgupta M, Lam K, Costerton JW. Tobramycin resistance of mucoid Pseudomonas aeruginosa biofilm grown under iron limitation. J Antimicrob Chemother 1989：24：647-655.
12. Anwar H, van Biesen T, Dasgupta M, Lam K, Costerton JW. Interaction of biofilm bacteria with antibiotics in a novel in vitro chemostat system. Antimicrob Agents Chemother 1989：33：1824-1826.
13. Brown MR, Allison DG, Gilbert P. Resistance of bacterial biofilms to antibiotics : a growth-rate related effect？ J Antimicrob Chemother 1988；22(6)：777-780.
14. Costerton JW, Cheng KJ, Geesey GG, Ladd TI, Nickel JC, Dasgupta M, Marrie TJ. Bacterial biofilms in nature and disease. Annu Rev Microbiol 1987；41：435-464.
15. Costerton, J.W. G. Cook, and R. Lamont. "The Community Architecture of Biofilms : Dynamic Structures and Mechanisms,"in Proc. Dental plaque revisted : Oral biofilms in health and disease, Newman, H. N.and M. Wilson(eds), BioLine 1999；5-14.
16. Costerton JW, Irvin RT, Cheng KJ. The bacterial glycocalyx in nature and disease. Annu Rev Microbiol 1981；35：299-324.
17. Hoyle BD, Costerton JW. Transient exposure to a physiologically-relevant concentration of calcium confers tobramycin resistance upon sessile cells of Pseudomonas aeruginosa. FEMS Microbiol Lett 1989；51(3)：339-341.
18. Hoyle BD, Jass J, Costerton JW. The biofilm glycocalyx as a resistance factor. J Antimicrob Chemother 1990；26(1)：1-5.
19. Nichols WW, Evans MJ, Slack MPE, Walmsley HL. The penetration of antibiotics into aggregates of mucoid and non-mucoid Pseudomonas aeruginosa. J Gen Microbiol 1989；135：1291-1303.
20. Nickel JC, Ruseska J, Wright JB, Costerton JW. Tobramycin resistance of Pseudomonas aeruginosa cells growing as a biofilm on urinary cather material. Antimicrob Agents Chemother 1985；27：619-624.
21. Costerton JW. Introduction to biofilm. Int J Antimicrob Agents 1999；11：217-221.
22. Prosser JI. Quorum sensing in biofilms. In : Newman HN, Wilson M, editors. Dental plaque revisited. Cardiff : Bioline 1999；79-88.
23. Cooper M, Batchelor SM, Prosser JI. Is cell density-signaling applicable to biofilms？ In : Wimpenny J, Nichols W, Stickler D, Lappin-Scott H, ed. The life and death of a biofilm. Cardiff : Bioline 1995：93-96.
24. Kigure T, Saito A, Seida K, Yamada S, Ishihara K, Okuda K. Distribution of Porphyromonas gingivalis and Treponema denticola in human subgingival plaque at different peri-odontal pocket depths examined by immunohistochemical methods. J Periodontal Res 1995；30：332-341.
25. Noiri Y, Ebisu S. Identification of periodontal disease-associated bacteria in the plaquefree zone. J Periodontol 2000；71：1319-1326.
26. Noiri Y, Li L, Ebisu S. The localization of periodontal-disease associated bacteria in human periodontal pockets. J Dent Res 2001；80：1930-1934.
27. Noiri Y, Li L, Yoshimura F, Ebisu S. Localization of Porphyromonas gingivalis-carrying fimbriae in situ in human periodontal pockets. J Dent Res 2004；83：941-945.
28. Noiri Y, Ozaki K, Nakae H, Matsuo T, Ebisu S. An immunohistochemical study on the localization of Porphyromonas gingivalis, Campylobacter rectus and Actinomyces viscosus in human periodontal pockets. J Periodontal Res 1997；32：598-607.
29. Bartold PM, Walsh LJ, Narayanan AS. Molecular and cell biology of the gingiva. Periodontol 2000 2000；24：28-55.
30. Colombo AV, da Silva CM, Haffajee A, Colombo AP. Identification of intracellular oral species within human crevicular epithelial cells from subjects with chronic periodontitis by fluorescence in situ hybridization. J Periodontal Res 2007；42：236-243.
31. Guyodo H, Meuric V, Pottier L, Martin B, Faili A, Pers JO, Bonnaure-Mallet M. Colocalization of Porphyromonas gingivalis with CD 4＋T cells in periodontal disease. FEMS Immunol Med Microbiol 2012；64：175-183.
32. Kim YC, Ko Y, Hong SD, Kim KY, Lee YH, Chae C, Choi Y. Presence of Porphyromonas gingivalis and plasma cell dominance in gingival tissues with periodontitis. Oral Dis 2010；16：375-381.
33. Kornman KS, Giannobile WV, Duff GW. Quo vadis : what is the future of periodontics？ How will we get there？ Periodontol 2000 2017；75(1)：353-371.
34. Black GV. The Formation of Poisons by Micro-Organisms. A Biological Study of the Germ Theory of Disease. Philadelphia, PA : P. Blakiston, son & co., 1884.
35. Black GV. Susceptibility and immunity in dental caries. Dent. Cosmos 1899；41：826-830.
36. Miller WD. The Micro-Organisms of the Human Mouth : the local and general disease which are caused by them. Philadelphia, PA : The S. S. White Dental MFG. CO., 1890.
37. Loesche WJ. Role of Streptococcus mutans in human dental decay. Microbiol Rev 1986；50：353-380.
38. Theilade E. The non-specific theory in microbial etiology of inflammatory periodontal diseases. J Clin Periodontol 1986；13(10)：905-911.
39. Loesche WJ. Chemotherapy of dental plaque infections. Oral Sci Rev 1976；9：65-107.
40. Theilade E. The non-specific theory in microbial etiology of inflammatory periodontal diseases. J Clin Periodontol 1986；13：905-911.
41. Newman MG, Socransky SS. Predominant cultivable microbiota in periodontosis. J Periodontal Res 1977；12：120-128.
42. Newman MG, Socransky SS, Savitt ED, Propas DA, Craw-ford A. Studies of the microbiology of periodontosis. J Periodontol 1976；47：373-379.
43. Slots J. The predominant cultivable organisms in juvenile periodontitis. Scand J Dent Res 1976；84：1-10.
44. Moore WE, Moore LV. The bacteria of periodontal diseases. Periodontol 2000 1994；5：66-77.
45. Marsh PD. Microbial ecology of dental plaque and its significance in health and disease. Adv Dent Res 1994；8：263-271.
46. Marsh PD. Are dental diseases examples of ecological catastrophes？ Microbiology 2003；149(Pt 2)：279-294.
47. Berezow AB, Darveau RP. Microbial shift and periodontitis. Periodontol 2000 2011；55：36-47.
48. Roberts FA, Darveau RP. Microbial protection and virulence in periodontal tissue as a function of polymicrobial communities : symbiosis and dysbiosis. Periodontal 2000 2015；69：18-27.
49. Hajishengallis G, Darveau RP, Curtis MA. The keystone-pathogen hypothesis. Nat Rev Microbiol 2012；10(10)：717-725.
50. Socransky SS, Haffajee AD, Cugini MA, Smith C, Kent RL Jr. Microbial complexes in subgingival plaque. J Clin Periodontol 1998；25：134-144.
51. Hajishengallis G, Liang S, Payne MA, Hashim A, Jotwani R, Eskan MA, McIntosh ML, Alsam A, Kirkwood KL, Lambris JD, Darveau RP, Curtis MA. Low-abundance biofilm species orchestrates inflammatory periodontal disease through the commensal microbiota and complement. Cell Host Microbe 2011；10(5)：497-506.

52. Page RC, Lantz MS, Darveau R, Jeffcoat M, Mancl L, Houston L, Braham P, Persson GR. Immunization of Macaca fascicularis against experimental periodontitis using a vaccine containing cysteine proteases purified from Porphyromonas gingivalis. Oral Microbiol Immunol 2007；22(3)：162-168.
53. Hasturk H, Kantarci A, Goguet-Surmenian E, Blackwood A, Andry C, Serhan CN, Van Dyke TE. Resolvin E1 regulates inflammation at the cellular and tissue level and restores tissue homeostasis in vivo. J Immunol 2007；179(10)：7021-7029.
54. 清水宏康．科学的根拠に基づく歯周病へのアプローチ．東京：医歯薬出版，2015．
55. Roberts-Harry EA, Clerehugh V. Subgingival calculus：where are we now？ A comparative review. J Dent 2000；28：93-102.
56. Jepsen S, Deschner J, Braun A, Schwarz F, Eberhard J. Calculus removal and the prevention of its formation. Periodontol 2000 2011；55(1)：167-188.
57. Breininger DR, O'Leary TJ, Blumenshine RV. Comparative effectiveness of ultrasonic and hand scaling for the removal of subgingival plaque and calculus. J Periodontol 1987；58：9-18.
58. Hunter RK, O'Leary TJ, Kafrawy AH. The effectiveness of hand versus ultrasonic instrumentation in open flap root planing. J Periodontol 1984；55：697-703.
59. Yukna RA, Scott JB, Aichelmann-Reidy ME, LeBlanc DM, Mayer ET. Clinical evaluation of the speed and effectiveness of subgingival calculus removal on single-rooted teeth with diamond-coated ultrasonic tips. J Periodontol 1997；68：436-442.
60. Rabbani GM, Ash MM Jr, Caffesse RG. The effectiveness of subgingival scaling and root planing in calculus removal. J Periodontol 1981；52：119-123.
61. Gellin RG, Miller MC, Javed T, Engler WO, Mishkin DJ. The effectiveness of the Titan-S sonic scaler versus curettes in the removal of subgingival calculus. A human surgical evaluation. J Periodontol 1986；57(11)：672-680.
62. McGuire MK. Prognosis versus actual outcome: a long-term survey of 100 treated periodontal patients under maintenance care. J Periodontol 1991；62(1)：51-58.
63. McGuire MK, Nunn ME. Prognosis versus actual outcome. II. The effectiveness of clinical parameters in developing an accurate prognosis. J Periodontol 1996；67(7)：658-665.
64. McGuire MK, Nunn ME. Prognosis versus actual outcome. III. The effectiveness of clinical parameters in accurately predicting tooth survival. J Periodontol 1996；67(7)：666-674.
65. Bacic M, Karakas Z, Kaic Z, Sutalo J. The association between palatal grooves in upper incisors and periodontal complications. J Periodontol 1990；61：197-199.
66. Hou GL, Wu YM, Tasi CC. A study of the palate-radicular groove in Chinese adult. J Formos Dent Assoc 1988；11：349-354.
67. Kogon SL. The prevalence, location and conformation of palato-radicular grooves in maxillary incisors. J Periodontol 1986；57：231-234.
68. Withers JA, Brunsvold MA, Killoy WJ, Rahe AJ. The relationship of palato-gingival grooves to localized periodontal disease. J Periodontol 1981；52：41-44.
69. Everett FG, Kramer GM. The disto-lingual groove in the maxillary lateral incisors；A periodontal hazard. J Periodontol 1972；43：352-361.
70. Gher ME, Vernino AR. Root morphology clinical significance in pathogenesis and treatment of periodontal disease. J Am Dent Assoc 1980；101：627-633.
71. Joseph I, Varma BRR, Bhat KM. Clinical significance of furcation anatomy of the maxillary first bicuspid：abio-metric study on extracted teeth. J Periodontol 1996；67：386-389.
72. Hirschfeld L, Wasserman B. A long-term survey of tooth loss in 600 treated periodontal patients. J Periodontol 1978；49：225-237.
73. Matthews DC, Smith CG, Hanscom SL. Tooth loss in periodontal patients. J Can Dent Assoc 2001；67：207-210.
74. McFall WT Jr. Tooth loss in 100 treated patients with periodontal disease. A long-term study. J Periodontol 1982；53：539-549.
75. Bower RC. Furcation morphology relative to periodontal treatment. Furcation entrance architecture. J Periodontol 1979；50：23-27.
76. Bissada NF, Abdelmalek RG. Incidence of cervical enamel projections and its relationship to furcation involvement in Egyptian skulls. J Periodontol 1973；44(9)：583-585.
77. Swan RH, Hurt WC. Cervical enamel projections as an etiologic factor in furcation involvement. J Am Dent Assoc 1976；93：342-345.
78. Hou GL, Tsai CC. Relationship between periodontal furcation involvement and molar cervical projections. J Periodontol 1987；58(10)：715-721.
79. Ainamo J. Relationship between malalignment of the teeth and periodontal disease. Scand J Dent Res 1972；80：104-110.
80. Geiger AM, Wasserman BH, Turgeon LR. Relationship of occlusion and periodontal disease. 8. Relationship of crowding and spacing to periodontal destruction and gingival inflammation. J Periodontol 1974；45(1)：43-49.
81. Silness J, Roynstrand T. Relationship between alignment conditions of teeth in anterior segments and dental health. J Clin Periodontol 1985；12：312-320.
82. Behlfelt K, Ericsson L, Jacobson L, Linder-Aronson S. The occurrence of plaque and gingivitis and its relationship to tooth alignment within the dental arches. J Clin Periodontol 1981；8：329-337.
83. Beagrie G, James GA. The association of posterior tooth irregularity and periodontal disease. Br Dent J 1962；113：239-243.
84. Heins PJ, Wieder SM. A histologic study of the width and nature of inter-radicular spaces in human adult pre-molars and molars. J Dent Res 1986；65(6)：948-951.
85. Kim T, Miyamoto T, Nunn ME, Garcia RI, Dietrich T. Root proximity as a risk factor for progression of alveolar bone loss：the Veterans Affairs Dental Longitudinal Study. J Periodontol 2008；79(4)：654-659.
86. Geiger AM. Mucogingival problems and the movement of mandibular incisors：a clinical review. Am J Orthod 1980；78：511-527.
87. Dorfman HS, Kennedy JE, Bird WC. Longitudinal evaluation of free autogoneous gingival grafts. J Clin Periodontol 1980；7：316-324.
88. Wennström J, Lindhe J. Role of attached gingiva for maintenance of periodontal health. Healing following excisional and grafting procedures in dogs. J Clin Periodontol 1983；10(2)：206-221.
89. Wennström J, Lindhe J, Nyman S. Role of keratinized gingiva for gingival health. Clinical and histologic study of normal and regenerated gingival tissues in dogs. J Clin Periodontol 1981；8：311-328.
90. Jansson L, Ehnevid H, Lindskog S, Blomlof L. Proximal restorations and periodontal status. J Clin Periodontol 1994；21：577-582.
91. Kells BE, Linden GJ. Overhanging amalgam restorations in young adults attending a periodontal department. J Dent 1992；20：85-89.
92. Keszthelyi G, Szabo I. Influence of Class II amalgam fillings on attachment loss. J Clin Periodontol 1984；11：81-86.
93. Lervik T, Riordan PJ, Haugejorden O. Periodontal disease and approximal overhangs on amalgam restorations in Norwegian 21-year-olds. Community Dent Oral Epidemiol 1984；12：264-268.
94. Parsell D, Streckfus C, Stewart B, Buchanan W. The effect of amalgam overhangs on alveolar bone height as a function of patient age and overhang width. Oper Dent 1998；23：94-99.
95. Raju PV, Varma BR, Bhat KM. Periodontal implications of Class II restorations. Clinical and SEM evaluation. Indian J Dent Res 1996；7：21-27.
96. Rodriguez-Ferrer HJ, Strahan JD, Newman HN. Effect of gingival health of removing overhanging margins of interproximal subgingival amalgam restorations. J Clin Periodontol 1980；7：457-462.
97. Burch JG, Garrity T, Schnecker D. Periodontal pocket depths related to adjacent proximal tooth surface conditions and restorations. J Ky Dent Assoc 1976；28：13-18.
98. Claman LJ, Koidis PT, Burch JG. Proximal tooth surface quality and periodontal probing depth. J Am Dent Assoc 1986；113：890-893.
99. Coxhead LJ, Robertson JB, Simpson EF. Amalgam overhangs a radiographic study. N Z Dent J 1978；74(337)：145-147.
100. Gilmore N, Sheiham A. Overhanging dental restorations and periodontal disease. J Periodontol 1971；42：8-12.
101. Waerhaug J. Subgingival plaque and loss of attachment in periodontosis as evaluated on extracted teeth. J Periodontol 1977；48：125-130.

102. Jansson L, Blomster S, Forsgardh A, Bergman E, Berglund E, Foss L, Reinhardt EL, Sjoberg B. Interactory effect between marginal plaque and subgingival restorations on periodontal pocket depth. Swed Dent J 1997；21：77-83.
103. Kancyper SG, Koka S. The influence of intracrevicular crown margins on gingival health：preliminary findings. J Prosthet Dent 2001；85：461-465.
104. Orkin DA, Reddy J, Bradshaw D. The relationship of the position of crown margins to gingival health. J Prosthet Dent 1987；57：421-424.
105. Reitemeier B, Hansel K, Walter M, Kastner C, Toutenburg H. Effect of posterior crown margin placement on gingival health. J Prosthet Dent 2002；87：167-172.
106. Schätzle M, Land NP, Anerud A, Boysen H, Bürgin W, Löe H. The influence of margins of restorations of the periodontal tissues over 26 years. J Clin Periodontol 2001；28(1)：57-64.
107. Waerhaug J. Presence or absence of plaque on subgingival restorations. Scand J Dent Res 1975；83：193-201.
108. Gargiulo AW, Wentz FM, Orban B. Mitotic activity of human oral epithelium exposed to 30 per cent hydrogen peroxide. Oral Surg Oral Med Oral Pathol 1961；14：474-492.
109. de Waal H, Castellucci G. The importance of restorative margin placement to the biologic width and periodontal health. Part I. Int J Periodontics Restorative Dent 1994；13：461-471.
110. de Waal H, Castellucci G. The importance of restorative margin placement to the biologic width and periodontal health. Part II. Int J Periodontics Restorative Dent 1994；14(1)：70-83.
111. Ingber JS, Rose LF, Coslet JG. The "biologic width"-a concept in periodontics and restorative dentistry. Alpha Omegan 1977；70：62-65.
112. Maynard JG Jr, Wilson RDK. Physiologic dimensions of the periodontium significant to the restorative dentist. J Periodontol 1979；50：170-174.
113. Nevins M, Skurow HM. The intracrevicular restorative margin, the biologic width, and the maintenance of the gingival margin. Int J Periodontics Restorative Dent 1984；4(3)：30-49.
114. Herlands R, Lucca J, Morris M. Forms, contours, and extensions of full coverage in occlusal reconstruction. Dent Clin North Am 1962；6：147.
115. Perel ML. Axial crown contours. J Prosthet Dent 1971；25(6)：642-649.
116. Yuodelis RA, Weaver JD, Sapkos S. Facial and lingual contours of artificial complete crown restorations and their effects on the periodontium. J Prosthet Dent 1973；29(1)：61-66.
117. Ehrlich J, Hochman N. Alterations on crown contour-effect on gingival health in man. J Prosthet Dent 1980；44(5)：523-525.
118. Wagman SS. The role of coronal contour in gingival health. J Prosthet Dent 1977；37(3)：280-287.
119. Sundh B, Köhler B. An in vivo study of the impact of different emergence profiles of procure titanium crowns on quantity and quality of plaque. Int J Prosthodont 2002；15：457-460.
120. Bollen CM, Lambrechts P, Quirynen M. Comparison of surface roughness of oral hard materials to the threshold surface roughness for bacterial plaque retention：a review of the literature. Dent Mater 1997；13：258-269.
121. Laurell L, Rylander H, Petterson B. The effect of different polishing of amalgam restoration on the plaque retention and gingival inflammation. Swed Dent J 1983；7：45-53.
122. Newcomb GM. The relationship between the location of subgingival crown margins and gingival inflammation. J Periodontol 1974；45：151-154.
123. Wise MD, Dykema RW. The plaque-retaining capacity of four dental materials. J Prosthet Dent 1975；33：178-190.
124. Peumans M, Van Meerbeek B, Lambrechts P, Vanherle G, Quirynen M. The influence of direct composite additions for the correction of tooth form and/or position on periodontal health. A retrospective study. J Periodontol 1998；69：422-427.
125. van Dijken JW, Sjöström S, Wing K. The effect of different types of composite resin fillings on marginal gingiva. J Clin Periodontol 1987；14(4)：185-189.

コーヒーブレイク

1. Axelsson P, Nystrom B, Lindhe J. The long-term effect of a plaque control program on tooth mortality, caries and periodontal disease in adults. Results after 30 years of maintenance. J Clin Periodontol 2004；31(9)：749-757.
2. McGuire MK, Nunn ME. Prognosis versus actual outcome. III. The effectiveness of clinical parameters in accurately predicting tooth survival. J Periodontol 1996；67(7)：666-674.
3. Goldman MJ, Ross IF, Goteiner D. Effect of periodontal therapy on patients maintained for 15 years or longer. A retrospective study. J Periodontol 1986；57(6)：347-353.
4. McLeod DE, Lainson PA, Spivey JD. The predictability of periodontal treatment as measured by tooth loss：a retrospective study. Quintessence Int 1998；29(10)：631-635.
5. Becker W, Becker BE, Berg LE. Periodontal treatment without maintenance. A retrospective study in 44 patients. J Periodontol 1984；55(9)：505-509.
6. Checchi L, Montevecchi M, Gatto MR, Trombelli L. Retrospective study of tooth loss in 92 treated periodontal patients. J Clin Periodontol 2002；29(7)：651-656.
7. Nabers CL, Stalker WH, Esparza D, Naylor B, Canales S. Tooth loss in 1535 treated periodontal patients. J Periodontol 1988；59(5)：297-300.
8. Lindhe J and Nyman S. Long-term maintenance of patients treated for advanced periodontal disease. J Clin Periodontol 1984；11：504-514.
9. Oliver RC. Tooth loss with and without periodontal therapy. Periodontal Abstr 1969；17(1)：8-9.
10. Wilson TG Jr, Glover ME, Schoen J, Baus C, Jacobs T. Compliance with maintenance therapy in a private periodontal practice. J Periodontol 1984；55(8)：468-473.
11. Hirschfeld L and Wasserman B. A long-term survey of tooth loss in 600 treated periodontal patients. J Periodontol 1978；49(5)：225-237.
12. Wood WR, Greco GW, McFall WT Jr. Tooth loss in patients with moderate periodontitis after treatment and long-term maintenance care. J Periodontol 1989；60(9)：516-520.
13. McFall WT Jr. Tooth loss in 100 treated patients with periodontal disease. A long-term study. J Periodontol 1982；53(9)：539-549.
14. Tonetti MS, Steffen P, Muller-Campanile V, Suvan J, Lang NP. Initial extractions and tooth loss during supportive care in a periodontal population seeking comprehensive care. J Clin Periodontol 2000；27(11)：824-831.
15. Giannobile WV, Kornman KS, Williams RC. Personalized medicine enters dentistry：what might this mean for clinical practice? J Am Dent Assoc 2013；144(8)：874-876.
16. 厚生労働省，企業実証特例制度・グレーゾーン解消制度．http://www.mhlw.go.jp/shinsei_boshu/gray_zone/gray_zone.html（2016年9月9日アクセス）
17. 真鍋芳樹．残存歯数 歯周炎の程度と医科診療費との関連．地域医療 2007；943-946.
18. 平成25年度 香川県歯の健康と医療費に関する実態調査．
19. McGuire MK. Prognosis versus actual outcome：a long-term survey of 100 treated periodontal patients under maintenance care. J Periodontol 1991；62(1)：51-58.
20. McGuire MK, Nunn ME. Prognosis versus actual outcome. II. The effectiveness of clinical parameters in developing an accurate prognosis. J Periodontol 1996；67(7)：658-665.
21. McGuire MK, Nunn ME. Prognosis versus actual outcome. III. The effectiveness of clinical parameters in accurately predicting tooth survival. J Periodontol 1996；67(7)：666-674.
22. Harrel SK, Nunn ME, Hallmon WW. Is there an association between occlusion and periodontal destruction?：Yes-occlusal forces can contribute to periodontal destruction. J Am Dent Assoc 2006；137(10)：1380, 1382, 1384.
23. Nunn ME, Harrel SK. The effect of occlusal discrepancies on periodontitis. I. Relationship of initial occlusal discrepancies to initial clinical parameters. J Periodontol 2001；72(4)：485-494.
24. Nyman S, Lindhe J and Lundgren D. The role of occlusion for the stability of fixed bridges in patients with reduced periodontal tissue support. J Clin Periodontol 1975；2：53-66.

CHAPTER 3

理解しておきたい病因論②

基本的な免疫・炎症反応,宿主由来のリスクファクター編

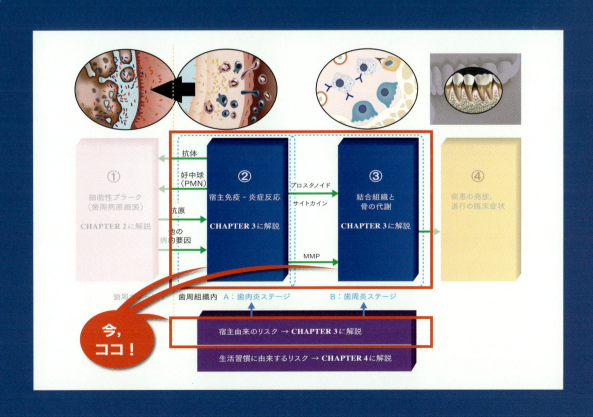

1 細菌攻撃の先に何が起きるのかをイメージしよう

CHAPTER 2にも示したようにPage and Kornmanによって加えられた1997年モデル[1]では，4つのボックス間を左右に行き来するだけの単純な一方通行あるいは往復ではない，歯周病原細菌の存在が自動的に1つの宿主反応パターンを引き起こし重篤な破壊をもたらすものではないことを説明した．この宿主反応には幅があり，この幅は遺伝的・先天的なリスクファクターや環境的・後天的リスクファクターによって第一に決定される[1~3]．そしてこのリスクファクターは主に真ん中2つの青色ボックスに作用する．このイメージしにくい2つのボックスを理解することは，単に歯周病が感染性疾患という性質以上に炎症性疾患という本質の理解につながる．

1 歯肉炎のステージ

Page and Kornmanによる病因論の最初のステージである，歯肉炎を説明する左端の2つのボックスにおいて，バイオフィルム内の歯周病原細菌が歯肉溝内縁上皮内に侵入することで宿主反応-炎症反応にスイッチを入れる．その一連の流れを以下に示す（図1）．

A 免疫の第一防御ライン！

歯周ポケットのバイオフィルム内Redコンプレックスグループの*P.g, T.f, T.d*や，*A.a*といった嫌気性菌ら（①）は歯肉内縁上皮内に侵入することが知られている[4]．例えると機会をうかがっている放火魔（②）である．

これらの細菌自体と，彼らが細胞膜の外膜にもつリポポリサッカライド（LPS，放火の種火：③）が接合上皮細胞の細胞表面のToll様受容体（Toll-Like Receptor：TLR）により認識されると，IL-8[5~7]やMCP-1（Monocyte Chemotactic Protein：単球走化性タンパク質）[8,9]が産生され（④），IL-8は血管内から遊走してきたPMN（多形核好中球）を引き寄せ，MCP-1はマクロファージ（以下，Mφ）を引き寄せる．LPSは放火魔によって放たれた種火で，IL-8，MCP-1は現場から立ち上る臭いや煙ということになる（④）．

その煙に気づいたPMNやMφは初期消火活動を始めるわけだが，PMN，Mφの役割は近くの交番の警察官（⑤⑥）になる．通常であれば血管内（交番：⑦）を流れる白血球の一種の単球は，火事を察して血管内（交番：⑦）から飛び出すとMφに姿を変え現場に向かう．

炎症の最前線（火事の現場）では，出動してきたPMNやMφ（警官）が放火魔容疑者の歯周病原細菌を貪食（確保）する．この時，警官は最初から犯人を特定できるわけではないので，疑わしい細菌は無差別に攻撃を受けることになり，これは「非特異性免疫」（⑧）と呼ばれる．この段階では歯肉炎のステージである．まだボヤ程度の火事なので消火可能である．

B 免疫の第二防御ライン！

第一通報を受けた交番の警官（Mφ）は，消火活動を開始するのと同時に消防署に火事を通報する（⑨）．Mφより現場報告を受けた消防署のT細胞は，この報告に相当する炎症性サイトカインによってTh1細胞，Th2細胞という2種類のヘルパーT細胞に分化する．T細胞はさしずめ消防署の消防士長（⑩）である．その消防士長の1人であるTh-1細胞は，直接細胞を攻撃する細胞障害性T細胞（Tc：以前のキラーT細胞）を活性化し，Tcは直接細菌を攻撃する．もう1人の消防士長Th-2細胞はB細胞の活性化を促し，B細胞は抗体を産生する形質細胞に分化する．形質細胞は現場に出動する消防士だ（⑪）．形質細胞は大量の抗体を産生して，消火を行う役割を果たす（⑫）．

T細胞，B細胞が主役のステージを「特異性免疫」といい（⑬），抗原に対して"記憶"があり，一度認識した抗原に対して再び侵入があれば強力に応対する．歯周炎に発展しているときはとくにB細胞や形質細胞が優勢であるといわれている．この構成はインプラント周囲炎でも類似している．歯周炎，肥満，糖尿病，関節リウマチなどを含む多くの炎症状態におけるメカニズムの理解は完全ではないものの，自然免疫システムと獲得免疫システムが同調して炎症反応や組織破壊に関与していることがわかっている．

歯肉炎のステージでは何が起きている!?

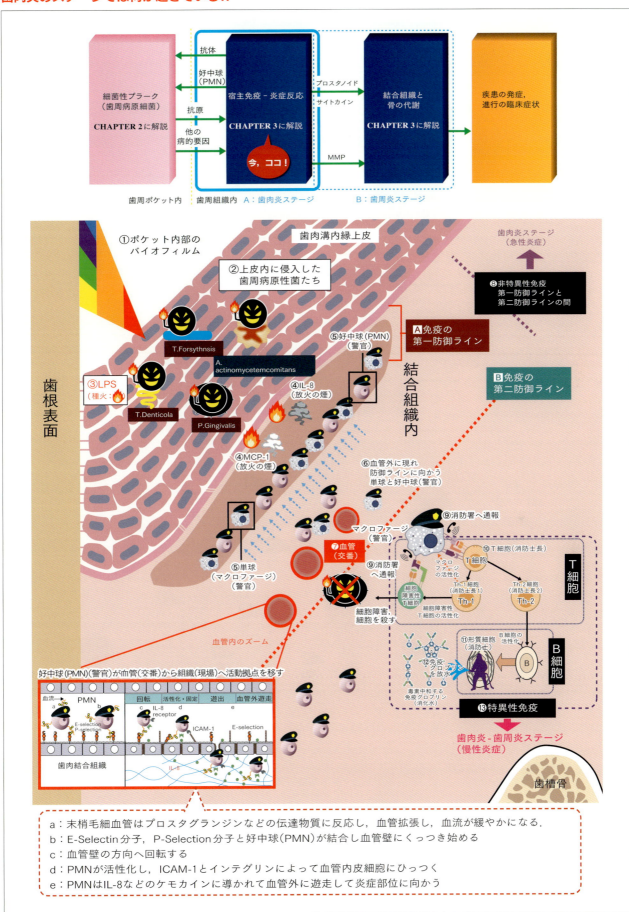

図1 歯肉炎のステージ.

2 歯周炎のステージ

歯周炎では，細菌は歯の表面に付着し，向かい合った上皮組織・結合組織に侵入する．前述した免疫の第一防御ラインと第二防御ラインを越えて歯肉炎の炎症浸潤領域が拡大すると，Mφが放出する炎症性サイトカインの種類にしたがって，アタッチメントロスにつながるマトリックスメタロプロテアーゼ（以下，MMP）が生み出されたり（図2-Ⓐ），歯槽骨吸収につながる破骨細胞の活性化が引き起こされる（図2-Ⓑ）．ⒶとⒷの詳細を次頁に示す（図3，4）．

歯周炎のステージでは歯周組織内では何が起きている!?

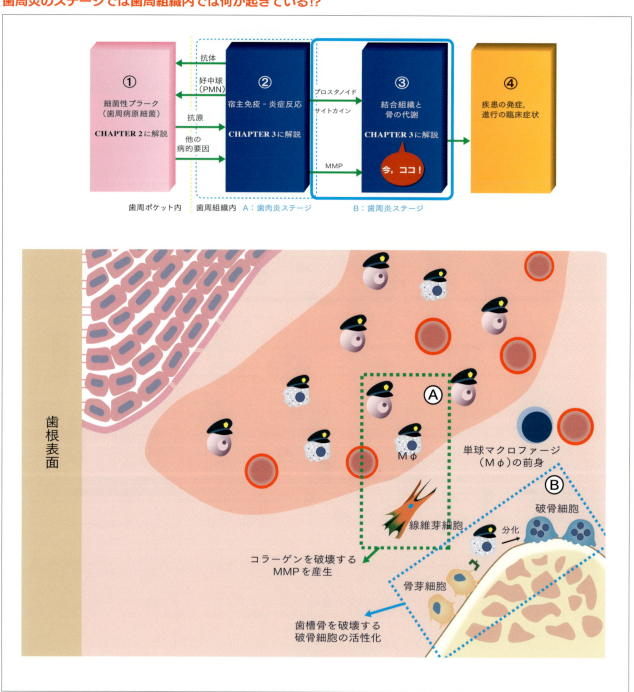

図2 歯周炎のステージにおける炎症浸潤の領域と歯槽骨吸収の空間上の関係．

コラーゲンを破壊するMMPの産生

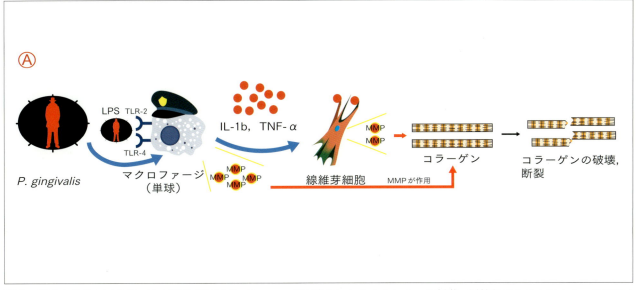

図3 LPSや細菌の絨毛が，Mφ表面のToll-Like Recepter(TLR)といわれるセンサーを刺激，活性化することにより，そのMφから炎症性サイトカインであるIL-1b，TNF-αがMφによって産生される[10]．そしてこのIL-1b，TNF-αが，通常結合組織を形成する線維芽細胞のバランスを崩して，線維芽細胞にMMPという直接コラーゲンを破壊する酵素を産生させる．さらに，追い打ちをかけるようにMφもMMPを分泌しコラーゲン，結合組織の破壊を助長していく[11]．MMPは他にも好中球，B細胞，形質細胞からも産生される．

歯槽骨吸収につながる破骨細胞の活性化

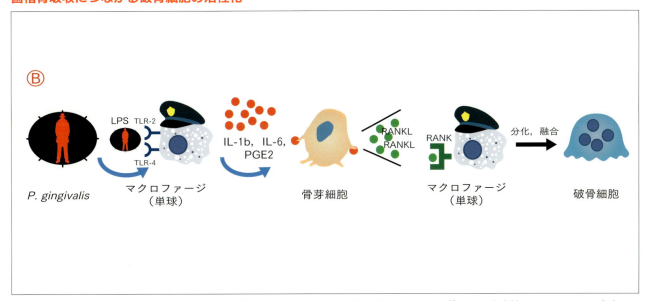

図4 歯周病原細菌を貪食，あるいはLPSが刺激したマクロファージ(Mφ)がIL-1b，IL-6[10]という炎症性サイトカインを産生し，そのサイトカインを認識した骨芽細胞がRANKLを生成する．それがトリガーとなり，RANKLを単球/Mφ系の前駆細胞がRANKと呼ばれる受容体で認識することで細胞の分化・融合が起こり，Mφ前駆細胞は骨吸収を起こす破骨細胞へと変貌する[12]．

RANKLとOPG

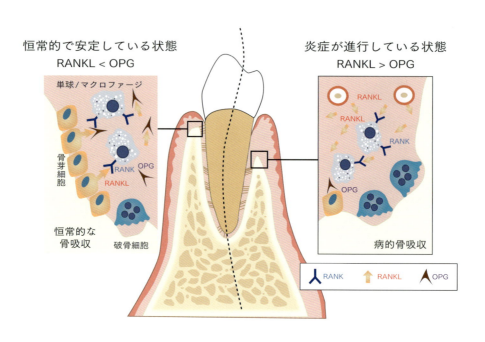

図5　骨吸収あるいは骨形成のいずれかが起きるかはRANKL/OPG比に大きく依存し，RANKLとOPGの出現レベルによるところが大きい（文献13より引用改変）．

　前述したように，破骨細胞への分化や活性化はRANKとそのリガンド（以下，RANKL）の相互作用によって動いていく．しかし骨芽細胞は自分で骨吸収と形成のバランスをとるために，破骨細胞を活性化するRANKLのみでなく，破骨細胞抑制因子のオステオプロテオグリン（以下，OPG）を産生する．OPGはRANKLの"おとり受容体"としてRANKのシグナルを遮断し，骨吸収を抑制する．

　炎症の刺激が加わるとRANKL/OPGの割合が歯周組織で増加し，破骨細胞の活動性と病的な骨吸収が引き起こされる．RANKL/OPGバランスは歯周組織における骨吸収をコントロールする重要なファクターである[13]（図5）．

　骨吸収あるいは骨形成のいずれかが起きるかはRANKL/OPG比に大きく依存し，RANKLとOPGの出現レベルによるところが大きい[14]．

3 炎症の脂質メディエーター

炎症性メディエーターで代表的な生理活性物質はプロスタグランジン（PG）といい，発熱や破骨細胞による骨吸収，分娩（陣痛促進）に関与している．PGはアラキドン酸カスケードといわれる一連の流れを介して，細胞膜リン脂質の加水分解から分離される．その過程は，図6を参考にしていただきたい．まずフォスフォリパーゼA2がリン脂質膜のsn-2を切断し，アラキドン酸を細胞膜内部に自由にする．アラキドン酸は2つのメジャーな酵素経路によって代謝される．その2つとはシクロオキシゲナーゼ（COX）経路とリポキシゲナーゼ（LOX）経路である．

シクロオキシゲナーゼ（COX-1とCOX-2）は，アラキドン酸をプロスタグランジン（PG），トロンボキサン（TXA2）への転換を触媒する．プロスタグランジンは10のサブクラスに分けられ，なかでもD，E，F，G，H，Iは炎症にもっとも重要だとされている．炎症を起こした歯肉は，健康な歯肉と比較して非常に大量のプロスタグランジンを合成する．プロスタグランジンE2（PGE2）は歯槽骨吸収を強力に刺激するものである．

余談であるが，このCOX経路のうち，COX-1経路は消化管粘膜保護や血小板機能のサポートを果たす恒常性を維持するように働き，一方，COX-2経路は炎症，疼痛，発熱などの急性炎症を引き起こす作用をもつ．従来の非ステロイド性抗炎症薬（NSAIDs）は，この両方のCOX経路を阻害することで抗炎症作用を有するが，胃粘膜潰瘍や出血を引き起こすこともある．したがって，COX-2経路のみを選択的に遮断するNSAIDsも存在する．

話を戻すとリポキシゲナーゼ（LOX）は，ロイコトリエン（LT）形成へと導いていく．LTは炎症反応において非常に重要な役割を果たす物質である．ロイコトリエンB4などが好中球に走化性を与えることで，炎症組織に必要な細胞を招集する．また，LTは血管収縮と気管支収縮に関して強力な効果があり，さらに血管透過性を増加させる．

血管が障害された際に血液凝固の過程で生成されるブラジキニンも，この炎症の過程のなかで一役買っている．ブラジキニン自身が発赤，腫脹などの疼痛因子として作用する一方，フォスフォリパーゼA2を活性化させ，プロスタグランジンの合成をさらに促進する．また，アラキドン酸カスケードのなかで生成されたプロスタグランジンはブラジキニンの疼痛作用も増強することがわかっている．

歯周病が局所的な性質の疾患であるにもかかわらず全身に影響を与えるのは，歯周ポケットの感染によって，前述したいくつかの生物学的経路を介して生じた炎症性メディエーターが全身に運搬されることに起因する（図6）．

外的刺激から引き起こされるアラキドン酸カスケード

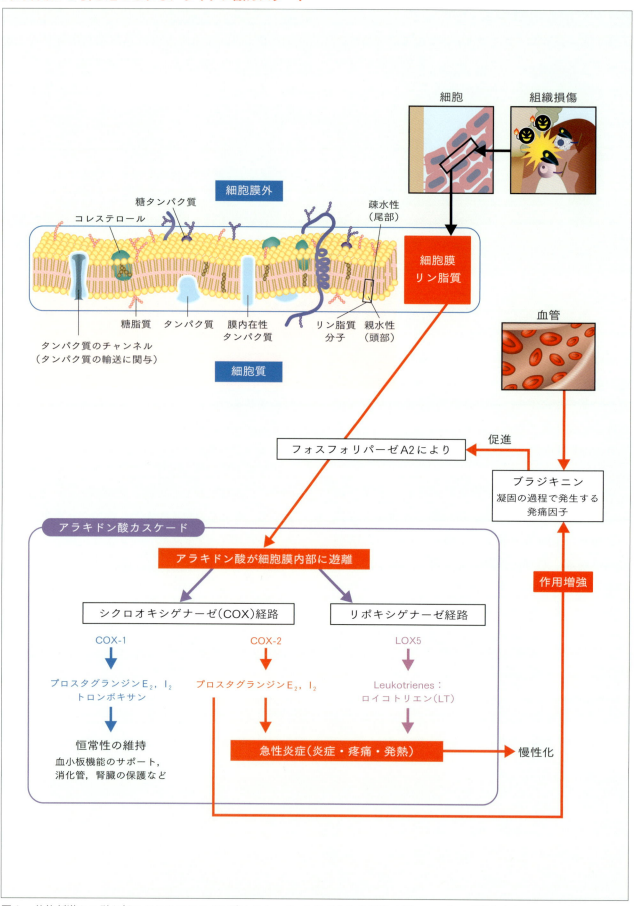

図6 外的刺激から引き起こされるアラキドン酸カスケード．さまざまな炎症性メディエーターが産生され，このメディエーターが血流で上昇すると，遠隔部位に影響をもたらす（文献15より引用改変）．

2 歯周病のリスクファクター

　リスクファクターは，続いて起こる疾患の増加率に関連付けされた出来事や特性として定義することができる[16]．ざっくりいうと疾病の発症を促すものがリスクファクターである．しかしながら，リスクファクターは疾病と相関しているものの，疾病を引き起こすとは限らないことを明確に区別しておく必要がある．リスクファクターは改変可能なものとそうでないものに分けられ，前者は性質上，環境的なものかあるいは行動的なものが一般的であり，一方，後者も決定因子として知られている．

　リスクファクターを特定するためのエビデンスの信頼度は**図7**のようにいくつかの研究デザインに分けられる．これらの研究のすべては疾病にかかわるファクターを特定することができるが，その重みや強さは同等でない．縦断研究は因果関係を特定することができ，介入研究は因果関係を示すだけでなく，リスクファクターを取り除くことにより疾病が改善することを示唆するような意義あるエビデンスになる．縦断研究や介入研究を通じて特定された関連は「リスクファクター」といわれ，横断研究やケースコントロール研究の観察をもとに特定された関連性は「リスクインディケーター」といわれている．すなわち，「リスクファクター」は「リスクインディケーター」よりも関連性が強いことを意味するが，本連載では臨床的に汎用性をもつようにリスクを「リスクファクター」として統一する（**図8**）．

リスクファクターの重みを決定する疫学研究エビデンスの順序

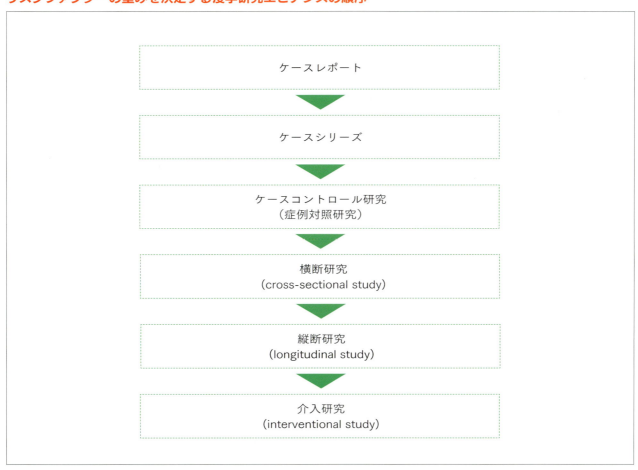

図7　リスクファクターの重みを決定する疫学研究エビデンスの順序．

ペリオリスクアセスメント・ギアモデルのもう1つのギアを回す宿主要因リスク

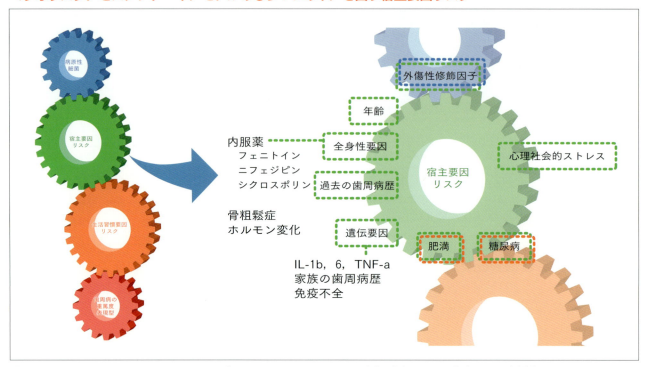

図8 ペリオリスクアセスメント・ギアモデルのもう1つのギアである宿主要因リスク．本章では，歯周炎のリスクファクターのなかでも宿主要因に注目する．このギアの大きさを決定する修飾因子をギアの周りに配置した．後述する外傷性修飾因子は，細菌によって引き起こされた炎症と相まって咬合性外傷に影響を及ぼすため，病原性細菌のギアと宿主要因ギアの重なる部分に配置している．また糖尿病，肥満に関しては遺伝的な要因も関与する場合があり，たとえばインスリン欠乏型の1型糖尿病や遺伝性の肥満が考えられるが，一般的には生活習慣やメタボリックシンドロームの影響によるところが多く，糖尿病と肥満に関してはCHAPTER 4の「生活習慣要因に関係するリスクファクター」のパートで解説したい．

1 改変不可能な宿主要因に関係するリスクファクター

(1) 年齢

大規模な疫学研究[18, 19]によって，有病率，重症度や歯周組織のアタッチメントの重症度が年齢とともに増加することが明らかに示されている（図9）．横断的な疫学研究でも歯周炎の有病率は年齢とともに上昇する[19]．さらにこの関係性は歯周炎の重症性とも関係している．疫学的な調査でよく見られる発見としては，年齢とともにプローブ値の明らかな上昇は認められないことである[19]．Abdellatifら[19]のNHASES Iデータでは口腔衛生のファクターを調整したあとに，年齢が歯周炎に影響を及ぼす影響は無視できるものだったとしている．これらの結果は，年齢は歯周病によって起こる歯周組織喪失の程度の良きインディケーターといえる．しかしながら，歯周組織喪失の進行や発展のリスクファクターとして年齢が役割を果たす真価を明らかにするためのさらなる研究が必要である．

(2) 骨粗鬆症

骨粗鬆症は骨折リスクが増大した状態である．WHO（世界保健機関）では，「骨粗鬆症は，低骨量と骨組織の微細構造の異常を特徴とし，骨の脆弱性が増大し，骨折の危険性が増大する疾患である」[21]と定義している．日本で骨粗鬆症と診断される患者数は1,280万人といわれ，うち女性は約76％である[22]．歯周炎がアタッチメントロスと同時に歯槽骨喪失という現象をともなうため，骨に影響を及ぼす骨粗鬆症が歯周炎による骨喪失に影響を及ぼすのではないかと考えるのは自然の流れである．複数の横断研究[20, 23]で歯槽骨の密度が骨粗鬆症患者では変化して

年代別によるアタッチメントロスとプローブ値

年齢（歳）	アタッチメントロス		プローブ値	
	有病率	範囲	有病率	範囲
30-39	8.0	1.5	7.2	1.1
40-49	16.7	4.6	8.5	1.6
50-59	26.9	8.3	10.4	2.1
60-69	35.3	12.1	11.7	2.7
70-79	41.7	14.3	11.7	2.3
80-90	51.4	19.1	6.8	1.6

図9a　5 mm以上のアタッチメントロスと5 mm以上の歯周ポケットを有する割合を患者（有病率）と口腔内の割合（範囲）を年齢別に分けたもの（文献18より引用改変）．

歯周炎患者は加齢とともに増加

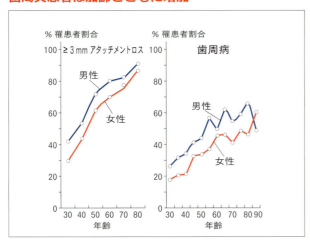

図9b　年齢別による3 mm以上のアタッチメントロスをともなう歯周炎に罹患している人の割合を示す（青：男性，赤：女性）．歯周炎を有する人の割合は年齢を重ねるにつれて増加する傾向にある（文献18より引用改変）．

アタッチメントロスは加齢とともに進行

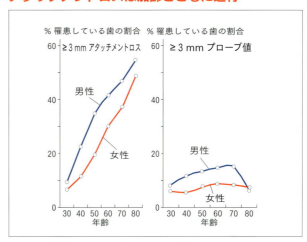

図9c　年齢別に1人当たりの口腔内に3 mm以上のアタッチメントロスを有する割合（左）と，3 mm以上のプローブ値を示す人の割合（右）．プローブ値の増減は年齢に左右されないが，アタッチメントロスの進行は年齢とともに進行することを示唆する（文献18より引用改変）．

いることを示しており，臨床アタッチメントレベルとの関係性を示す研究もあるが[21,24]，数としては多くはない．経時的な研究において，骨粗鬆症と歯槽骨喪失の関係が示されているが，アタッチメントロスとの関係性は示されていないようである．図10に示される3年間にわたるPayneらの研究では[25,26]，骨粗鬆症の患者，とくに前状態として歯周炎が存在している患者はより歯槽骨喪失をともないやすいと報告しており，骨粗鬆症あるいは全身的な骨密度の低下は歯周炎進行のリスクファクターであると示唆している．

（3）その他（全身疾患，免疫不全など）

好中球機能障害を有するいくつかの疾患が歯周病と関係している．これらはチェディアック-東症候群，周期性好中球減少症，走化性欠損白血球症候群，無顆粒球症，そして白血球粘着不全症，ダウン症候群，パピヨンルフェーブル症候群が含まれる．ダウン症候群を除くと，これらの疾患は非常に稀である．したがって歯周病との決定的な相関関係は確定的ではなく，「おそらくそうである」とみなされている[16]．

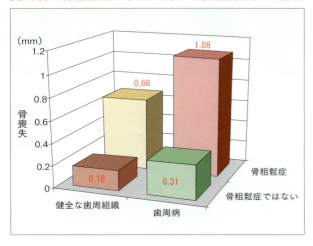

歯周病と骨粗鬆症の状態に対する歯槽骨喪失の程度

図10 このグラフは3年間にわたって歯周病と骨粗鬆症の状態に対し，歯槽骨喪失の程度を示したものである．もっとも大きい歯槽骨喪失量1.08mmは歯周病と骨粗鬆症を有するグループに認められた．これは歯周病を有するが骨粗鬆症ではないグループの骨喪失量(0.31mm)と比較して有意な差($p<0.01$)となっている(文献25より引用改変).

(4)遺伝要因

歯周病において細菌性の侵襲が病因であるにもかかわらず，一卵性双生児の研究では歯周病感受性の50%は宿主要因によるものと示唆されている[27]．同様に，土着の比較的隔離された人口において他の人口グループと比較すると，明確な異なる病態を示すことが報告されている[23,24]．それはつまり歯周病における組織破壊は歯周病原細菌の直接的な破壊よりも，むしろ細菌感染に対する不適切な免疫反応の結果であるということである[28]．局所性侵襲性歯周炎の場合は，過剰に活動している好中球や"刺激された"好中球が組織破壊を引き起こす役割を担っている[28].

IL-1遺伝子多型は歯周病とつながっていて，臨床的に非喫煙者における歯周病罹患リスクを増加させるとKornmanらは最初の臨床結果を示し[29]，特定のIL-1遺伝子型をもつ非喫煙者は重度歯周炎に罹患するオッズ比は18.9倍だと示されていた．McGuire and Nunnら[30]によるとIL-1遺伝子型をもつ喫煙者と，IL-1遺伝子型をもたない喫煙者の間では歯牙喪失率に関するオッズ比は7.7倍だと示されている．最近のGinnobille[31]らの研究ではIL-1遺伝子亜型単独のみでは有害性は弱く，喫煙や糖尿病などの他のリスクとの組み合わせで有害性は一段と強くなるようである．IL-1は強力な前炎症性メディエーターで，主に単球，Mφや樹状細胞によって放出される(**詳細は図3，4参照**).

しかしながらIL-1遺伝子多型に関する報告は白人に関するデータがほとんどで[32〜36]，日本人におけるIL-1遺伝子多型と歯周炎との関係性は現在のところ否定的である[37,38]．日本人における歯周病にかかりやすい遺伝子の分析は多くの研究が行われているが確定的なものはいまだ特定されておらず[37〜40]，今後の課題といえる．この遺伝要因の違いは人種による違いと認識されている[41〜43]．では，この事実を臨床にどのように生かすのか．多くの症例はすでに認識されているリスクファクターによってその病態を説明できることが多いが，そのリスクファクターで説明がつかない現象がある．その場合には潜在的な遺伝的要因が潜んでいることを考慮して，歯周治療やメインテナンス頻度や内容を決定していく必要があるであろう(**図11，12**).

(5)過去の歯周病歴

初診時，ベースライン時の歯周炎の重症度が将来の歯周炎悪化のリスクとなることがさまざまな研究によって実証されている[45〜48]．過去の歯周病歴によって患者が歯周炎への感受性があるということは，細菌の量と質が患者の疾病開始と進行とある程度一致していることを意味する．また**CHAPTER 2**でも提示したように過去の歯周炎によって引き起こされた非生理学的な解剖形態が良好な口腔衛生を維持することの妨げになっていることも要因の1つといえる．過去の歯周炎がリスクになるという理論はいく

遺伝子のバリエーションによる影響の違い

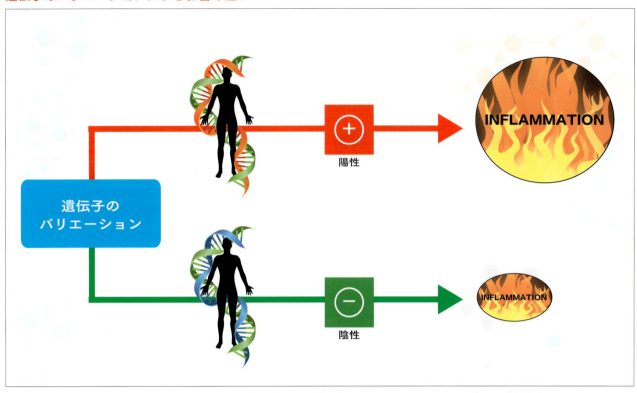

図11 同じような細菌感染にさらされていても炎症の起こる程度は個人によって異なる．この違いは遺伝的変異が原因であることが多くの研究でわかっている．白人にはIL-1遺伝子多型が強く関与していることは多くの研究で明確になっているため，すでに特定の遺伝子検査キットも市場で有効になっている．

遺伝的要因，環境・生活要因の想定されるバランス

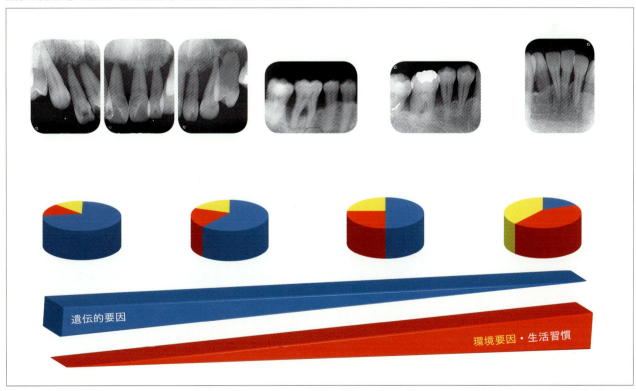

図12 遺伝的要因，環境・生活要因の想定されるバランス．青色は遺伝的要因の割合，赤が生活習慣要因，黄色が環境要因を示す（文献44より引用改変）．

エピジェネティクスとは

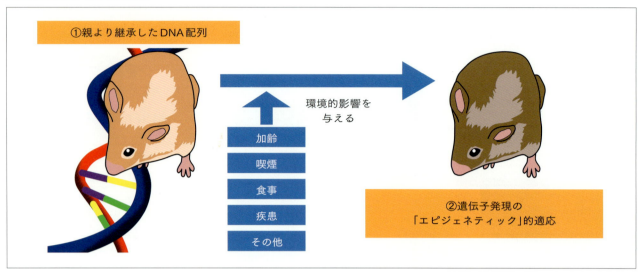

図13a　私たちは皆，遺伝子-環境の相互作用の産物である．一卵性双生児がまったく同じ遺伝子情報をもっているにもかかわらず，それを取り囲む環境によって異なる成長を営むのもエピジェネティクスによる影響である．エピジェネティクスを説明するマウスの研究では，出生後の表現型は出生前の環境曝露に大きく影響を受ける強力な生物学的エビデンスを示している．たとえば，葉酸などのメチル供与体をマウスの母体に栄養補給すると，その子孫で黄色から茶色への毛色の変化をもたらす（文献53より引用改変）．

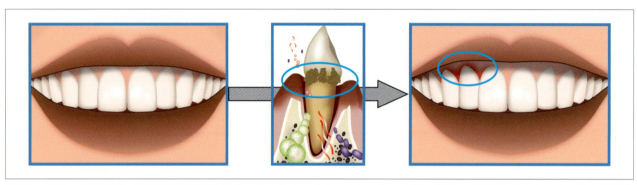

図13b　局所の歯周組織に細菌や慢性炎症が作用することでエピジェネティクスの変化が起きる可能性があり，その変化が起きた歯周組織はさらなる細菌や炎症の攻撃に対して健全な歯周組織とは異なる反応を示す可能性がある．

つかの要因の結果だと考えられているが，その理論に関しては確実なものではない．しかしそのなかでも最近注目を集めている理論が「エピジェネティクス」という考え方である．

1）「エピジェネティクス」って一体何!?

エピジェネティクスは，DNA配列はそのままに遺伝子の活動を変えてしまうプロセスのことをいう[49]．「エピジェネティクス」という言葉のオリジナルはConrad H. Waddington[50]によって採用され，あらゆる表現型は遺伝子と環境からの影響による相互関係の産物であると強調した．遺伝子が生命のハードウェアだとすると，エピジェネティクスはそのハードウェアがどのように振る舞うかを決定するソフトウェアである[51]．

たとえば，いったん関節リウマチから取り出された炎症環境下の線維芽細胞を健康な環境に戻してもその変化した性質は戻らず，それは"変化した性質は永久に戻らない"可能性も示唆している[52]．仮説にはなるが，重度歯周炎を同部位に継続してもち続けることによって，その部位は歯周炎がいったん消退した後も再度歯周炎になりやすい性質の歯周組織になる．局所的に歯周炎がエピジェネティクスの原因となりうるということである．その結果，その組織は生物学的にさらに感染しやすくなり，疾患の発現がさらに進むかもしれない（図13）．

2 改変可能な宿主要因に関係するリスクファクター

（1）内服薬

　抗てんかん薬のフェニトイン，高血圧薬のカルシウム拮抗薬ニフェジピンや免疫抑制剤のシクロスポリンの内服患者は最大50％の確率で薬剤性歯肉増殖症を併発することがある[54]（図14）．内服自体が歯周炎発症に直接関係しているわけではなく，歯肉の過成長により口腔衛生維持に支障をきたすという意味で将来的な歯周炎のリスクになりうる．いったん増殖をきたすと内服薬の停止だけでは変化は望めず，多くの症例で外科的切除が適応となる[55]（図15）．それでも18か月後には34％の頻度で再発するという報告もある[56]．可能ならば異なる作用機序の薬剤へ変更が好ましく，処置後は徹底的なモチベーション，口腔衛生指導によるプラーク・歯石の除去，定期的なメインテナンスによる管理が不可欠になる．

歯肉のサイズアップを引き起こす炎症，線維形成，薬剤との関係のバランス

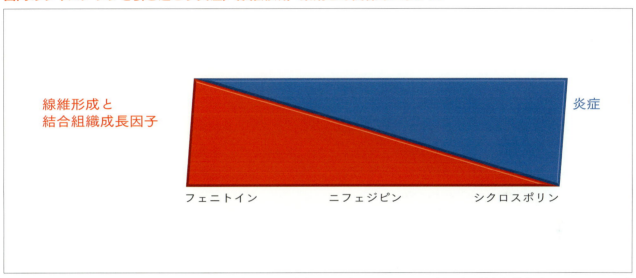

図14　歯肉のサイズアップを引き起こす炎症，線維形成，薬剤との関係のバランス．左側は高い結合組織成長因子をともなう高い線維形成を示し，右側は強い炎症の程度を示す．内服する薬剤によってその影響の程度は異なる（文献54，57より引用改変）．

抗てんかん薬フェニトインを内服中の患者に対するアプローチ

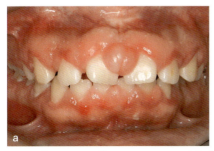 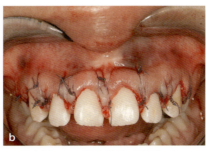 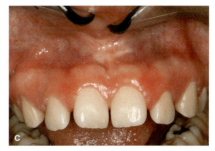

図15　抗てんかん薬フェニトインを内服中の19歳女性．**a**：歯肉増殖が顕著である．**b**：歯肉切除を行い創閉鎖直後の状態．必要に応じて骨切除・骨形成も必要になる．**c**：術後12か月．口腔衛生状態が良好に保たれ再発は起こっていない．しかし処置後18か月には1/3の頻度で再発も起こりうるために慎重な経過観察と口腔衛生管理が必要である．

ホルモン変化が歯肉へ及ぼす影響

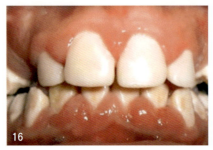
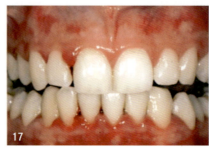

図16 10歳の女児．歯肉腫脹と思春期の歯肉炎で出血性である．この疾患の特徴である歯間乳頭部とマージン部の発赤と浮腫に注目（Dr. Laura Camacho de Castro, Dr. Eduardo, Marcushamerのご厚意による）．

図17 19歳女性．生理サイクルの第1週に観察された広汎性歯間乳頭部浮腫と発赤（Dr. Eduardo, Marcushamerのご厚意による）．

（2）ホルモン変化

1）女性ホルモンの産生が歯内細胞や細菌に与える影響

われわれは体内の内部環境を維持するために恒常性を維持するが，この恒常性に影響を及ぼすそのバリエーションに一役買っているのが女性ホルモンで，具体的にはエストロゲンとプロゲステロン（黄体ホルモン）が挙げられる．思春期，生理中，妊娠中，閉経時に起こる生理的に正常なホルモンの乱高下によって歯周組織を含めた全身の組織生理がしばしば影響を受ける．エストロゲンとプロゲステロン受容体が歯肉に存在し，これが歯肉組織内のこれらのホルモンの蓄積を増やす主な役割を果たしているといわれている[58]．女性ホルモン産生はバイオフィルムの構成や歯肉組織や脈管を生物学的に変化させる．プロゲステロンはターゲットとなる組織の血管透過性を増加させ，結果的に細胞間隙の液体の流れや，ヘモグロビンの濃度や，内皮を転がって移動する炎症性細胞に影響を与える傾向にある（図1参照）．これらの血管内のイベントは，上昇したプロゲステロンと，上昇したエストロゲンによって生成される上皮細胞，線維芽細胞，血管芽細胞の増加とが組み合わさって起きる結果であり，この結果が炎症の増幅や妊娠中の歯肉出血の病的な状態となる．一般的に，歯肉における臨床サインや症状は，ホルモンの影響で増幅した炎症反応と一致する．加えて，その変化は過剰に映り，バイオフィルム単独の量のみで説明できないことが多い．

2）思春期に関係する歯肉炎（図16）

女性が性的に成熟する思春期は，身体的に行動に変化をもたらす内分泌系イベントの連続である．エストロゲンやプロゲステロンの産生上昇は歯肉炎症の増加と相関関係がある[59]．そして歯肉縁下嫌気性菌の上昇につながり，歯肉炎症も増加する[60,61]．現在の歯周病の分類では，思春期関連性歯肉炎はこの期間は比較的少量のプラーク付着でも炎症に発展しやすい感受性をもつ[62]．若年者の歯肉炎の重篤度はさまざまな要因，たとえばプラークレベル，う蝕，口呼吸，叢生や歯牙萌出により影響される[63]．成人になると歯肉反応の重篤度は減少するが，局所的なデブライドメントと口腔衛生の改善によって完全に健康な状態に戻る．思春期の間に口腔衛生を良好に保つことは問題を最小限に保つポイントである．

3）生理サイクルに関係する歯肉炎（図17）

いったん生殖寿命が成熟すると閉経まで25～30日のサイクルでエストロゲンやプロゲステロンを分泌するようになる．一般的には生理のサイクルは顕著な歯肉変化とは同調するものではなく，生理中のホルモンの乱高下の結果により顕著な歯周組織の変化が起きることはあまりない[64]．しかしながら，75％以上の女性に排卵期には少なくとも20％の歯肉溝滲出液が増加しているといわれている．したがって，もともと歯肉炎が存在していれば，臨床サインや炎症症状は誇張されることもある[65,66]．

4）経口避妊薬関連性歯肉炎

経口避妊薬は妊娠状態を疑似させることによりその効果を発揮する．したがって妊娠中に通常見られる歯肉組織に変化ををもたらす．実際，妊娠早期に見られる歯肉変化にとても似ており，経口避妊薬を内服している女性に一般的である[73,74]．すべての経

妊娠性歯肉炎

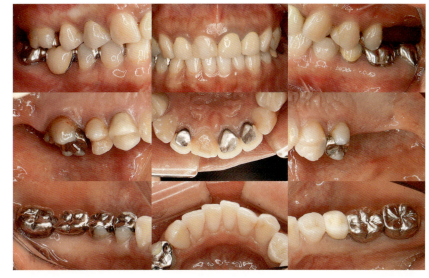

図18a　38歳女性．初診時口腔内規格写真（2012年2月1日）．

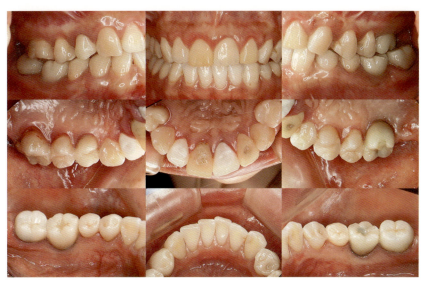

図18b　治療期間中に妊娠．写真は妊娠8か月時の口腔内の状態（2015年12月8日）．歯肉辺縁部に強い発赤，腫脹を認め妊娠性歯肉炎の所見を呈している．アタッチメントの喪失は起きていない．

口避妊薬が類似した成分ではないので，一部は他のものよりもより顕著に影響を及ぼすが，ホルモン量は臨床サインや歯肉炎の重症度とは関係ないようである[75]．歯肉炎の重症度は経口避妊薬の内服期間に応じて上昇するようである[76]．内服を中止すれば一般的には歯肉の状態は元に戻る．

5）閉経と歯肉疾患

45〜55歳の間で閉経と関連した口腔内や歯周組織の変化が起きるが，閉経後の変化は一般的ではない．しかし，それなりの頻度で起きるようである[77,78]．閉経の間，あるいは完全子宮摘出後，エストロゲンのホルモンが乱高下する女性特有のサイクルは停止する[79]．結果的に，閉経歯肉口内炎という疾患を経験する．口腔粘膜や歯肉は乾燥し，青白くなり，発赤し，そして容易に出血する．組織学的には上皮は薄く，萎縮し，そして時々びらん性口腔扁平苔癬あるいは良性粘膜類天疱瘡[62,77]などの上皮剥離性の病変と似た潰瘍を示す．影響を受けた女性は伝統的に口腔乾燥や灼熱感，味覚変化，そして着脱式の補綴物の装着が困難になる．

6）妊娠性歯肉炎（図18）

妊娠期間中に女性ホルモンは通常の10〜30倍程度の濃度に到達する．血漿ホルモンレベルが9か月の妊娠期間中に継続して上昇することで妊娠性歯肉炎を引き起こす．エストロゲンとプロゲステロンが歯肉組織に集積することを好むようである[67]．妊娠そのものは歯肉炎を引き起こさず，プラーク性歯肉炎を助長するだけである．細菌がいなければ妊娠性歯

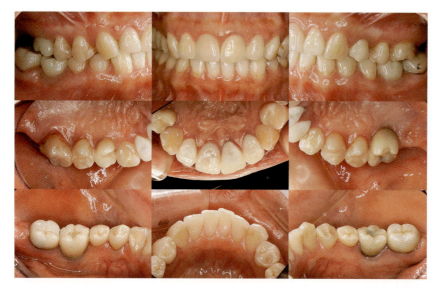

図18c 妊娠性歯肉炎．出産6か月後の口腔内規格写真．出産後でも軽度の炎症が歯肉辺縁部に残っている．

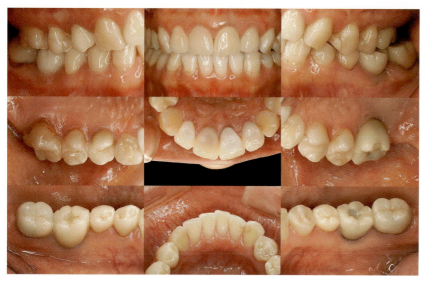

図18d 妊娠性歯肉炎．出産1年10か月後の口腔内規格写真．改善傾向だが，長いときは出産後4年ほど炎症が持続することもある．

肉炎は通常起こらない．妊娠性歯肉炎は通常妊娠2〜3か月目（1st trimester）に目立ちはじめ，8か月目（3rd trimesterの途中）でもっともひどい状態に達する．そして9か月目（3rd trimesterの終盤）になるとホルモンの減少とともに少しずつ炎症も軽減する．出産後4年までに歯肉組織は妊娠前の状態に戻ることが一般的である[68]．妊娠性歯肉炎は30〜100％の妊娠女性に影響を与えるといわれている[69,70]．臨床的な見た目では，歯間乳頭部に好発し，前歯領域により一般的である．プローブ値は深く，ブラッシングやプローブ時で出血は増加し，歯肉溝滲出液は炎症[71]の期間が長く続くため，歯肉は変色しチアノーゼ様を呈して出血傾向が著明になる．妊娠前から歯肉炎や歯周炎が存在しているときは，その状態は劇的に悪くなる[72]．糖尿病などの全身的な変化がともなう場合は歯周組織の炎症やその破壊はよりいっそう増加する．

7）治療・対応

一般的な治療法は主に機械的なデブライドメントを通じて歯周病原細菌をコントロールすることで，場合によっては局所あるいは全身性の抗生剤投与が含まれる．疾病がしつこく進行性である場合にのみ外科療法の可能性を検討する．治療の後，細菌はコロニーを再形成するので，歯科医師あるいは歯科衛生士は日常的なセルフケアをどのように行うかを患者に指導し，また患者のセルフケア能力，歯周組織の破壊度や感受性に基づき2〜6か月に一度のメインテナンスを計画する必要がある．

ストレスやうつ状態が歯周病に与える影響

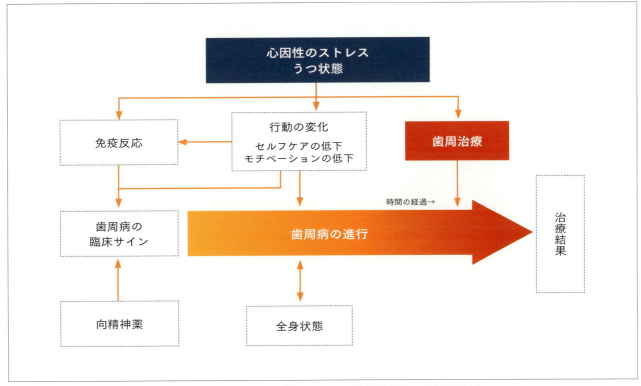

図19 慢性的な心因性ストレスやうつ状態が歯周病に影響をもたらす図式（文献95より引用改変）．

（3）心理社会的ストレス

　うつ病は，グローバルな疾患[80]の主要な原因のうち第5位の精神障害である．さまざまな基礎臨床研究で，心理的ストレスはうつ病[81]の因果的役割を果たしているという根拠を示している．慢性ストレスおよびうつ病は，免疫系に負の効果を有し，アテローム硬化性心臓血管疾患，糖尿病および他の全身状態の危険性を高める[82]．60か国から245,404名が参加したWHOによる世界保健調査は，慢性疾患の狭心症，関節炎，喘息や糖尿病と比較して，うつ病が健康[83]を損なう最大のものであるということを発見した．Warrenら[84]は，歯周病における慢性ストレスやうつ病の役割に関する文献をレビューし，ストレスやうつ病は宿主防御と歯周炎に対して感受性の高い患者における歯周感染症の進行を変更することができると結論付けている（図19, 20）．

　またこの結論は，ストレスやうつ病が創傷治癒を遅延することを示す臨床的および実験的証拠[85, 86]と一致している．さまざまな研究で，心理的ストレスの下ではクリニカルアタッチメントロスや歯槽骨喪失を生じやすい傾向があることが示されている[87～90]．Gencoらの1,426人の成人（25～74歳）を対象とした研究では，経済的なストレスと不適切なスタイルをもつグループはアタッチメントロスを2.24倍，歯槽骨喪失を1.91倍起こしやすいと示している[91]．

　これに関して可能性が考えられるつながりは，精神的ストレスが上昇することに反応し，IL-6産生が上昇することによる炎症のカスケードが増幅すること考えられる[92]．他の研究では*P.g*感染に対する宿主反応が精神的ストレスを抱えた時に損なわれることによるものではと説明している[93]．ケースコントロールや横断研究などのエビデンスが存在するものの，心理ストレスが歯周病のリスクファクターであるという縦断研究や介入研究は存在しない．上記メカニズムに加えて，ストレス下にある個人は日常の良好な口腔衛生や清掃が実施できないことも要因として指摘されている[94]．

慢性ストレスが免疫システムと歯周病に影響を及ぼすモデルのイメージ

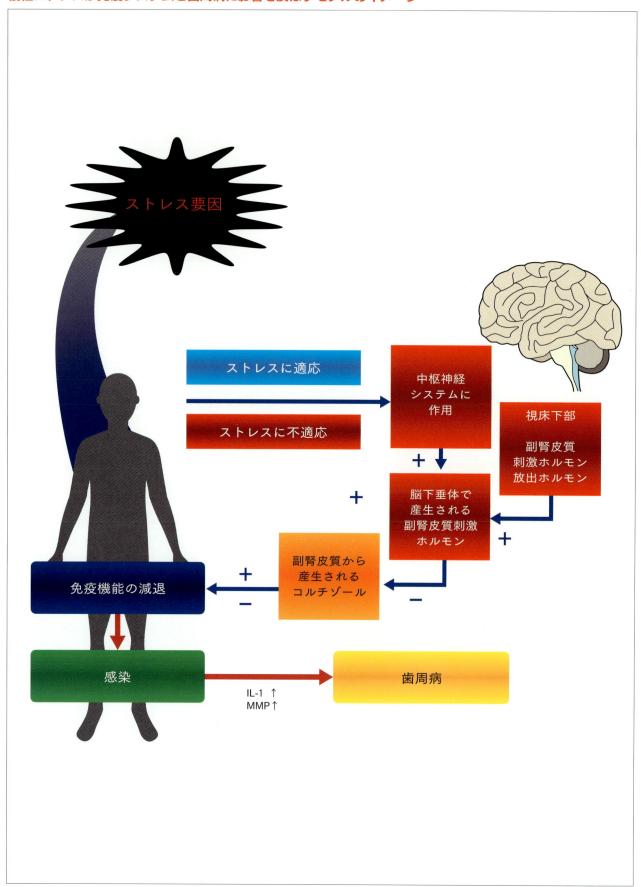

図20　慢性ストレスが免疫システムと歯周病に影響を及ぼすモデルのイメージ（文献84，96より引用改変）．ストレスに対して適応できなくなると，中枢神経システムに作用し，脳下垂体から副腎皮質ホルモンが産生される．副腎皮質ホルモンが副腎に作用し，コルチゾールと言われるホルモンの過剰な増加が免疫機能の減退に関与していることがわかっている．

（4）局所要因

1）外傷性修飾因子

　歯周病を進行させるリスク，あるいは治療結果にネガティブな影響を与える外傷性修飾因子は，咬合性外傷を引き起こすような因子，たとえば不正咬合，早期接触，パラファンクションなどが挙げられる（**図21〜24**）．咬合性外傷の性質上，「病原性細菌」にかかわるギアと「宿主要因」にかかわるギアの中間に位置すると考えられる（右図矢印）．

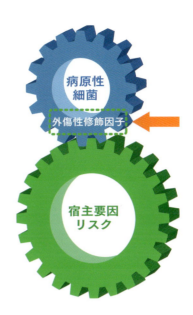

外傷性修飾因子

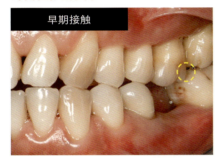

図21a　欠損部位に向かって挺出している上顎第一大臼歯の頰側遠心咬頭が早期接触を起こしている．

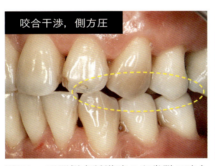

図21b　下顎側方誘導時の臼歯群の咬合干渉は過剰な側方圧となりうる．

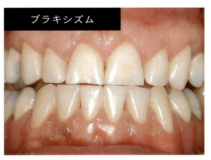

図21c　前歯部でグラインディングをしている患者．上下前歯部切縁が顕著に咬耗している．咬合力から歯，歯周組織を守るためにオクルーザルスプリントの処方が必須になる．

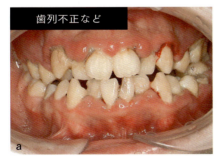

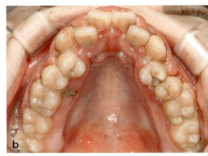

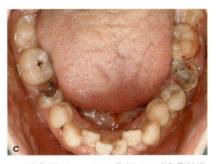

図22a〜c　極端な歯列不正は早期接触や過剰な側方圧を生じる原因となる．またプラーク貯留因子としても作用する（遠藤純聡先生のご厚意による）．

咬合性外傷とは

一次性咬合性外傷	二次性咬合性外傷
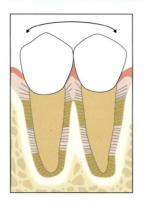	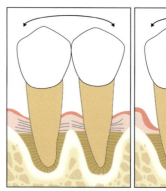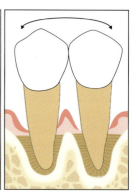
健全で炎症のない歯周組織をもつ歯に，過度あるいは非生理学的な咬合力が加わり生じる障害	減少した歯周組織をもつ歯に通常あるいは過度/非生理学的な咬合力が加わり生じる障害

図23 咬合性外傷とは，咬合力が作用し付着組織内部に起き得る組織変化につながる傷害を意味し[97]，定義的に大きく2つに分類できる．

咬合性外傷の臨床サインと咬合性外傷のエックス線上でのサイン

咬合性外傷の臨床サイン	咬合性外傷のエックス線上でのサイン
==歯の動揺の増加（図25）*== ==フレミタス（震とう）（図26）== 咀嚼時あるいは打診時の痛み 咬合の早期接触，偏位 咬耗 歯の病的移動（PTM） 歯のチッピングや破折 歯髄あるいは歯周組織の過敏性	==歯根膜腔の拡大== 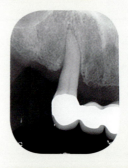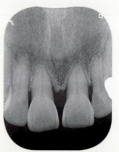 ==骨吸収（根分岐部，垂直性，全周性歯根吸収）== 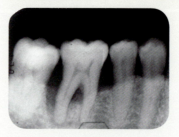 歯槽硬線の変化（消失，肥厚） セメント質の肥厚

黄色でハイライトされているところは，メインテナンス時にとくに注意すべきポイント！

図24 このなかの1つ，あるいは複数が含まれるときに注意！（＊：動揺度の変化の客観的な評価には Millerの歯の動揺度の分類を基本に行う．Millerの判定基準では0度（生理的動揺0.2mm以内），1度（軽度，唇舌的に0.2～1mm），2度（中等度，唇舌，近遠心的に1～2mm），3度（高度，唇舌，近遠心的に2mm以上，または垂直方向の舞踏状動揺）である）（文献98より引用）．

他のポイントはとくに歯科医師が注意を払うべきである．歯の病的移動や咬耗の進行などは経時的な口腔内写真があるとわかりやすく，気づきやすい．

ちなみに，「歯の動揺」と「フレミタス」ってどう違うの？

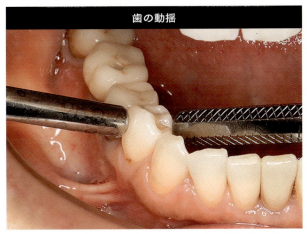

図25　軽い力を加えて通常の位置から歯が視覚的に捉えることができる動き．動揺の測定は2つの器具を用いて頰舌的に軽い力で交互に押して行う．大臼歯で咬合面にピンセットの先を突っ込んでゆさぶることはしない．

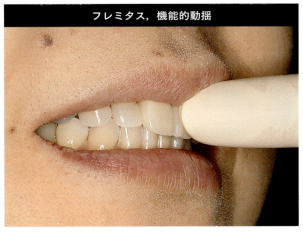

図26　咬合力が加わった時に，触知あるいは視覚的に確認できる動き．

2）咬合と歯周病のかかわりの変遷：プレイバックアゲイン

ここで，咬合と歯周病のかかわりの変遷についてプレイバックしてみよう．

1900年初頭から屍体による観察研究を中心に行われ，1970年代からは動物研究の時代へ突入，1984年〜2000年にかけていよいよヒト研究の時代へ突入した．それぞれの研究を以下に紹介する（図27）．

咬合と歯周病のかかわりの変遷

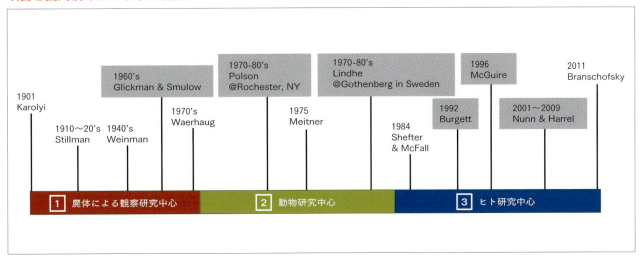

図27　咬合と歯周病のかかわりの変遷．

Glickmanらが主張した共同破壊層

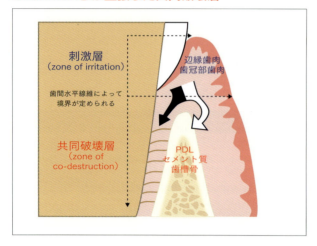

図28　力が加わることで破壊のパターンが変化する．この現象のことをGlickmanとSmulowは"Altered pathway of destruction"（変化した破壊経路）と称した（文献103より引用改変）．

アメリカ研究とスカンジナビア研究

	アメリカ研究[108〜112]	スカンジナビア研究[113〜116]
動物	リスザル 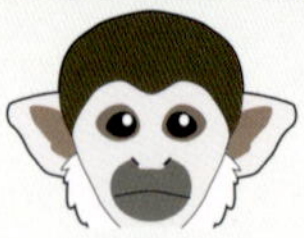	ビーグル犬 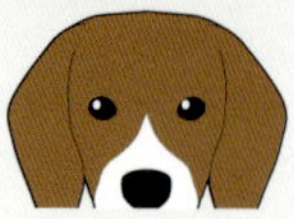
外傷のタイプ	矯正治療のように近遠心的に加わる弱い力（ジグリングフォース）を1日おきに	咬合時につねに加わるより強い力
期間	10週間	6か月

図29　動物研究において咬合性外傷と歯肉炎症の関連を評価したアメリカ研究とスカンジナビア研究．

❶オピニオンベース，屍体の観察研究の時代

　Karolyi[99]は20世紀初頭に咬合と歯周病の関係を公表した後，Stillman，Weinmann[100〜102]ら歯科治療のパイオニアがその関係性に関する意見や検死観察を行ったが最終的な結論を導き出すには至らず，議論は続けられた．1960年代にタフツ大学のGlickmannとSmulow[103,104]がヒト屍体の観察研究を行い，歯肉辺縁の"刺激層（zone of irritation）"内部の炎症は細菌性プラークによって引き起こされ，水平性骨吸収が起きるとした．ところが，咬合由来の外傷が加わった歯はそうでない歯と比べて異なるパターンで炎症がさらに進行し，本来であれば歯根面に対して垂直に走っている歯間水平線維の方向が斜めに変化し，破壊パターンとして垂直性骨吸収を引き起こすと主張した．彼らはこの部位での咬合性外傷と炎症の合わさった効果を"共同破壊層（zone of co-destruction）"と名付けた（図28）．しかし彼らが信じる根拠には弱点があり，それは結論付ける研究材料が屍体の観察に基づくことにあった．このタイプの研究では外傷性咬合と歯周組織の破壊の因果関係を証明することは不可能である．したがって，その仮説を検証するための動物研究が米国とスカンジナビアで行われたのである．

❷動物研究の時代へ突入

　1930年代にいくつかの動物研究は行われていたが[105〜107]，もっとも注目を集めた動物研究は1970年代に2つの研究グループによって行われた．1つはニューヨーク州ローチェスターにあるEastman Dental Center，もう1つはスウェーデンのイエテボリ大学である．これらの研究はしばしばアメリカ研究[108〜112]，スカンジナビア研究[113〜116]と称される（図29）．いずれの研究も動物研究において咬合性外傷と歯肉炎症の効果を評価したものである．アメリカ研究ではリスザルの歯牙に矯正治療で用いられるような近遠心的な弱い力を繰り返し加え，スカンジナビア研究ではビーグル犬に意図的に過高のメタル

グループ別の経年的なプローブ値の変化

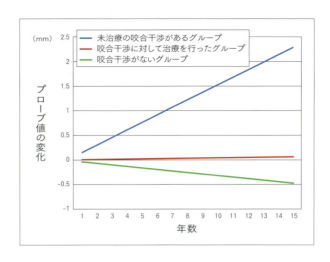

図30 グループ別の経年的なプローブ値の変化(2.7〜8.7年のデータから計算されたもの)．咬合干渉の未治療グループはプローブ値の増悪傾向が認められる（文献121より引用改変）．

キャップを歯牙に装着させ咬合時につねに起きる強い力を用いた．2つのグループ間で使用された動物の違い，咬合力の強さの違い，実験期間の違いなどのさまざまな相違はあるものの，多くの点で結果は類似するものであった．いずれの研究でも，口腔衛生が維持され炎症がコントロールされれば咬合由来の外傷は動揺を増加させ，骨密度の減少につながるものの不可逆的な骨喪失を引き起こすものではなく，結合組織のアタッチメントロスには至らないという結論に達している．しかしながら動物研究であるということ，比較的短期間の調査であることから，これらの結果が人間に当てはめることができるのだろうかという疑問が残った．

3 ヒト研究の時代へ

Burgettら[117]はコントロール臨床トライアルを行い，歯周治療の治癒結果に咬合がどのように咬合が影響を及ばすか評価した．このトライアルでは半分の被験者は外科・非外科処置へ入る前に選択的咬合調整を行い，もう半分は咬合調整が行われなかった．十分な治癒期間を経て再評価を行ったところ，咬合調整を行ったグループはそうでないグループと比較してコンスタントに有意にアタッチメントレベルの改善を認めた．この研究で，歯周病が存在する患者は咬合調整によって咬合性外傷を最小限にされることで治癒を良好にすることが示されたのである．

予後に関する研究の一部分としてMcGuire and Nunn[118,119]はパラファンクションを有する患者の評価を行い，パラファンクションを有する患者でオクルーザルガードを装着していない患者は，適切な歯周治療にもかかわらず予後の改善が認められないことを示している．2000年代に入るとHarrel and Nunnによるプライベートプラクティスでの後ろ向き研究が行われ[120]，咬合不正が重度歯周病の進行にどのような影響を及ばすかを評価した．89人の患者の2,147本の歯の評価を行い，最終的に，不正咬合をともなう歯はそうでない歯と比べて1mm以上深い歯周ポケットを歯周治療の治癒後にともない，これは年齢，性別，喫煙，他のリスクファクターにかかわらず統計学的に非常に有意であった（**図30**）．

4 歯周病と咬合との関係：まとめ

歯周病の進行における咬合の役割は100年以上議論され，今では咬合由来の外傷単独ではアタッチメントロスの始まりや増悪を引き起こさないことが十分に理解されている．しかしながら，不適切な咬合や許容範囲を超える咬合由来の外傷は，歯周炎の増悪因子で，治療結果にマイナスに作用することもさまざまな臨床研究によって示されている．咬合不正は多くの患者に一般的に観察されるものであるが，調整の必要性は外傷部位の決定的な診断に基づくべきで，咬合調整は予防的手段として行われるべきではない[121]．治療に関してはわれわれの原則を変えるものではなく，徹底的な細菌と炎症のコントロールを優先的に行い，明らかな外傷性の部位が臨床的あるいはエックス線上で存在する場合は，咬合調整を含めた力のコントロールを行うことが適当であると思われる．

TAKE HOME MESSAGE

1. Page and Kornmanの病因論の4つのボックスの間をイメージできるようになろう．

2. 宿主要因のリスクファクターには改変可能なものとそうでないものがある．

3. 同じプラーク量でも強く炎症を発現する遺伝子型が存在する．臨床的に説明がつかない歯周炎の進行現象がある場合は遺伝的要因の関与を疑い，高リスク患者として対応を検討する．

4. 現段階では，日本人に関する遺伝子多型の情報は十分でなく，臨床レベルで導入するにはしばらく時間を要しそうである．

5. 薬剤性の歯肉増殖症，ホルモン変化が関与する歯肉炎を理解し，ライフステージにおける特有のリスクを見逃さないようにしよう．

6. 精神的ストレスは免疫システムの減退により歯周炎のリスクになり得るが，日常行動に変化が起きることによりセルフケアが実施できなくなることもその一因となる．

7. 歯周組織検査，メインテナンス時に咬合性外傷の臨床サイン，エックス線上のサインを見逃さないようにしよう．

8. 咬合不正は多くの患者に観察されるが，咬合調整の必要性は外傷部位の決定的な診断に基づくべきで，咬合調整は予防的手段として行われるべきではない．

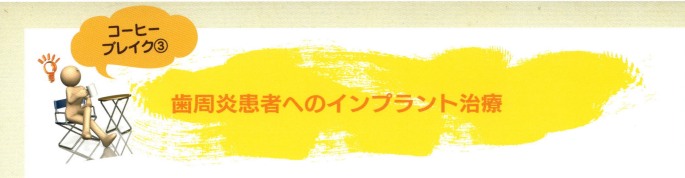

歯周炎患者へのインプラント治療

●築山：基本的に歯周炎に罹患した患者が，歯周炎によって起こるアタッチメントロスと同じスピードでインプラント支持骨を喪失していくと仮定するならば，インプラント治療は人生の遅いステージで受けることが好ましいと思います（図A）．つまり適切な処置で可能な限り歯を温存することで，インプラント治療のタイミングを遅らせるということです[1]（図B, C）．

また，さまざまな広汎性侵襲性歯周炎患者（Generalized Aggressive Periodontitis）にインプラントを埋入したグループとその他（健康，慢性歯周炎）のグループと比較したシステマティックレビュー[2]も2014年に発表されましたが，結果的に広汎性侵襲性歯周炎患者グループはより多くのインプラントロスを経験しました．したがって，これらの患者さんのような全顎的に歯周病のコントロールが難しい患者にはインプラント治療を安易にするべきではないと思います[1]．

●宮本：まず，すべての歯周炎患者に対して，可能な限りあらゆる歯周炎のリスクファクターを除かなければなりません．そしてバイオフィルムを取り除き，患者がコンプライアントする限り3～6か月に1回はメインテナンスを行います．そして患者に今後のリスクをしっかり伝えて，そのプログラムに自主的に参加してもらい，インプラント治療を選択してもそれは特効薬ではなくて，治療後もインプラント周囲にhyper inflammationが起きる可能性が高いこと，そしてインプラントに起きた骨喪失の治療は天然歯のそれとは比べものにならないくらい難しいことを伝えなければなりませんね．

●Kornman：キーポイントは，患者としっかりコミュニケーションをとって，リスクがあるという事実，そして私たちに何がわかっていて何がわかっていないかを伝えて，患者に寄り添って細菌をコントロールしてモニターする．宮本先生が言ったように，私たちができることを最大限行い，少なくとも疾病の進行を遅らせることが目的になります．経験が浅い臨床家だと「では，この歯を抜いてインプラントを入れよう」という安易な発想に陥りやすいので注意が必要です．

インプラント治療は人生の遅いステージで受けたほうがよい？

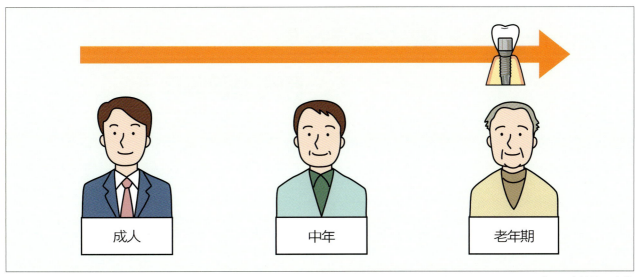

図A 基本的に歯周炎に罹患した患者が，歯周炎によって起こるアタッチメントロスと同じスピードでインプラト支持骨を喪失していくと仮定するならば，インプラント治療は人生の遅いステージで受けることが好ましい．

不十分な治療の結果，歯周組織とインプラント周囲組織が崩壊している仮想線のシェーマ（文献1より改変）

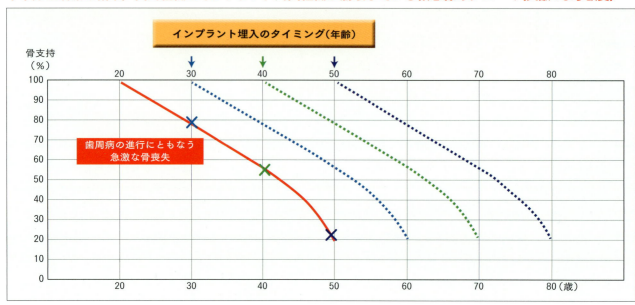

図B　Lundgren Dらの論文[1]より改変．不十分な治療の結果，歯周組織とインプラント周囲組織が崩壊している仮想線のシェーマ．インプラント支持骨喪失の曲線（破線）が，以前罹患した歯周組織の喪失曲線（実線）にならうと仮定すれば，インプラント埋入のタイミングが人生の遅いタイミングであればあるほど，インプラント喪失のタイミングを遅らせることができるのは明白であろう．たとえば，患者が30歳時に，歯周組織が75％程度残った状態の歯を抜歯し，インプラントで置き換えたとしたら，そのインプラントは60歳までおそらく生存するであろう（青色）．もし患者が40歳時に，歯周組織が50％程度残った状態の歯を抜歯した場合，インプラントは70歳まで残るということになる（緑色）．一方，患者が50歳時にインプラントが埋入されれば，インプラントは80歳まで生存するであろう（紫色）．

歯周治療の結果，進行性の歯周組織崩壊が中断され，歯の生存を延長し，インプラントの必要性を減じている，あるいはインプラントの介入時期を遅らせているシェーマ（文献1より改変）

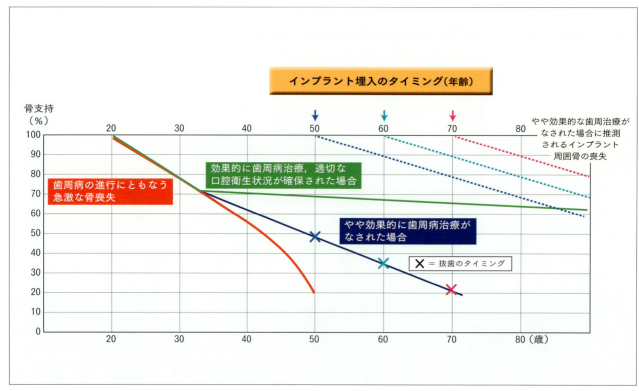

図C　Lundgren Dらの論文[1]より改変．歯周治療の結果，進行性の歯周組織崩壊が中断され，歯の生存を延長し，インプラントの必要性を減じているシェーマ．もし罹患した進行性の歯周組織破壊（緑実線）が適切な治療により停止されれば，おそらくインプラント治療は必要でないであろう．極端なたとえをすると，やや効果的に歯周病治療がなされた場合でも抜歯とインプラント治療の時期を人生の後半にずらすことができるのなら，インプラント治療の結果は生涯維持できる確率が高まることになる．

参考文献

1. Page RC, Kornman KS. The pathogenesis of human periodontitis: an introduction. Periodontol 2000 1997;14:9-11.
2. Kornman KS. Mapping of pathogensis of periditis: A new look. J Periodontol 2008;79:1560-1568.
3. Clarke NG, Hirsch RS. Personal risk factors for generalized periodontitis. J Clin Periodontol 1995;22(2):136-145.
4. Colombo AV, da Silva CM, Haffajee A, Colombo AP. Identification of intracellular oral species within human crevicular epithelial cells from subjects with chronic periodontitis by fluorescence in situ hybridization. J Periodontal Res 2007;42:236-243.
5. Takashiba S, Takigawa M, Takahashi K, Myokai F, Nishimura F, Chihara T, Kurihara H, Nomura Y, Murayama Y. Interleukin-8 is a major neutrophil chemotactic factor derived from cultured human gingival fibroblasts stimulated with interleukin-1beta or tumor necrosis factor alpha. Infect Immun 1992;60(12):5253-5258.
6. Takigawa M, Takashiba S, Myokai F, Takahashi K, Arai H, Kurihara H, Murayama Y. Cytokine-dependent synergistic regulation of interleukin-8 production from human gingival fibroblasts. J Periodontol 1994;65(11):1002-1007.
7. Yumoto H, Nakae H, Fujinaka K, Ebisu S, Matsuo T. Interleukin-6 (IL-6) and IL-8 are induced in human oral epithelial cells in response to exposure to periodontopathic Eikenella corrodens. Infect Immun 1999;67(1):384-394.
8. Hanazawa S, Kawata Y, Takeshita A, Kumada H, Okithu M, Tanaka S, Yamamoto Y, Masuda T, Umemoto T, Kitano S. Expression of monocyte chemoattractant protein 1 (MCP-1) in adult periodontal disease: increased monocyte chemotactic activity in crevicular fluids and induction of MCP-1 expression in gingival tissues. Infect Immun 1993;61(12):5219-5224.
9. Okamatsu Y, Kim D, Battaglino R, Sasaki H, Späte U, Stashenko P. MIP-1 gamma promotes receptor-activator-of-NF-kappa-B-ligand-induced osteoclast formation and survival. J Immunol 2004;173(3):2084-2090.
10. Garlet GP. Destructive and protective roles of cytokines in periodontitis: a re-appraisal from host defense and tissue destruction viewpoints. J Dent Res 2010;89(12):1349-1363.
11. Garlet GP, Martins W Jr, Fonseca BA, Ferreira BR, Silva JS. Matrix metalloproteinases, their physiological inhibitors and osteoclast factors are differentially regulated by the cytokine profile in human periodontal disease. J Clin Periodontol 2004;31(8):671-679.
12. Graves DT, Cochran D. The contribution of interleukin-1 and tumor necrosis factor to periodontal tissue destruction. J Periodontol 2003;74(3):391-401.
13. Graves DT, Oates T, Garlet GP. Review of osteoimmunology and the host response in endodontic and periodontal lesions. J Oral Microbiol 2011 Jan 17;3. doi:10.3402/jom.v 3 i0.5304.
14. Cochran DL. Inflammation and bone loss in periodontal disease. J Periodontol 2008;79:1569-1576.
15. 日本臨床歯周病学会(監修). 歯周病と全身疾患. 最新エビデンスに基づくコンセンサス. 東京:デンタルダイヤモンド社, 2017.
16. Van Dyke TE, Sheilesh D. Risk factors for periodontitis. J Int Acad Periodontol 2005;7(1):3-7.
17. 清水宏康. 科学的根拠に基づく歯周病へのアプローチ. 東京:医歯薬出版, 2015.
18. Albandar JM, Brunelle JA, Kingman A. Destructive periodontal disease in adults 30 years of age and older in the United States, 1988-1994. J Periodontol 1999;70(1):13-29.
19. Albandar JM. Periodontal diseases in North America. Periodontol 2000 2002;29:31-69.
20. Abdellatif HM, Burt BA. An epidemiological investigation into the relative importance of age and oral hygiene status as determinants of periodontitis. J Dent Res 1987;66(1):13-18.
21. Report of a WHO Study Group. Assessment of fracture risk and its application to screening for postmenopausal osteoporosis. World Health Organ Tech Rep Ser 1994;843:1-129.
22. 骨粗鬆症の予防と治療ガイドライン作成委員会. 骨粗鬆症の予防と治療ガイドライン2015年版. 東京:ライフサイエンス出版, 2015.
23. Ronderos M, Pihlstrom BL, Hodges JS. Periodontal disease among indigenous people in the Amazon rain forest. J Clin Periodontol 2001;28(11):995-1003.
24. Dowsett SA, Archila L, Segreto VA, Eckert GJ, Kowolik MJ. Periodontal disease status of an indigenous population of Guatemala, Central America. J Clin Periodontol 2001;28(7):663-771.
25. Geurs NC, Lewis CE, Jeffcoat MK. Osteoporosis and periodontal disease progression. Periodontol 2000 2003;32:105-110.
26. Payne JB, Reinhardt RA, Nummikoski PV, Patil KD. Longitudinal alveolar bone loss in postmenopausal osteoporotic/osteopenic women. Osteoporos Int 1999;10(10):34-40.
27. Michalowicz BS, Diehl SR, Gunsolley JC, Sparks BS, Brooks CN, Koertge TE, Califano JV, Burmeister JA, Schenkein HA. Evidence of a substantial genetic basis for risk of adult periodontitis. J Periodontol 2000;71(11):1699-1707.
28. Van Dyke TE, Serhan CN. Resolution of inflammation: a new paradigm for the pathogenesis of periodontal diseases. J Dent Res 2003;82(2):82-90.
29. Kornman KS, Crane A, Wang HY, di Giovine FS, Newman MG, Pirk FW, Wilson TG Jr, Higginbottom FL, Duff GW. The interleukin-1 genotype as a severity factor in adult periodontal disease. J Clin Periodontol 1997;24(1):72-77.
30. McGuire MK, Nunn ME. Prognosis versus actual outcome. IV. The effectiveness of clinical parameters and IL-1 genotype in accurately predicting prognoses and tooth survival. J Periodontol 1999;70(1):49-56.
31. Giannobile WV, Braun TM, Caplis AK, Doucette-Stamm L, Duff GW, Kornman KS. Patient stratification for preventive care in dentistry. J Dent Res 2013;92(8):694-701.
32. Brett PM, Zygogianni P, Griffiths GS, Tomaz M, Parkar M, D'Aiuto F, Tonetti M. Functional gene polymorphisms in aggressive and chronic periodontitis. J Dent Res 2005;84(12):1149-1153.
33. Nikolopoulos GK, Dimou NL, Hamodrakas SJ, Bagos PG. Cytokine gene polymorphisms in periodontal disease: a meta-analysis of 53 studies including 4178 cases and 4590 controls. J Clin Periodontol 2008;35(9):754-767.
34. Karimbux NY, Saraiya VM, Elangovan S, Allareddy V, Kinnunen T, Kornman KS, Duff GW. Interleukin-1 gene polymorphisms and chronic periodontitis in adult whites: a systematic review and meta-analysis. J Periodontol 2012;83(11):1407-1419.
35. Mao M, Zeng XT, Ma T, He W, Zhang C, Zhou J. Interleukin-1α-899 (+4845) C→T polymorphism increases the risk of chronic periodontitis: evidence from a meta-analysis of 23 case-control studies. Gene 2013;532(1):114-119.
36. Deng JS, Qin P, Li XX, Du YH. Association between interleukin-1βC(3953/4)T polymorphism and chronic periodontitis: evidence from a meta-analysis. Hum Immunol 2013;74(3):371-378.
37. Kobayashi T, Nagata T, Murakami S, Takashiba S, Kurihara H, Izumi Y, Numabe Y, Watanabe H, Kataoka M, Nagai A, Hayashi J, Ohyama H, Okamatsu Y, Inagaki Y, Tai H, Yoshie H. Genetic risk factors for periodontitis in a Japanese population. J Dent Res 2009;88(12):1137-1141.
38. Yoshie H, Kobayashi T, Tai H, Galicia JC. The role of genetic polymorphisms in periodontitis. Periodontol 2000 2007;43:102-132.
39. Suzuki A, Ji G, Numabe Y, Muramatsu M, Gomi K, Kanazashi M, Ogata Y, Shimizu E, Shibukawa Y, Ito A, Ito T, Sugaya A, Arai T, Yamada S, Deguchi S, Kamoi K. Single nucleotide polymorphisms associated with aggressive periodontitis and severe chronic periodontitis in Japanese. Biochem Biophys Res Commun 2004;317(3):887-892.
40. Shimizu S, Momozawa Y, Takahashi A, Nagasawa T, Ashikawa K, Terada Y, Izumi Y, Kobayashi H, Tsuji M, Kubo M, Furuichi Y. A genome-wide association study of periodontitis in a Japanese population. J Dent Res 2015;94(4):555-561.
41. Laine ML, Crielaard W, Loos BG. Genetic susceptibility to periodontitis. Periodontol 2000 2012;58(1):37-68.
42. Wu X, Offenbacher S, López NJ, Chen D, Wang HY, Rogus J, Zhou J, Beck J, Jiang S, Bao X, Wilkins L, Doucette-Stamm L, Kornman K. Association of interleukin-1 gene variations with moderate to severe chronic periodontitis in multiple ethnicities. J Periodontal Res 2015;50(1):52-61.
43. Zhang J, Sun X, Xiao L, Xie C, Xuan D, Luo G. Gene polymorphisms and periodontitis. Periodontol 2000 2011;56(1):102-124.
44. Marja L, Laine, Søren Jepsen, Bruno G. Progress in the Identification of Genetic Factors in Periodontitis. Curt Oral Health Rep 2014;1(4):272-278.
45. Listgarten MA, Slots J, Nowotny AH, Oler J, Rosenberg J, Gregor B, Sullivan P. Incidence of periodontitis recurrence in treated patients with and without cultivable Actinobacillus actinomycetemcomitans, Prevotella intermedia, and Porphyromonas gingivalis: a prospective study. J Periodontol 1991;62(6):377-386.

46. Haffajee AD, Socransky SS, Lindhe J, Kent RL, Okamoto H, Yoneyama T. Clinical risk indicators for periodontal attachment loss. J Clin Periodontol 1991 ; 18(2) : 117 - 125.

47. Grbic JT, Lamster IB. Risk indicators for future clinical attachment loss in adult periodontitis. Tooth and site variables. J Periodontol 1992 ; 63(4) : 262 - 269.

48. Ismail AI, Morrison EC, Burt BA, Caffesse RG, Kavanagh MT. Natural history of periodontal disease in adults : findings from the Tecumseh Periodontal Disease Study, 1959 - 87. J Dent Res 1990 ; 69(2) : 430 - 435.

49. Waddington CH. The epigenotype 1942. Int J Epidemiol 2012 ; 41 (1) : 10 - 13.

50. Viana MB, Cardoso FP, Diniz MG, Costa FO, da Costa JE, Gomez RS, Moreira PR. Methylation pattern of IFN- γ and IL-10 genes in periodontal tissues. Immunobiology 2011 ; 216(8) : 936 - 941.

51. Brower V. Epigenetics : Unravelling the cancer code. Nature 2011 24 ; 471(7339) : S12 - 813.

52. Ospelt C, Reedquist KA, Gay S, Tak PP. Inflammatory memories : is epigenetics the missing link to persistent stromal cell activation in rheumatoid arthritis ? Autoimmun Rev 2011 ; 10(9) : 519 - 524.

53. Dolinoy DC, Weidman JR, Waterland RA, Jirtle RL. Maternal genistein alters coat color and protects Avy mouse offspring from obesity by modifying the fetal epigenome. Environ Health Perspect 2006 ; 114(4) : 567 - 572.

54. Trackman PC, Kantarci A. Molecular and clinical aspects of drug-induced gingival overgrowth. J Dent Res 2015 ; 94(4) : 540 - 546.

55. Kantarci A, Cebeci I, Tuncer O, Carin M, Firatli E. Clinical effects of periodontal therapy on the severity of cyclosporin A-induced gingival hyperplasia. J Periodontol 1999 ; 70(6) : 587 - 593.

56. Ilgenli T, Atilla G, Baylas H. Effectiveness of periodontal therapy in patients with drug-induced gingival overgrowth. Long-term results. J Periodontol 1999 ; 70(9) : 967 - 972.

57. Uzel MI, Kantarci A, Hong HH, Uygur C, Sheff MC, Firatli E, Trackman PC. Connective tissue growth factor in drug-induced gingival overgrowth. J Periodontol 2001 ; 72(7) : 921 - 931.

58. Vittek J, Gordon GG, Rappaport SC, Munnangi PR, Southren AL. Specific progesterone receptors in rabbit gingiva. J Periodontal Res 1982 ; 17(6) : 657 - 661.

59. Lindhe J, Brånemark PI. Changes in microcirculation after local application of sex hormones. J Periodontal Res 1967 ; 2 (3) : 185 - 193.

60. Gusberti FA, Mombelli A, Lang NP, Minder CE. Changes in subgingival microbiota during puberty. A 4 -year longitudinal study. J Clin Periodontol 1990 ; 17(10) : 685 - 692.

61. Mombelli A, Rutar A, Lang NP. Correlation of the periodontal status 6 years after puberty with clinical and microbiological conditions during puberty. J Clin Periodontol 1995 ; 22(4) : 300 - 305.

62. Mariotti A. Dental plaque-induced gingival diseases. Ann Periodontol 1999 ; 4 (1) : 7 - 19.

63. Stamm JW. Epidemiology of gingivitis. J Clin Periodontol 1986 ; 13 (5) : 360 - 366.

64. Goodson JM, Tanner AC, Haffajee AD, Sornberger GC, Socransky SS. Patterns of progression and regression of advanced destructive periodontal disease. J Clin Periodontol 1982 ; 9 (6) : 472 - 481.

65. Holm-Pedersen P, Löe H. Flow of gingival exudate as related to menstruation and pregnancy. J Periodontal Res 1967 ; 2 (1) : 13 - 20.

66. Hugoson A. Gingival inflammation and female sex hormones. A clinical investigation of pregnant women and experimental studies in dogs. J Periodontal Res Suppl 1970 ; 5 : 1 - 18.

67. Formicola AJ, Weatherford T 3 rd, Grupe H Jr. The uptake of H 3 -estradiol by the oral tissues of rats. J Periodontal Res 1970 ; 5 (4) : 269 - 275.

68. Cohen DW, Shapiro J, Friedman L, Kyle GC, Franklin S. A longitudinal investigation of the periodontal changes during pregnancy and fifteen months post-partum II. J Periodontol 1971 ; 42(10) : 653 - 657.

69. Jensen J, Liljemark W, Bloomquist C. The effect of female sex hormones on subgingival plaque. J Periodontol 1981 ; 52(10) : 599 - 602.

70. Loee H. Periodontal changes in pregnancy. J Periodontol 1965 ; 36 : 209 - 217.

71. Loe H, Silness J. Periodontal disease in pregnancy. I. Prevalence and severity. Acta Odontol Scand 1963 ; 21 : 533 - 551.

72. Genco RJ. Risk factors for periodontal disease. In : Rose LF, Genco RJ, Mealey BL, Cohen DW(eds). Periodontal medicine. Hamilton : B.C. Decker Inc, 2000 ; 11 - 34.

73. Kornman KS, Loesche WJ. The subgingival microbial flora during pregnancy. J Periodontal Res 1980 ; 15(2) : 111 - 122.

74. Kalkwarf KL. Effect of oral contraceptive therapy on gingival inflammation in humans. J Periodontol 1978 ; 49(11) : 560 - 563.

75. Maier AW, Orban B. Gingivitis in pregnancy. Oral Surg Oral Med Oral Pathol 1949 ; 2 (3) : 334 - 373.

76. Pankhurst CL, Waite IM, Hicks KA, Allen Y, Harkness RD. The influence of oral contraceptive therapy on the periodontium-duration of drug therapy. J Periodontol 1981 ; 52(10) : 617 - 620.

77. Mariotti A. Sex steroid hormones and cell dynamics in the periodontium. Crit Rev Oral Biol Med 1994 ; 5 (1) : 27 - 53.

78. Wingrove FA, Rubright WC, Kerber PE. Influence of ovarian hormone situation on atrophy, hypertrophy, and/or desquamation of human gingiva in premenopausal and postmenopausal women. J Periodontol 1979 ; 50(9) : 445 - 449.

79. Mealey BL, Moritz AJ. Hormonal influences : effects of diabetes mellitus and endogenous female sex steroid hormones on the periodontium. Periodontol 2000 2003 ; 32 : 59 - 81.

80. Mathers CD, Loncar D. Projections of global mortality and burden of disease from 2002 to 2030. PLoS Med 2006 ; 3 (11) : e442.

81. Bartolomucci A, Leopardi R. Stress and depression : preclinical research and clinical implications. PLoS One 2009 ; 4 (1) : e4265.

82. Goetzel RZ, Pei X, Tabrizi MJ, Henke RM, Kowlessar N, Nelson CF, Metz RD. Ten modifiable health risk factors are linked to more than one-fifth of employer-employee health care spending. Health Aff (Millwood) 2012 ; 31(11) : 2474 - 2484.

83. Moussavi S, Chatterji S, Verdes E, Tandon A, Patel V, Ustun B. Depression, chronic diseases, and decrements in health : results from the World Health Surveys. Lancet 2007 ; 8 ; 370(9590) : 851 - 858.

84. Warren KR, Postolache TT, Groer ME, Pinjari O, Kelly DL, Reynolds MA. Role of chronic stress and depression in periodontal diseases. Periodontol 2000 2014 ; 64(1) : 127 - 138.

85. Bosch JA, Engeland CG, Cacioppo JT, Marucha PT. Depressive symptoms predict mucosal wound healing. Psychosom Med 2007 ; 69(7) : 597 - 605.

86. Kiecolt-Glaser JK, Marucha PT, Malarkey WB, Mercado AM, Glaser R. Slowing of wound healing by psychological stress. Lancet 1995 ; 4 ; 346(8984) : 1194 - 1196

87. Hugoson A, Ljungquist B, Breivik T. The relationship of some negative events and psychological factors to periodontal disease in an adult Swedish population 50 to 80 years of age. J Clin Periodontol 2002 ; 29(3) : 247 - 253.

88. Mawhorter SD, Lauer MA. Is atherosclerosis an infectious disease? Cleve Clin J Med 2001 ; 68(5) : 449 - 458.

89. Pistorius A, Krahwinkel T, Willershausen B, Boekstegen C. Relationship between stress factors and periodontal disease. Eur J Med Res 2002 ; 30 ; 7 (9) : 393 - 398.

90. Wimmer G, Janda M, Wieselmann-Penkner K, Jakse N, Polansky R, Pertl C. Coping with stress : its influence on periodontal disease. J Periodontol 2002 ; 73(11) : 1343 - 1351.

91. Genco RJ, Ho AW, Grossi SG, Dunford RG, Tedesco LA. Relationship of stress, distress and inadequate coping behaviors to periodontal disease. J Periodontol 1999 ; 70(7) : 711 - 723.

92. Kiecolt-Glaser JK, Preacher KJ, MacCallum RC, Atkinson C, Malarkey WB, Glaser R. Chronic stress and age-related increases in the proinflammatory cytokine IL-6. Proc Natl Acad Sci USA 2003 ; 100 (15) : 9090 - 9095.

93. Houri-Haddad Y, Itzchaki O, Ben-Nathan D, Shapira L. The effect of chronic emotional stress on the humoral immune response to Porphyromonas gingivalis in mice. J Periodontal Res 2003 ; 38(2) : 204 - 209.

94. Croucher R, Marcenes WS, Torres MC, Hughes F, Sheiham A. The relationship between life-events and periodontitis. A case-control study. J Clin Periodontol 1997 ; 24(1) : 39 - 43.

95. Elter JR, White BA, Gaynes BN, Bader JD. Relationship of clinical depression to periodontal treatment outcome. J Periodontol 2002 ; 73(4) : 441 - 449.

96. Genco RJ, Ho AW, Kopman J, Grossi SG, Dunford RG, Tedesco LA. Models to evaluate the role of stress in periodontal disease. Ann Periodontol 1998;3(1):288-302.
97. Hallmon WW. Occlusal trauma: effect and impact on the periodontium. Glossary of Periodontal Terms. 2001 4 th Edition. Chicago: The American Academy of Periodontology, 2001.
98. Hallmon WW. Occlusal trauma: effect and impact on the periodontium. Ann Periodontol 1999;4(1):102-108.
99. Karolyi M. Beobachtungen über pyorrhea alveolaris. Öst Ung Vierteeljschr Zahnheilk 1901;17:279.
100. Stillman PR. The management of pyorrhea. Dent Cosmos 1917;59:405-414.
101. Stillman PR. What is traumatic occlusion and how can it be diagnosed and corrected. JADA 1926;12:1330-1338.
102. Weinmann J. Progress of gingival inflammation into the supporting structure of the teeth. J Periodontol 1941;12:71-76.
103. Glickman I, Smulow JB. Alterations in the pathway of gingival inflammation into the underlying tissues induced by excessive occlusal forces. J Periodontol 1962;33:7-13.
104. Glickman I, Smulow J. The combined effects of inflammation and trauma from occlusion in periodontitis. Int Dent J 1969;19(3):393-407.
105. Box HK. Experimental traumatogenic occlusion in sheep. Oral Health 1935;29:9-15.
106. Stones H. An experimental investigation into the association of traumatic occlusion with periodontal disease. Proc Royal Soc Med 1938:31:479-495.
107. Wentz F, Jarabak J, Orban B. Experimental occlusal trauma imitating cuspal interferences. J Periodontol 1958;29:117-127.
108. Polson AM, Kennedy JE, Zander HA. Trauma and progression of marginal periodontitis in squirrel monkeys. I. Co-destructive factors of periodontitis and thermally-produced injury. J Periodontal Res 1974;9(2):100-107.
109. Polson AM. Trauma and progression of marginal periodontitis in squirrel monkeys. II. Co-destructive factors of periodontitis and mechanically-produced injury. J Periodontal Res 1974;9(2):108-113.
110. Polson AM, Meitner SW, Zander HA. Trauma and progression of marginal periodontitis in squirrel monkeys. III. Adaption of interproximal alveolar bone to repetitive injury. J Periodontal Res 1976;11(5):279-289.
111. Polson AM, Meitner SW, Zander HA. Trauma and progression of marginal periodontitis in squirrel monkeys. IV Reversibility of bone loss due to trauma alone and trauma superimposed upon periodontitis. J Periodontal Res 1976;11(5):290-298.
112. Polson AM, Zander HA. Effect of periodontal trauma upon intrabony pockets. J Periodontol 1983;54(10):586-591.
113. Lindhe J, Svanberg G. Influence of trauma from occlusion on progression of experimental periodontitis in the beagle dog. J Clin Periodontol 1974;1(1):3-14.
114. Lindhe J, Ericsson I. The influence of trauma from occlusion on reduced but healthy periodontal tissues in dogs. J Clin Periodontol 1976;3(2):110-122.
115. Lindhe J, Ericsson I. The effect of elimination of jiggling forces on periodontally exposed teeth in the dog. J Periodontol 1982;53(9):562-567.
116. Ericsson I, Lindhe J. Effect of longstanding jiggling on experimental marginal periodontitis in the beagle dog. J Clin Periodontol 1982;9(6):497-503.
117. Burgett FG, Ramfjord SP, Nissle RR, Morrison EC, Charbeneau TD, Caffesse RG. A randomized trial of occlusal adjustment in the treatment of periodontitis patients. J Clin Periodontol 1992;19(6):381-387.
118. McGuire MK, Nunn ME. Prognosis versus actual outcome. II. The effectiveness of clinical parameters in developing an accurate prognosis. J Periodontol 1996;67(7):658-665.
119. McGuire MK, Nunn ME. Prognosis versus actual outcome. III. The effectiveness of clinical parameters in accurately predicting tooth survival. J Periodontol 1996;67(7):666-674.
120. Harrel S, Nunn M. Longitudinal comparison of the periodontal status of patients with moderate to severe periodontal disease receiving no treatment, non-surgical treatment, and surgical treatment utilizing individual sites for analysis. J Periodontol 2001;72(11):1509-1519.
121. Ramfjord SP, Ash MM Jr. Significance of occlusion in the etiology and treatment of early, moderate, and advanced periodontitis. J Periodontol 1981;52(9):511-517.

コーヒーブレイク

1. Lundgren D, Rylander H, Laurell L. To save or to extract, that is the question. Natural teeth or dental implants in periodontitis-susceptible patients: clinical decision-making and treatment strategies exemplified with patient case presentations. Periodontol 2000 2008;47:27-50.

CHAPTER 4

理解しておきたい病因論③

生活習慣に由来するリスクファクター，社会的修飾要因編

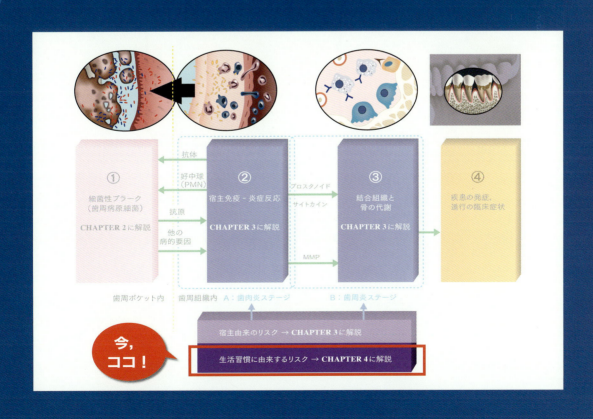

1 生活習慣要因と社会的修飾要因について理解しよう

前章にも示したように，歯周炎発症の過程は，Page and Kornmanによって加えられた1997年モデル[1]では4つのボックス間を左右に行き来するだけの単純な一方通行あるいは往復ではない，歯周病原細菌の存在が自動的に1つの宿主反応パターンを引き起こし重篤な破壊をもたらすものではないことを説明した．この宿主反応には幅があり，この幅は遺伝的・先天的リスクファクターや環境的・後天的リスクファクターによって第一に決定される[1〜3]．そしてこのリスクファクターは主に真ん中2つの青色ボックスに作用する．このイメージしにくい2つのボックスを理解することは，単に歯周病が感染性疾患という性質以上に炎症性疾患という側面の理解につながる．本項では，歯周病のリスクファクターのなかでも生活習慣要因と社会的修飾要因について解説する（図1）．

ペリオリスクアセスメント・ギアモデルの配置図（Gear Model on Perio Risk Assessment）

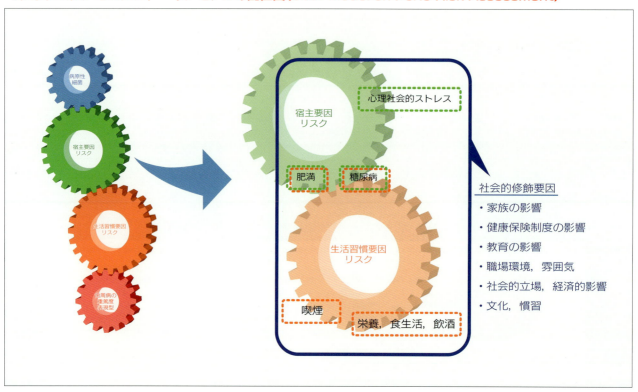

図1　ペリオリスクアセスメント・ギアモデルの配置図：Gear Model on Perio Risk Assessment. 今回は，歯周炎のリスクファクターのなかでも生活習慣要因（Environmental and acquired factor），社会的修飾要因に注目する．このギアの大きさを決定する修飾因子をギアの周りに配置した．おそらくわれわれが日常臨床で明らかに意識するリスクファクターが生活習慣に起因するものであろう．喫煙，糖尿病，肥満などは有名であるが，これらは生活習慣によって大きく左右され，それを支える考え方や価値観はさまざまな社会的環境により左右される．

2 生活習慣に関係するリスクファクター

1 喫煙

タバコは4,000以上の毒素（一酸化炭素，活性酸素，ニトロソアミンといった発がん性物質，中毒性のあるニコチン）を含み，死因，心疾患，さまざまながん，そして慢性疾患の主なリスクファクターであることが多くのエビデンスによって示されている（図2〜4）．

慢性歯周炎の40%が喫煙に由来しているという報告[6]もあるほど，喫煙は疑いもなく慢性歯周炎の主なリスクファクターである．Haber[7]は喫煙由来の歯周病に関して特徴を述べ，線維性の歯肉，発赤や腫脹は重度歯周炎のわりには限定的で，割合として前歯や上顎口蓋側に深い歯周ポケットを認め，歯周炎の状態と口腔衛生の状態とは関係ない場合も多いとしている．つまり喫煙はそれ単独で歯周炎を悪化させるほどの特徴をもつ．

喫煙がリスクファクターであるというメタアナリシスによってオッズ比は2.82とされている[8,9]．Erie County Study[9,10]によると，歯槽骨喪失と同様にアタッチメントロスのオッズ比は4〜5であるとしている．

Calsinaら[11]のケースコントロール研究では，非喫煙者と比較して喫煙者が2.7倍，過去の喫煙者は2.3倍歯周炎を引き起こす確率が高かった．また喫煙による影響は年齢を選ばない．LindenとMullally[12]によると若年喫煙者の歯周炎罹患率のオッズ比は14.1倍であると示し，NHANES III[13]では20〜49歳の喫煙者が3mm以上のアタッチメントロスを起こすオッズ比は非喫煙者と比べて18.6倍であることを示した．また50歳以上の喫煙者は25.6倍のオッズ比で4mm以上のアタッチメントロスを起こすとの報告がある[9]．

喫煙は創部治癒に対しても悪影響を与えることが示されている．Patelら[14]のシステマティックレビューによると喫煙が歯周治療後の骨再生にマイナスに作用することがわかっている．また多くのデータで喫煙停止が歯周病にとって利益があることを示している．Bolinら[15]の10年間の観察では，禁煙者と喫煙継続をしていた人たちで，歯槽骨の喪失量は喫煙者に優位に多く見られている．現在ある研究結果から，歯周病のマネジメントの一部として喫煙中止を試みることが強く推奨される．

喫煙と臨床的アタッチメントロスの関係

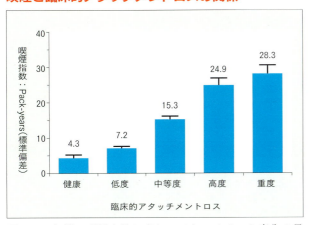

図2　11年間の喫煙本数に応じてアタッチメント喪失の量が大きくなっている．量依存的に歯槽骨の喪失量にも正の関係が確認されている[10]．歯槽骨の喪失量と年間の喫煙本数の間にも正の関係がある[9]（4.3，7.2，15.3，24.9，28.3本の順で）．縦軸は1日に喫煙する本数を1年間継続した本数（文献9，10より引用改変）．

喫煙本数・期間の増加と歯周炎のリスクの関係

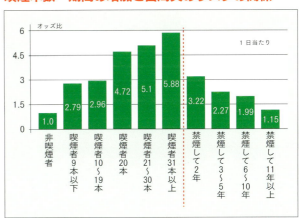

図3　喫煙の本数と期間の増加は，歯周炎に罹患するリスクと比例する．また禁煙後すぐに非喫煙者と同じに戻るわけではなく，禁煙して11年目からとされる．またリスク要因は"量依存性"で"それにさらされた期間"によって増強される[10,17]（文献16より引用改変）．

喫煙はあらゆる面で歯周炎を悪化させるファクターとして作用

❶細菌叢の変化

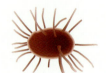

P. gingivalis　　*T. denticola*　　*T. forsythia*

歯周病原細菌：
とくにRedコンプレックスへと細菌叢を変化させる傾向に働く[18].

❷歯肉の血流

喫煙歴6年後の歯肉　　喫煙前の歯肉
（現在26歳）　　　　（当時20歳女性）

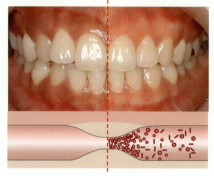

ニコチンによる末梢血管収縮[19〜21]により歯肉出血は減少し，歯肉は暗紫色．またメラニン色素が多く沈着する傾向にある．

❺歯周組織の治癒不全

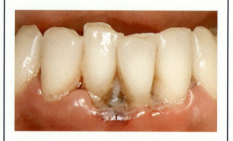

単に喫煙後1回限りの血管収縮以上に，喫煙は長期にわたって慢性的影響を及ぼし，歯周組織の血管収縮を損なう．歯肉が出血しにくい，赤みが出にくいなどの臨床症状を引き起こし，これが治癒の遅延に関係している可能性がある．

❸喫煙者における≧5mmポケットの分布

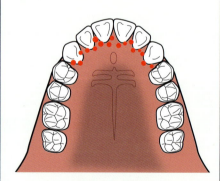

上顎前口蓋部に多い傾向にある[22].

❹好中球，リンパ球，炎症性サイトカインに与える影響

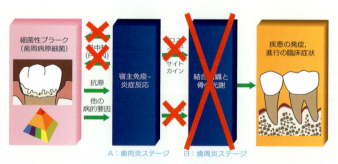

A：歯肉炎ステージ　　B：歯周炎ステージ

喫煙はニコチンの効果によって好中球能を変化させる．好中球能は減少し，好中球をより細菌の攻撃に対して敏感にする[23]．喫煙者の歯肉溝滲出液内で上昇したTNF-αとマクロファージはつながっていて，おそらくニコチンによる反応で引き起こされている．TNF-αは歯周組織内に浸潤している好中球によって表現される．TNF-αの情報は結合組織や骨組織破壊に貢献しており，歯周組織の線維芽細胞の分裂，走行，付着はニコチンによって阻害される[24, 25].

図4　喫煙は歯周組織にとって百害あって一利なし．細胞レベル，組織レベル，臨床所見，あらゆる面で歯周炎を悪化させるファクターとして作用する．喫煙患者のそれぞれの状況にあわせて禁煙を促すバリエーションに富んだ説明が必要である．

2 糖尿病

(1) 日本の現状

糖尿病（P120～124も参照）はさまざまな形で合併症が起こる代謝異常疾患である．糖尿病のすべての形態で高血糖という特徴がある．通常であれば正常な質と量のインスリン分泌によってグルコース代謝が行われ，細胞に必要なエネルギーを生成するが，糖尿病は正常でないグルコース代謝の状態で，インスリン活動性の欠損や，インスリン生成の欠損（重篤な場合は両方）という結果から起こされる．一般的に糖尿病は，1型糖尿病，2型糖尿病に大別できる．1型はインスリン産生を担当する膵臓のβ細胞の破壊によりインスリンの欠乏をともなう糖尿病である．2型は，いわゆる「生活習慣が悪い」ことが原因になり，インスリンの分泌低下や，分泌量はあるもののインスリンの効力が弱くインスリン抵抗性がある．日本では糖尿病は950万人，糖尿病の可能性を否定できない予備軍はそれを上回る1,100万人程度といわれていて，糖尿病・前糖尿病群の合計は2,050万人にものぼる[26]（図5）．

(2) 歯周病のリスクファクターとしての糖尿病

糖尿病と歯周炎の関係を示すために，主だって引用される研究は，米国原住民のアリゾナのピマインディアンを対象にした大規模研究であろう[28～30]．その人口の40～50％が2型糖尿病に罹患していて1型糖尿病は事実上存在しないといわれている母集団である．これらの研究から，同じ人口のなかで2型糖尿病群がそうでない群に比べて歯周病の罹患率が2.6倍高く，歯周炎の進行度はアタッチメントロスは2.8倍，歯槽骨喪失は3.4倍早かったと示されている．加えて，2型糖尿病であっても血糖コントロールが良好であれば歯槽骨喪失の進行はリスクが低いことが示されている[31]．

他の人口グループにおける多くの研究では2型糖尿病と同様に，1型糖尿病を有する患者では歯周病重篤度やその罹患率が高いことが示されている[32～35]．1型糖尿病を有する小児と若年者に関する重要なケースコントロール研究では，とくに12～18歳の年齢層で1型糖尿病を有する患者はより広範囲により重度の歯周病をともなうことが示されている．最近では2013年のAAP/EFPの合同コンセンサス[36]において，糖尿病が歯周炎のリスクファクターの1つであることが明確に提示され，コントロール不良の糖尿病，あるいは境界域の前糖尿病状態が歯周炎のリスクファクターであることは疑いようのない事実である．また2014年日本歯周病学会のガイドライン[37]や，2016年日本臨床歯周病学会のコンセンサス[38]でもその詳細に触れている．

血糖コントロールの指標と評価

指標	優	前糖尿病状態（境界型）	糖尿病
HbA1c	5.8未満	5.8～6.5未満	6.5以上
空腹時血糖値（mg/dl）	110未満	110-126	126以上
食後2時間血糖値（mg/dl）	140未満	140-200	200未満

図5 日本人口の7.4％（950万人）が糖尿病，前糖尿病群も加えると全体の16.0％（2,050万人）にもなる（文献27より引用改変）．

（3）前糖尿病状態も歯周病のリスクになる

一連の研究によって[39〜43]，前糖尿病の患者においても歯周病の有病率は増加することが示されている．30〜69歳の日本人を対象にした縦断研究では，研究開始時点で4mm以上の歯周ポケットをもたない5,856人の5年後との比較を行った．研究開始時点でHbA1cが6.5％以上の被験者，つまり前糖尿病状態の被験者は6.5％未満の被験者と比較して病的な歯周ポケットを有するリスクが17％高かったことを示している．この2群の違いは，年齢，性別，喫煙，そしてBMIの交絡因子をコントロールした後も有意であった．この縦断研究で，歯周病は高いHbA1cと相関関係にあることが確認されている[44]．

結論として，現在では，前糖尿病状態であっても歯周病のリスクファクターであると認識することができる．現在，日本人で前糖尿病群は全人口の8.6％程度を占め，潜在的に糖尿病人口よりも多いため，われわれはより注意深く，全身既往歴，健診結果に気を配るべきであろう．

COLUMN

＜メカニズムの復習＞
糖尿病と歯周炎はどのようにして影響し合うのか？（P122〜123も参照）

具体的なメカニズムの詳細は成書等に譲るが，2013年に発表されたAAP/EFPの合同コンセンサス[45]では，①歯槽骨吸収のバランスを司るRANKL/OPGのバランス（**CHAPTER 5 参照**），②血中が高血糖になることで産生されるいわゆる「体のコゲ」の終末糖化産物（AGEs）をマクロファージ（Mφ）などの免疫担当細胞が処理する際の炎症プロセス（**図6 参照**），③高血糖になることで複数の経路で生み出される活性酸素が，いわゆる悪玉コレステロールであるLDLコレステロールを酸化悪玉コレステロール（Ox-LDL）に変化させるが，これをMφなどが処理する際の炎症プロセス，などが歯周炎と共有するメカニズムといわれている（**CHAPTER 5 参照**）．

「何のことを言っているのかまったくわからない！」という方は**CHAPTER 3**の歯周病病因論を一度復習していただくとより理解が深まると思う．基本的に糖尿病はインスリン欠乏や耐性などに起因する代謝性疾患であるが，本性はその結果引き起こされる炎症反応である．この炎症反応のプロセスで生成される炎症性サイトカインが，歯周炎で生成されるサイトカインと共通のものであるために，bi-direction（双方向）に影響を及ぼし合うといわれるゆえんである（**図6**）．

歯周炎におけるアタッチメントロス，歯槽骨吸収のプロセスの一部

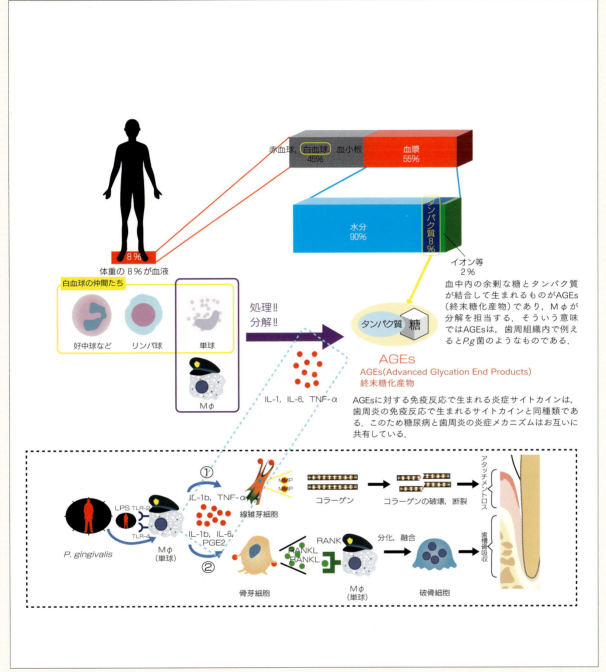

図6　①LPSや細菌の絨毛はToll-Like Receptor（TLR）といわれるセンサーがMφを刺激，活性化することにより炎症性サイトカインであるIL-1b，TNF-aがMφによって産生される[46]．そしてこのIL-1b，TNF-aが，通常結合組織を形成する線維芽細胞のバランスを崩して，線維芽細胞にマトリックスメタロプロテアーゼ（MMP）という直接コラーゲンを破壊する酵素を産生させる．さらに，追い打ちをかけるようにMφもMMPを分泌しコラーゲン，結合組織の破壊を助長していく[47]．
②歯周病原細菌を貪食，あるいはLPSが刺激したマクロファージがIL-1b，IL-6[46]という炎症性サイトカインを産生し，そのサイトカインを認識した骨芽細胞がRANKLを生成しそれがトリガーとなり，それを単球／マクロファージ系の前駆細胞がRANKと呼ばれる受容体で認識することで，分化・融合することにより骨吸収を起こす破骨細胞へ変貌する[48]．

3 肥満

　過体重や肥満（P125～127も参照）はBMIやウエストヒップ比，腹囲，体重，そして体重変化で定義される．文献的には最初の3者が用いられることが多い．過体重や肥満と相関関係のある，過剰な脂肪の蓄積は全身健康に対して深刻なリスクとなる[49]．平成25年厚生労働省の「国民健康・栄養調査結果の概要」[50]によると日本人の肥満の割合は男性28.6％，女性20.3％で，この傾向を長い目で見ると男性のBMIは戦後右肩上がりで上昇している．一方，女性のBMIは減少傾向にある（図7）．

　過去10年間に発表された多くの研究は過体重あるいは肥満と歯周炎の関連性を示し，そして現在有効なエビデンスは2つのシステマティックレビューにまとめられている[51,52]．Suvanら[52]は横断研究をレビューし，その研究のほとんどが過体重あるいは肥満であるほど歯周病の有病率あるいは重篤度が大きくなることを示した．肥満あるいは過体重のヒトにおける歯周病を有するオッズ比は2.13倍と示されている．

　もう1つのメタアナリシスは57の研究を対象としていて，歯周病患者のなかで，肥満の有病率はほぼ1/3を超える．そして肥満の被験者においてより大きい平均アタッチメントロスが観察された[52]．複数の研究で，その肥満の程度による影響が示されている．BMIの上昇とともに歯周炎のリスクも上昇すると示している[53]．これらのオッズ比は年齢，性別，喫煙，アルコール摂取そしてブラッシング頻度などの交絡因子を調整したものである．つまり歯周病と肥満の関連性が一貫性があるものと示されたということである．オッズ比は1.88～4.40の幅があり肥満の量に反応することは妥当な相関関係といえる．ただ，この研究でもっとも体格が大きい指標を示すグループの平均は26.5であることを考えると，WHOが定めている肥満の基準（BMI：25以上を「過体重（overweight）」，30以上を「肥満（obese）」）に，日本人の体格を当てはめるのには明らかに無理があるかもしれない．

　他の日本の研究では，森田らの縦断研究[54]で日本人男性2,787人，女性803人，合計3,530人を5年間経過を追ってBMIと歯周病の進行が肥満の程度と直接的な正の関係が示されている．嶋崎ら[55]は20～77歳の1,170人の日本人をBMIの大きさで1/5間隔（五分位）で分類し，BMIと重度歯周炎との関係性が正の関係で示されている（図8）．

　平均体重を日常的な運動で維持することで，歯周炎の有病率を低く維持できる傾向があることがわかっている[56～60]．その下支えとなるメカニズムはまだ十分に理解されていない．しかしながら，脂肪細胞由来の炎症性サイトカインやホルモン，これらをまとめてアディポカイン（アディポサイトカイン）と呼ぶが，これらが歯周炎を変容させる鍵を握っている[61]（図9）．

日本人の体格の変化

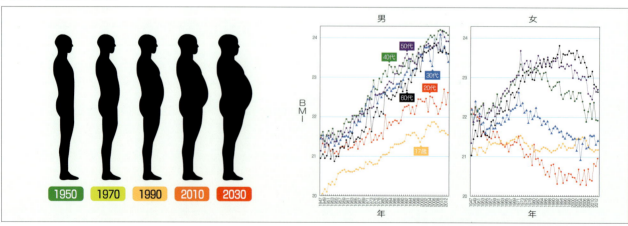

図7　日本人の体格の変化（BMIの推移）（1947～2013年）（文献50より引用改変）．男性のBMIは戦後右肩上がりで上昇している．一方，女性のBMIは減少傾向にある．

BMIの増加と重度歯周炎の有病率は正の関係

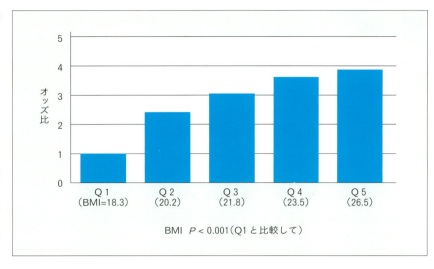

図8 日本で行われたクロスセクショナル研究でBMIの増加と重度歯周炎の有病率は正の関係があることが示されている．WHOの定義での肥満はBMIが30以上とされているが日本人の体格にはほとんどが当てはまらないことがわかる（文献55より引用改変）．

肥満が歯周病に影響を及ぼすメカニズム＆歯周炎におけるアタッチメントロス，歯槽骨吸収のプロセスの一部

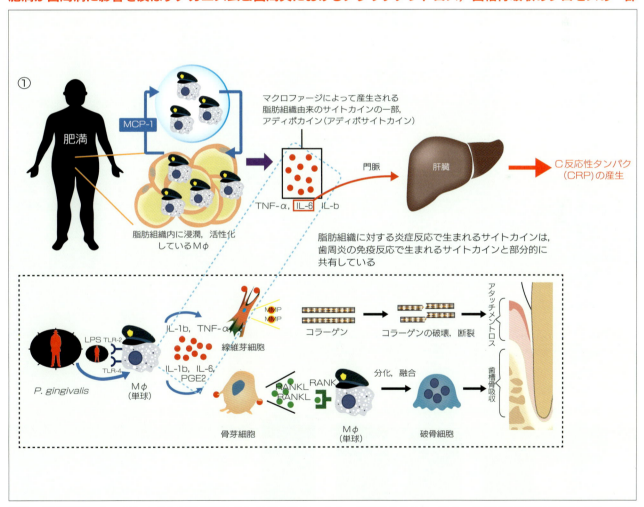

図9 脂肪組織においてさまざまな前炎症性そして炎症性ファクターが産生される[62]．高まった炎症性反応は肥満の人に一般的に観察されるといわれている[63]．脂肪組織の中心にある脂肪細胞が炎症性反応と炎症性メディエーターを生み出す重要な部位として作用している．加えて，肥満における脂肪細胞を注意深く調べてみると，増加した数のMφが存在していたことが判明した（①）[64]．肥満の有無で歯周病を有する患者における炎症性メディエーターの情報を示す，少なくとも2つの研究がある[65,66]．肥満と関係する前炎症性反応や免疫反応の変化が，歯周病に対する感受性を増加させていることを示唆するエビデンスもある．しかしながら，特定の分子や細胞メカニズムはまだ明らかになっておらず，さらなる研究がメカニズム解明には必要である．

4 飲酒

感染性疾患におけるアルコール消費の影響は大きく[67,68]，免疫システムへのマイナスの影響が大きい[67,69]．「生活習慣病のリスクを高める量を飲酒している者」とは1日あたりの純アルコール摂取量が男性で40g以上，女性20g以上のものとしている[50]．これは清酒2合(360ml)，ビール2本(500ml)，焼酎(20度)270ml，ワイン4杯(480ml)に相当する．そのことが歯周病にどう影響を与えるかはまだまだ不明なところが多いが，アルコール摂取は，アタッチメントロスの上昇と量的相関関係があることを示す研究がある(**図10, 11**)．20歳以上13,198人のNHANES IIIデータ[70]では1週間あたりのアルコール摂取頻度とアタッチメントロスは統計学的に有意に直線的な関係があった．アルコール摂取頻度5, 10, 15, 20回/週に対してオッズ比は1.22, 1.39, 1.54, 1.67であった．アルコールそのものが問題というよりも生活習慣や社会的な振る舞いの違いからと想定されるかもしれない．最近のシステマティックレビューでもアルコール摂取がリスクインディケーターであることが明確に示されている[71]．

アルコール摂取頻度とアタッチメントロスの相関関係

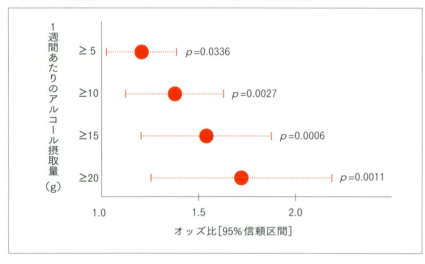

図10 アルコール摂取頻度とアタッチメントロスの相関関係(ロジスティック回帰分析で年齢，性別，人種，教育，収入，喫煙，栄養，糖尿病，残存歯数，歯肉出血を調整したうえでのオッズ比と95％信頼区間)(文献70より引用改変)．

1週間あたりのアルコール摂取回数とアタッチメントロスの相関関係

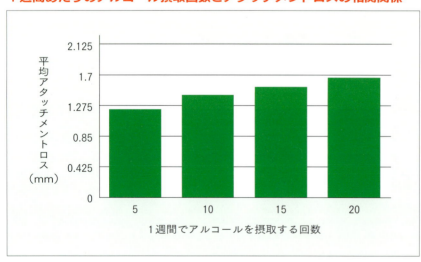

図11 1週間あたりのアルコール摂取回数とアタッチメントロスにはわずかではあるが正の関係が認められる．アルコール成分そのものが問題というよりも，頻回なアルコール摂取により安定しない口腔衛生が問題になっているのかもしれない(文献70より引用改変)．

5 栄養,食生活

栄養や食生活が歯周病に影響を及ぼすことを調査した研究はかなり多く存在する.ビタミン[72〜76],カルシウム[77〜79],マグネシウム[80],オメガ3,6脂肪酸[81〜84],食物繊維[85],穀物[80,86],フルーツや野菜[86],大豆[87],プロバイオティクス[88]などの栄養素と歯周病の関連性を調べた研究が存在するが,明確な相関関係を示すには至っていない.したがって,十分に栄養を摂取している個人がビタミンやミネラルサプリメントを摂取することを正当化するエビデンスは不十分である.しかしながら,現代社会の健康問題のほとんどが「加齢にともなう慢性疾患(炎症疾患)」であり,炎症を抑制するという観点からは,食生活や生活習慣が全身炎症のコントロールに重要な役割を果たしていることはいうまでもない.

栄養素は今,第3世代に入ったといわれている(図12).第3世代の栄養素とは,炎症に対して薬のように影響を及ぼすものを指し,具体的には青魚などの魚介類に多く含まれるオメガ3脂肪酸や,赤ワインに含まれるポリフェノールなどが代表例として挙げられる.今後のさらなる研究によって歯周炎を抑制するような栄養素がより明確になることを期待したい.

第1〜第3世代の栄養素

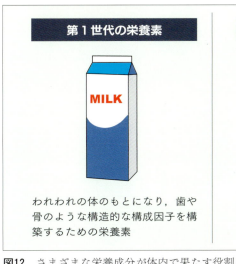
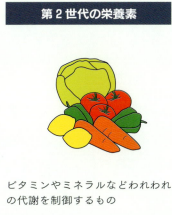
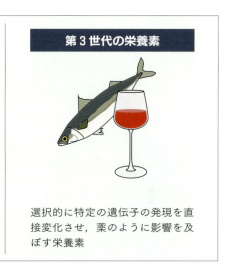

図12 さまざまな栄養成分が体内で果たす役割は多様である.

3 宿主要因,生活習慣要因に影響を与える社会行動的ファクター

患者固有の個々のリスクファクターが,歯周病の性質そのものに影響を及ぼすことはPage and Kornmanの病因論[1]を通して理解できる.その個別のリスクファクターに間接的に影響を与えるのが社会行動的ファクター(Sociobehavioral factor)である.個人個人の生活習慣が歯周炎に影響を与えることは明らかであるが,その生活習慣やそれを支える考え方・価値観はさまざまな社会的環境により左右される.教育,社会的地位,経済的状況,家族の考え方,医療保険制度,文化や風習がなどが,その年齢のタイミングで複雑に影響を及ぼし,生活習慣を形成していく.

1 社会経済的要因

　1960年代前半から，教育と収入に基づいて歯周病の重症度や有病率が変化することは報告されている[90]．十分とはいえないが，統計学的な報告はつねに年齢や性別を調整後に歯周病が教育と収入にマイナスに関係していることを報告している．またほとんどの研究で，歯周炎と社会経済的な指標[91〜94]の相関関係を報告している（図13）．

　もっとも最近のUS national survey[95]では教育や貧困の状態といった社会的な勾配が平均歯周ポケット深さとアタッチメントロスと相関関係があることを示している（図14）．家族収入が連邦貧困水準よりも低い，あるいは学歴が高校卒業以下の人たちはより大きな歯周ポケット深さとアタッチメントロスを示した（図15）．20〜64歳の成人では，歯周炎の有病率は高校卒業以下のものは，それ以上のものよりも約3倍ほど高いことがわかっている．

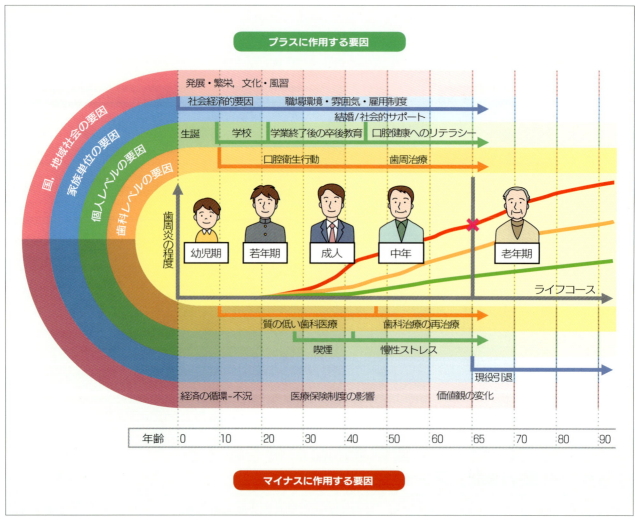

歯周炎を取り巻くさまざまな社会行動的ファクターをまとめたライフコースモデル[89]

図13　歯周炎を取り巻くさまざまな社会行動的ファクターをまとめたライフコースモデル（文献89より引用改変）．歯周炎はさまざまな形で発症するが，そのバリエーションは人生の時間の流れのなかで，さらに個人の生活のなかでさらされるさまざまな要因に影響を受ける．また，その個人の行動は家族レベルで影響を受け，さらに家族の思考は地域社会や国の制度・方針，経済的サイクルによって影響を受ける．「かかりつけ歯科医院」には，患者を取り巻く固有の環境や暮らしぶりをできるだけ理解したうえで，行動変容を導く資質が不可欠である．また歯科医院は，その地域社会の特性を理解し，どのように好影響を及ぼすことができるのかを戦略的に考える必要がある．

20歳以上の米国人の健康栄養調査(1999～2004)

特徴	20～64歳		60歳以上	
教育期間(年数)	アタッチメントロス	歯周炎の有病率	アタッチメントロス	歯周炎の有病率
<12	1.05 ± 0.05	17.3 ± 1.65	2.10 ± 0.09	16.6 ± 1.98
12	0.77 ± 0.03	9.3 ± 0.98	1.41 ± 0.06	8.3 ± 1.26
>12	0.62 ± 0.02	5.8 ± 0.52	1.36 ± 0.05	8.3 ± 1.41
貧富の状態				
<100%FPL	0.97 ± 0.04	13.9 ± 1.85	2.30 ± 0.24	17.5 ± 4.05
100-199%FPL	0.97 ± 0.04	15.3 ± 1.22	1.65 ± 0.08	11.6 ± 1.72
≥200%FPL	0.64 ± 0.02	6.0 ± 0.56	1.39 ± 0.05	8.6 ± 1.11

図14 人種，教育，貧困状態による平均ポケット値，アタッチメントロス，歯周病の有病率．歯周病が少なくとも1か所の3mm以上のアタッチメントロスと4mm以上の歯周ポケットを有するものと定義される貧富の状態は，家族収入がFPL(連邦貧困水準)を基準として定義される(文献95より引用改変)．

中等度‐重度歯周炎(35～44歳)の有病率と収入の比較

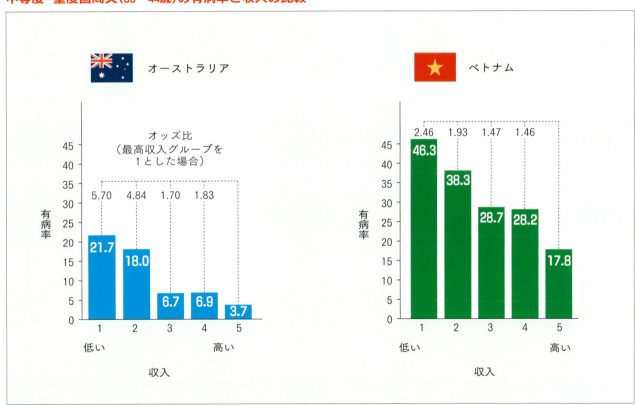

図15 35～44歳の被験者の中等度‐重度歯周炎の有病率と世帯収入の比較．有病率と調整された比率を，世帯収入別の5グループ(五分位)に分けて表記．病気の定義は2か所以上の4mm以上のアタッチメントロスと2か所以上の5mm以上の歯周ポケット値をともなうものである(文献96～99より引用改変)．

TAKE HOME MESSAGE

1. 生活習慣に関係するリスクファクターを理解しよう．

2. 喫煙者に対する禁煙のモチベーション効果を高めるために，どのように喫煙が歯周炎に悪影響を及ぼすかを深く理解して，患者教育に役立てよう．

3. 糖尿病と歯周炎はBi-directional（双方向性）に影響し合う疾患である．歯周炎の治療を行うことによる糖尿病改善にもたらすメリットもよく理解し，患者のモチベーションにつなげるようにしよう．

4. 肥満は2型糖尿病，心血管障害，高血圧を含むさまざまな慢性炎症疾患にも影響を及ぼすため，生涯に渡るメインテナンスのなかで患者の体型変化なども見逃さないようにしよう．患者との信頼関係を構築し，定期的に体重（BMI）も問診，記録しておこう．

5. 歯周病のみならず，う蝕の発現など口腔内に変化が起きている場合は，食生活・飲酒頻度なども有益な情報になることもある．細かい変化を見逃さないようにしよう．

6. 生活習慣に関係する歯周病のリスクファクターは，生活のなかでのバリエーションを反映する．人生の時間の流れのなかで変化する個人レベルの要因（教育，周囲の影響，価値観の変化），家族レベルの要因（家族の考え方，経済的要因，雇用環境など），社会レベルの要因（医療保険制度，文化・慣習）を分析，理解して，そのメリット・デメリットを反映するような歯科医院づくりをしよう．

参考文献

1. Page RC, Kornman K. The pathogenesis of human periodontitis: an introduction. Periodontol 2000 1997; 14: 9-11.
2. Kornman KS. Mapping of pathogensis of periditis: A new look. J Periodontol 2008; 79: 1560-1568.
3. Van Dyke TE, Sheilesh D. Risk factors for periodontitis. J Int Acad Periodontol 2005; 7(1): 3-7.
4. Clarke NG, Hirsch RS. Personal risk factors for generalized periodontitis. J Clin Periodontol 1995; 22: 136-145.
5. 清水宏康．科学的根拠に基づく歯周病へのアプローチ．東京：医歯薬出版，2015.
6. Brothwell DJ. Should the use of smoking cessation products be promoted by dental offices? An evidence-based report. J Can Dent Assoc 2001; 67: 149-155.
7. Haber J. Smoking is a major risk factor for periodontitis. Curr Opin Periodontol 1994; 12-18.
8. Papapanou PN. Periodontal diseases: epidemiology. Ann Periodontol 1996; 1: 1-36.
9. Grossi SG, Zambon JJ, Ho AW, Koch G, Dunford RG, Machtei EE, Norderyd OM, Genco RJ. Assessment of risk for periodontal disease. I. Risk indicators for attachment loss. J Periodontol 1994; 65: 260-267.
10. Grossi SG, Genco RJ, Machtei EE, Ho AW, Koch G, Dunford R, Zambon JJ, Hausmann E. Assessment of risk for periodontal disease. II. Risk indicators for alveolar bone loss. J Periodontol 1995; 66: 23-29.
11. Calsina G, Ramon JM, Echeverria JJ. Effects of smoking on periodontal tissues. J Clin Periodontol 2002; 29: 771-776.
12. Linden GJ, Mullally BH. Cigarette smoking and periodontal destruction in young adults. J Periodontol 1994; 65: 718-723.
13. Hyman JJ, Reid BC. Epidemiologic risk factors for periodontal attachment loss among adults in the United States. J Clin Periodontol 2003; 30: 230-237.
14. Patel RA, Wilson RF, Palmer RM. The effect of smoking on periodontal bone regeneration: a systematic review and meta-analysis. J Periodontol 2012; 83: 143-155.
15. Bolin A, Eklund G, Frithiof L, Lavstedt S. The effect of changed smoking habits on marginal alveolar bone loss. A longitudinal study. Swed Dent J 1993; 17: 211-216.
16. Tomar SL, Asma S. Smoking-attributable periodontitis in the United States: findings from NHANES Ⅲ. National Health and Nutrition Examination Survey. J Periodontal 2000; 71: 743-751.
17. Martinez-Canut P, Lorca A, Magán R. Smoking and periodontal disease severity. J Clin Periodontol 1995; 22: 743-749.
18. Zambon JJ, Grossi SG, Machtei EE, Ho AW, Dunford R, Genco RJ. Cigarette smoking increases the risk for subgingival infection with periodontal pathogens. J Periodontol 1996; 67: 1050-1054.
19. Bergström J, Boström L. Tobacco smoking and periodontal hemorrhagic responsiveness. J Clin Periodontol 2001; 28: 680-685.
20. Loesche WJ. Periodontal disease as a risk factor for heart disease. Compendium 1994; 15: 976-991.
21. Morozumi T, Kubota T, Sato T, Okuda K, Yoshie H. Smoking cessation increases gingival blood flow and gingival crevicular fluid. J Clin Periodontol 2004; 31: 267-272.
22. van der Weijden GA, de Slegte C, Timmerman MF, van der Velden U. Periodontitis in smokers and non-smokers: intra-oral distribution of pockets. J Clin Periodontol 2001; 28: 955-960.
23. Söder B, Nedlich U, Jin LJ. Longitudinal effect of non-surgical treatment and systemic metronidazole for 1 week in smokers and non-smokers with refractory periodontitis: a 5-year study. J Periodontol 1999; 70: 761-771.
24. Cuff MJ, McQuade MJ, Scheidt MJ, Sutherland DE, Van Dyke TE. The presence of nicotine on root surfaces of periodontally diseased teeth in smokers. J Periodontol 1989; 60: 564-569.
25. James JA, Sayers NM, Drucker DB, Hull PS. Effects of tobacco products on the attachment and growth of periodontal ligament fibroblasts. J Periodontol 1999; 70: 518-525.
26. 厚生労働省．平成24年国民健康・栄養調査結果の概要．
27. 日本糖尿病学会．科学的根拠に基づく糖尿病診療ガイドライン 2013.
28. Emrich LJ, Shlossman M, Genco RJ. Periodontal disease in non-insulin-dependent diabetes mellitus. J Periodontol 1991; 62: 123-131.
29. Nelson RG, Shlossman M, Budding LM, Pettitt DJ, Saad MF, Genco RJ, Knowler WC. Periodontal disease and NIDDM in Pima Indians. Diabetes Care 1990; 13: 836-840.
30. Shlossman M, Knowler WC, Pettitt DJ, Genco RJ. Type 2 diabetes mellitus and periodontal disease. J Am Dent Assoc 1990; 121: 532-536.
31. Taylor GW, Burt BA, Becker MP, Genco RJ, Shlossman M. Glycemic control and alveolar bone loss progression in type 2 diabetes. Ann Periodontol 1998; 3: 30-39.
32. Denninson DK, Gottesegen R, Rose LF. Diabetes and periodontal diseases. J Periodontol 1996; 67: 166-176.
33. Grossi SG, Skrepcinski FB, DeCaro T, Zambon JJ, Cummins D, Genco RJ. Responses to periodontal therapy in diabetics and smokers. J Periodontol 1996; 67: 1094-1102.
34. Aldridge JP, Lester V, Watts TL, Collins A, Viberti G, Wilson RF. Single-blind studies of the effects of improved periodontal health on metabolic control in type 1 diabetes mellitus. J Clin Periodontol 1996; 22: 271-275.
35. Hodge PJ, Robertson D, Paterson K, Smith GL, Creanor S, Sherriff A. Periodontitis in non-smoking type 1 diabetic adults: a cross-sectional study. J Clin Periodontol 2012; 39: 20-29.
36. Chapple IL, Genco R, working group 2 of the joint EFP/AAP workshop. Diabetes and periodontal diseases: consensus report of the Joint EFP/AAP Workshop on Periodontitis and Systemic Diseases. J Periodontol 2013; 84: S106-112.
37. 日本歯周病学会（編）．糖尿病患者に対する歯周治療ガイドライン．東京：医歯薬出版，2014.
38. 日本臨床歯周病学会（監修）．歯周病と全身疾患．最新エビデンスに基づくコンセンサス．東京：デンタルダイヤモンド社，2017.
39. Lösche W, Karapetow F, Pohl A, Pohl C, Kocher T. Plasma lipid and blood glucose levels in patients with destructive periodontal disease. J Clin Periodontol 2000; 27: 537-541.
40. Zadik Y, Bechor R, Galor S, Levin L. Periodontal disease might be associated even with impaired fasting glucose. Br Dent J 2010; 208: E20.
41. Lalla E, Kunzel C, Burkett S, Cheng B, Lamster IB. Identification of unrecognized diabetes and pre-diabetes in a dental setting. J Dent Res 2011; 90: 855-860.
42. Katz J. Elevated blood glucose levels in patients with severe periodontal disease. J Clin Periodontol 2001; 28: 710-712.
43. Katz J, Chaushu G, Sgan-Cohen HD. Relationship of blood glucose level to community periodontal index of treatment needs and body mass index in a permanent Israeli military population. J Periodontol 2000; 71: 1521-1527.
44. Morita I, Inagaki K, Nakamura F, Noguchi T, Matsubara T, Yoshii S, Nakagaki H, Mizuno K, Sheiham A, Sabbah W. Relationship between periodontal status and levels of glycated hemoglobin. J Dent Res 2012; 91: 161-166.
45. Taylor JJ, Preshaw PM, Lalla E. A review of the evidence for pathogenic mechanisms that may link periodontitis and diabetes. J Periodontol 2013; 84: S113-134.
46. Garlet GP. Destructive and protective roles of cytokines in periodontitis: a reappraisal from host defense and tissue destruction viewpoints. J Dent Res 2010; 89: 1349-1363.
47. Garlet GP, Martins W Jr, Fonseca BA, Ferreira BR, Silva JS. Matrix metalloproteinases, their physiological inhibitors and osteoclast factors are differentially regulated by the cytokine profile in human periodontal disease. J Clin Periodontol 2004; 31: 671-679.
48. Graves DT, Cochran D. The contribution of interleukin-1 and tumor necrosis factor to periodontal tissue destruction. J Periodontol 2003; 74: 391-401.
49. World Health Organization. Obesity and overweight. Fact sheet No. 311, 2006.
50. 厚生労働省．平成25年国民健康・栄養調査結果の概要．
51. Chaffee BW, Weston SJ. Association between chronic periodontal disease and obesity: a systematic review and meta-analysis. J Periodontol 2010; 81: 1708-1724.
52. Suvan J, D'Aiuto F, Moles DR, Petrie A, Donos N. Association between overweight/obesity and periodontitis in adults. A systematic review. Obes Rev 2011; 12: e381-404.
53. Nishida N, Tanaka M, Hayashi N, Nagata H, Takeshita T, Nakayama K, Morimoto K, Shizukuishi S. Determination of smoking and obesity as periodontitis risks using the classification and regression tree method. J Periodontol 2005; 76: 923-928.

54. Morita I, Okamoto Y, Yoshii S, Nakagaki H, Mizuno K, Sheiham A, Sabbah W. Five-year incidence of periodontal disease is related to body mass index. J Dent Res 2011；90：199-202.
55. Shimazaki Y, Egami Y, Matsubara T, Koike G, Akifusa S, Jingu S, Yamashita Y. Relationship between obesity and physical fitness and periodontitis. J Periodontal 2010；81：1124-1131.
56. Al-Zahrani MS, Borawski EA, Bissada NF. Increased physical activity reduces prevalence of periodontitis. J Dent 2005；33：703-710.
57. Al-Zahrani MS, Borawski EA, Bissada NF. Periodontitis and three health-enhancing behaviors：maintaining normal weight, engaging in recommended level of exercise, and consuming a high-quality diet. J Periodontol 2005；76：1362-1366.
58. Karjalainen S, Vanhamäki M, Kanto D, Kossi L, Sewón L, Salo M. Long-term physical inactivity and oral health in Finnish adults with intellectual disability. Acta Odontol Scand 2002；60：50-55.
59. Merchant AT, Pitiphat W, Rimm EB, Joshipura K. Increased physical activity decreases periodontitis risk in men. Eur J Epidemiol 2003；18：891-898.
60. Wakai K, Kawamura T, Umemura O, Hara Y, Machida J, Anno T, Ichihara Y, Mizuno Y, Tamakoshi A, Lin Y, Nakayama T, Ohno Y. Associations of medical status and physical fitness with periodontal disease. J Clin Periodontol 1999；26：664-672.
61. Kershaw EE, Flier JS. Adipose tissue as an endocrine organ. J Clin Endocrinol Metab 2004；89：2548-2556.
62. Fantuzzi G. Adipose tissue, adipokines, and inflammation. J Allergy Clin Immunol 2005；115：911-919.
63. Shoelson SE, Lee J, Goldfine AB. Inflammation and insulin resistance. J Clin Invest 2006；116：1793-1801.
64. Holtfreter B, Schwahn C, Biffar R, Kocher T. Epidemiology of periodontal diseases in the Study of Health in Pomerania. J Clin Periodontol 2009；36：114-123.
65. Genco RJ, Grossi SG, Ho A, Nishimura F, Murayama Y. A proposed model linking inflammation to obesity, diabetes, and periodontal infections. J Periodontol 2005；76：2075-2084.
66. Saito T, Yamaguchi N, Shimazaki Y, Hayashida H, Yonemoto K, Doi Y, Kiyohara Y, Iida M, Yamashita Y. Serum levels of resistin and adiponectin in women with periodontitis：the Hisayama study. J Dent Res 2008；87：319-322.
67. Rehm J, Mathers C, Popova S, Thavorncharoensap M, Teerawattananon Y, Patra J. Global burden of disease and injury and economic cost attributable to alcohol use and alcohol-use disorders. Lancet 2009；373：2223-2233.
68. Rehm J, Room R, Graham K, Monteiro M, Gmel G, Sempos CT. The relationship of average volume of alcohol consumption and patterns of drinking to burden of disease：an overview. Addiction 2003；98：1209-1228.
69. Romeo J, Wärnberg J, Marcos A. Drinking pattern and socio-cultural aspects on immune response：an overview. Proc Nutr Soc 2010；69：341-346.
70. Tezal M, Grossi SG, Ho AW, Genco RJ. Alcohol consumption and periodontal disease. The Third National Health and Nutrition Examination Survey. J Clin Periodontol 2004；31：484-488.
71. Amaral Cda S, Vettore MV, Leão A. The relationship of alcohol dependence and alcohol consumption with periodontitis：a systematic review. J Dent 2009；37：643-651.
72. Yu YH, Kuo HK, Lai YL. The association between serum folate levels and periodontal disease in older adults：data from the National Health and Nutrition Examination Survey 2001/02. J Am Geriatr Soc 2007；55：108-113.
73. Nishida M, Grossi SG, Dunford RG, Ho AW, Trevisan M, Genco RJ. Dietary vitamin C and the risk for periodontal disease. J Periodontol 2000；71：1215-1223.
74. Chapple IL, Milward MR, Dietrich T. The prevalence of inflammatory periodontitis is negatively associated with serum antioxidant concentrations. J Nutr 2007；137：657-664.
75. Dietrich T, Joshipura KJ, Dawson-Hughes B, Bischoff-Ferrari HA. Association between serum concentrations of 25-hydroxyvitamin D3 and periodontal disease in the US population. Am J Clin Nutr 2004；80：108-113.
76. Dietrich T, Nunn M, Dawson-Hughes B, Bischoff-Ferrari HA. Association between serum concentrations of 25-hydroxyvitamin D and gingival inflammation. Am J Clin Nutr 2005；82：575-580.
77. Nishida M, Grossi SG, Dunford RG, Ho AW, Trevisan M, Genco RJ. Calcium and the risk for periodontal disease. J Periodontol 2000；71：1057-1066.
78. Krall EA. The periodontal—systemic connection：implications for the treatment of patients with osteoporosis and periodontal disease. Ann Periodontol 2001；6：209-213.
79. Miley DD, Garcia MN, Hildebolt CF, Shannon WD, Couture RA, Anderson Spearie CL, Dixon DA, Langenwalter EM, Mueller C, Civitelli R. Cross-sectional study of vitamin D and calcium supplementation effects on chronic periodontitis. J Periodontol 2009；80：1433-1439.
80. Merchant AT, Pitiphat W, Franz M, Joshipura KJ. Whole-grain and fiber intakes and periodontitis risk in men. Am J Clin Nutr 2006；83：1395-1400.
81. Naqvi AZ, Buettner C, Phillips RS, Davis RB, Mukamal KJ. n-3 fatty acids and periodontitis in US adults. J Am Diet Assoc 2010；110：1669-1675.
82. Rosenstein ED, Kushner LJ, Kramer N, Kazandjian G. Pilot study of dietary fatty acid supplementation in the treatment of adult periodontitis. Prostaglandins Leukot Essent Fatty Acids 2003；68：213-218.
83. Campan P, Planchand PO, Duran D. Pilot study on n-3 polyunsaturated fatty acids in the treatment of human experimental gingivitis. J Clin Periodontol 1997；24：907-913.
84. Iwasaki M, Yoshihara A, Moynihan P, Watanabe R, Taylor GW, Miyazaki H. Longitudinal relationship between dietary ω-3 fatty acids and periodontal disease. Nutrition 2010；26：1105-1109.
85. Petti S, Cairella G, Tarsitani G. Nutritional variables related to gingival health in adolescent girls. Community Dent Oral Epidemiol 2000；28：407-413.
86. Yoshihara A, Watanabe R, Hanada N, Miyazaki H. A longitudinal study of the relationship between diet intake and dental caries and periodontal disease in elderly Japanese subjects. Gerodontology 2009；26：130-136.
87. Tanaka K, Sasaki S, Murakami K, Okubo H, Takahashi Y, Miyake Y；Freshmen in Dietetic Courses Study II Group. Relationship between soy and isoflavone intake and periodontal disease：the Freshmen in Dietetic Courses Study II. BMC Public Health 2008；8：39-46.
88. Staab B, Eick S, Knöfler G, Jentsch H. The influence of a probiotic milk drink on the development of gingivitis：a pilot study. J Clin Periodontol 2009；36：850-856.
89. Zubrick SR, Taylor CL, Lawrence D, Mitrou F, Christensen D, Dalby R. The development of human capability across the life course：perspectives from childhood. Australasian Epidemiologist 2009；16：6-10.
90. Kelly JE, Van Kirk LE. Periodontal disease in adults, 1960-1962. Vital Health Stat 11 1965；12：1-30.
91. Elter JR, Beck JD, Slade GD, Offenbacher S. Etiologic models for incident periodontal attachment loss in older adults. J Clin Periodontol 1999；26：113-123.
92. Nikias MK, Fink R, Sollecito W. Oral health status in relation to socioeconomic and ethnic characteristics of urban adults in the USA. Community Dent Oral Epidemiol 1977；5：200-206.
93. Oliver RC, Brown LJ, Loe H. Variations in the prevalence and extent of periodontitis. J Am Dent Assoc 1991；122：43-48.
94. Oliver RC, Brown LJ, Löe H. Periodontal diseases in the United States population. J Periodontol 1998；69：269-278.
95. Dye BA, Tan S, Smith V, Lewis BG, Barker LK, Thornton-Evans G, Eke PI, Beltrán-Aguilar ED, Horowitz AM, Li CH. Trends in oral health status：United States, 1988-1994 and 1999-2004. Vital Health Stat 11 2007；248：1-92.
96. Do GL, Spencer AJ, Roberts-Thomson K, Ha HD. Smoking as a risk indicator for periodontal disease in the middle-aged Vietnamese population. Community Dent Oral Epidemiol 2003；31：437-446.
97. Do LG, Spencer JA, Roberts-Thomson K, Ha DH, Tran TV, Trinh HD. Periodontal disease among the middle-aged Vietnamese population. J Int Acad Periodontol 2003；5：77-84.
98. Slade GD, Spencer AJ, Roberts-Thomson KF (eds). Australia's dental generations：the National Survey of Adult Oral Health 2004-06. Canberra：Australian Institute of Health and Welfare, 2007.
99. Thomson WM, Sheiham A, Spencer AJ. Sociobehavioral aspects of periodontal disease. Periodontol 2000 2012；60：54-63.

CHAPTER

5

歯周病と全身疾患の関連性

2者をつなぐ"炎症"というキーワード

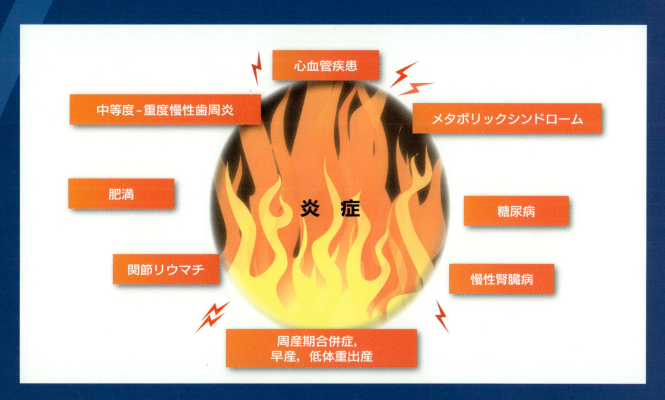

▲超高齢社会で蔓延する疾患のほとんどが加齢にともなう慢性疾患（chronic disease of aging）といわれるが，その慢性疾患のきっかけとなるのが「炎症」である．

1 「炎症」という視点から歯周病をみてみよう

歯周病と全身疾患の関連性は2000年以降，歯科界の内外で大きな注目を集めてきた．タイム誌の2004年2月号に「静かなる殺戮者（secret killer）」[1]の見出しで"炎症性疾患と心臓発作，がん，アルツハイマー病，その他の疾患との驚くべき関係．私たちが立ち向かうためにできること"と題し，歯周病に端を発する局所炎症が全身に及ぼす可能性を特集した．

日常生活における炎症というと，身近なところでは過度な日焼けや皮膚感染による腫れなどをイメージする．しかし本当に気をつけなければいけないのは，本来炎症性疾患であるにもかかわらず一般的にそうでないと認識されている疾病である．皮膚が老化してシワができるが，じつはこれもほとんどが皮膚の炎症の結果によるものである．一般的には歯周病も単なる感染症とみなされるきらいがあるが，その本体は感染という外的ストレスに対する生体の炎症反応である．「炎症」という視点に立てば，歯周病も立派な全身疾患の1つである．

2 歯周炎と全身疾患の関連性

歯周炎と全身疾患の関連性には，以下の5つの質問に対する解釈が必要である．

> 1) 歯周炎が対象疾患を増悪させる要因であるのか？
> 2) 対象疾患が存在することにより歯周炎が増悪するのか？
> 3) 1) の答えがイエスなら歯周炎を治療することにより全身疾患は改善するのか？
> 4) 2) の答えがイエスなら対象疾患を治療することで歯周炎の寛解につながるのか？
> 5) 歯周炎をコントロールして全身疾患に影響を良い方向にもたらすことで医療費の減少につながるか？

多くの疾患において1)〜4)の現段階での答えはその中間に位置するもので，数多くのエビデンスがその関係性を示しているものの，1：1の関係であることはなく，多くの要因が複雑に絡み合っていると考えられる．もっともアップデートされた厳密なエビデンスの解釈はAAP（米国歯周病学会）とEFP（ヨーロッパ歯周病連盟）の合同コンセンサス[2〜17]，日本歯周病学会の「歯周病と全身疾患」[18]，日本臨床歯周病学会の「歯周病と全身疾患 最新エビデンスに基づくコンセンサス」[19]にゆずるものとし，そのなかでも歯周病との強い関係性が示唆される以下の7つの疾患に関して，どのようなメカニズムでリンクしていると想定されているのか，それを踏まえてどのように臨床に生かしていくかを考察する．

本稿では一般的に歯周病との関連性が疑わしいといわれてきた代表的な炎症性の全身疾患にフォーカスを当てていく（**図1**）．

①糖尿病（⇒P120に解説）
②肥満・メタボリックシンドローム（⇒P125に解説）
③アテローム性動脈硬化（⇒P128に解説）
④周産期合併症（⇒P131に解説）
⑤肺炎（⇒P134に解説）
⑥腎臓病（⇒P136に解説）
⑦関節リウマチ（⇒P138に解説）

歯周病と全身疾患の関連性

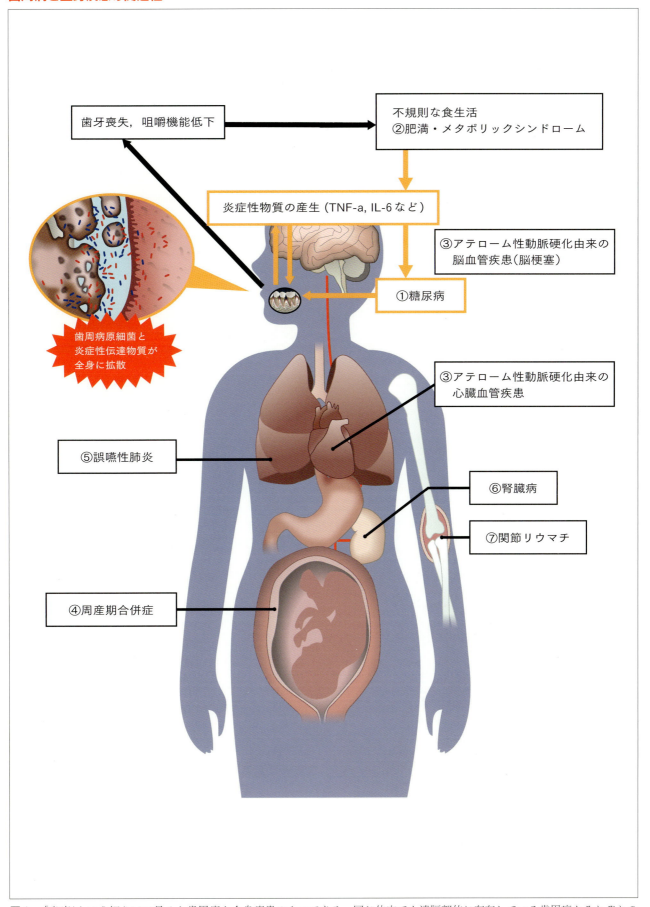

図1 「炎症」という切り口で見ると歯周病も全身疾患の1つである．同じ体内でも遠隔部位に存在している歯周病とそれぞれの疾患が，どのようなメカニズムで影響を及ぼしあっているのかを理解しておきたい．

1 歯周病と糖尿病の関連性

(1) 糖尿病とは?

糖尿病はさまざまな形で合併症が起こる代謝異常疾患で,糖尿病のすべての形態で高血糖という特徴がある.通常は正常な質と量のインスリン分泌によってグルコース代謝が行われ細胞に必要なエネルギーを生成するが,糖尿病は正常でないグルコース代謝の状態で,インスリン活動性の欠損や,インスリン生成の欠損(重篤な場合は両方)という結果から起こされる.

糖尿病は1型糖尿病,2型糖尿病に大別できる.1型はインスリン産生を担当する膵臓のβ細胞の破壊によりインスリンの欠乏をともなう糖尿病である.2型は,いわゆる「生活習慣が悪い」ことが原因になり,インスリンの分泌低下や,分泌量はあるもののインスリンの効力が弱くインスリン抵抗性がある.

(2) 歯周病と糖尿病は双方向性に影響を及ぼし合う

歯周病と糖尿病の関連性を報告したランドマーク的研究が米国アリゾナ州に住むピマ・インディアンを対象とした疫学調査である[20, 21].ピマ・インディアンは世界でもっとも高頻度に2型糖尿病を発症する民族であるが,この調査で歯周病の有病率と重症度が糖尿病と強く関連していることを報告した.より普遍的な結論を得るために,世界各国で横断的研究,縦断的研究,それに基づくシステマティックレビュー[12, 13]が報告されている.現在では前糖尿病状態,糖尿病の状態,糖尿病の罹患期間が歯周病に影響を与えることは周知の事実である.

一方,歯周病が糖尿病に与える影響に関してはどうだろうか? AAP/EFPの共同コンセンサス[11〜13]

糖尿病とは

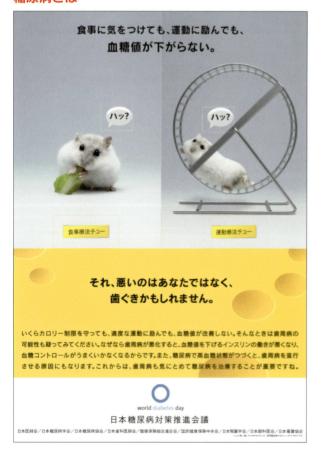

図2 日本糖尿病対策推進会議から発行されているポスター.歯周病と糖尿病が双方向性の疾患であることが医科側にも認知されはじめている(日本医師会ホームページより).

簡易血糖測定器による受診時の血糖値測定

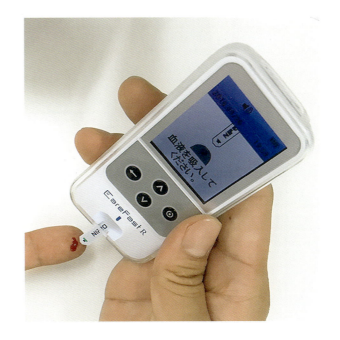

図3　簡易血糖測定器による受診時の血糖値測定.

や，その後に報告されたLinらの44,601人を対象にした大規模後ろ向きコホート研究によると，歯周病の状態が2型糖尿病の発症に影響を及ぼしていることが示唆されている[22]．つまり多くの疫学的エビデンスが歯周病と糖尿病が双方向性に影響を及ぼし合っていることを支持している．

　それでは私たち臨床家が歯周病に対して歯周治療を行った結果，糖尿病の改善に貢献できるであろうか（**図2**）．参考エビデンスをシステマティックレビューとメタアナリシスに絞ってみると2005年のJanket[23]，2008年のDarré[24]，2010年のTeeuw[25]，2010年のSimpson[26]，2013年のAAP/EFPのシステマティックレビュー[12,13]が挙げられるが，おおむね歯周治療によってHbA1cの改善が認められることがわかっている．しかしながらその改善程度が明確でなく，現時点では歯周治療が糖尿病治療の指針のなかに組み込まれるほどのものではないようである．とはいえ，糖尿病患者への歯周治療はマイナスの効果をもたらすものではないので一般的には強く推奨されるものであるといえる．

（3）隠れ糖尿病と前糖尿病状態を早期に特定する

　日本における糖尿病は950万人，糖尿病患者の2人に1人が糖尿病の診断を受けていないと考えられている．またその予備軍は1,100万人程度といわれていて，糖尿病型・前糖尿病群（境界型）の合計は2,050万人にのぼり日本人口の16%にもなる[27]．当然，私たちの診療所においてもそれに近い割合の患者が来院しているはずである．境界型の場合も歯周病のリスクになることは一連の研究によって示されているため，歯周病学的観点からも，医学的観点からも，われわれはより注意深く全身状態をスクリーニングできるようにならねばならない．

　患者が疾病に罹患していない健康な状態で継続通院することが一般的な医療機関は歯科医院のみである．定期メインテナンスが根付いている医院では簡易血糖検査を低侵襲的に定期的に行うことにより，生活習慣に強く影響を受ける糖尿病の「早期診断・早期管理」につなげることができる．当院では，BMI（体格指数）が25以上，糖尿病の既往歴がある患者，メタボリックシンドロームが疑われる患者，重度歯周炎患者を中心に簡易血糖検査を用いたスクリーニング検査（**図3**）を実施し，前糖尿病患者には積極的な生活習慣改善を促し，糖尿病が疑われる患者には早期専門医受診を促すように心がけている．

（4）歯周病と糖尿病の関連メカニズム

　本事項については，イラストを用いて**図4**に詳説する．また**P105～107**を参考にされたい．

歯周病と糖尿病が双方向に影響を及ぼしあうメカニズム

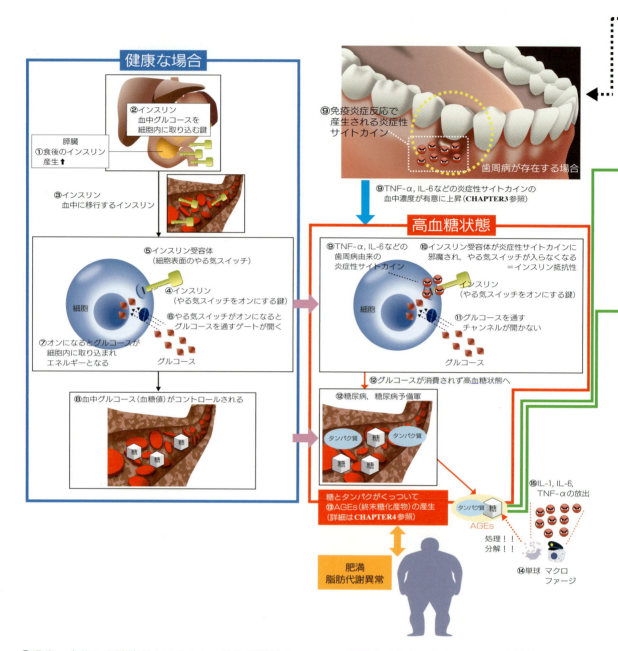

①通常，食後に血糖値が上昇すると，それを下げるために膵臓がインスリンを産生する．②分泌されたインスリンは血中を移行（③）して，④細胞表面に存在するインスリン受容体と結合する．⑤インスリン受容体を細胞表面のやる気スイッチとすると，インスリンはそのスイッチをオンにする鍵となるものである．⑥やる気スイッチ（インスリン受容体）がオンになると細胞表面のゲートを解放して，血中を流れているグルコース（血糖）を細胞内に取り込み，⑦エネルギー源として活用，消費される．⑧このようにインスリンが正常に機能して，インスリン受容体に作用する限り血中グルコース（血糖値）がコントロールされる．

歯周病が起きるとどのように血糖値に影響を及ぼすのであろうか．歯周病が口腔内に発症し，その発症する過程のなかで炎症性サイトカインや炎症伝達物質が産生されて血中濃度が有意に上昇する（⑨）．するとインスリン受容体がインスリンに対しての反応が鈍くなり細胞表面のゲートが開かず細胞が血中のグルコースを細胞内に取り組みことができずに血中グルコース濃度が上昇する（⑩⑪⑫）．高血糖状態が長期間にわたって継続すると血中内の余剰な糖とタンパクが結合してAGEs（Advance Glycation End Products：終末糖化産物）といわれる老化にかかわる生成物が血中に生まれ（⑬），マクロファージがこのAGEsの分解を担当する

図4　歯周病と糖尿病が双方向に影響を及ぼしあうメカニズム．

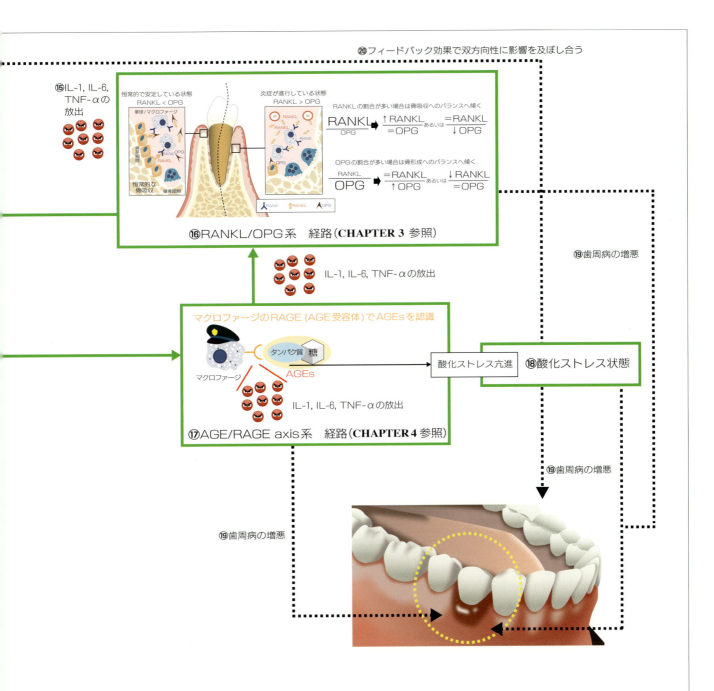

（⑭）．そういう意味ではAGEはたとえは乱暴だが歯周炎における*P.g*菌のようなものである．このAGEsに対する免疫反応で生まれる炎症サイトカインは歯周炎の免疫反応で生まれるサイトカインと共通のものである（⑮）．ちなみに肥満・脂肪代謝異常状態は糖尿病のリスクでもあり，脂肪由来の炎症性サイトカイン（通称アディポカイン）も同様に歯周炎の炎症性サイトカインと類似している．肥満と歯周病の関連性は後述．

話を戻すと，AGEsをマクロファージが攻撃してIL-1，IL-6，TNF-αなどの炎症性サイトカインが産生されると（⑮），これらのサイトカインは歯周組織周囲でRANKL／OPGのバランスをより歯槽骨吸収に傾けていく（⑯）（**CHAPTER 3 参照**）．さらにマクロファージがAGEsを認識するAGE/RAGE axis系経路（⑰）が活性化し，炎症性サイトカインを産生し歯周炎を増悪させる（⑲）．また血中内が炎症に傾くと血中内の酸化ストレスが増し（⑱），活性酸素などにより血中の悪玉コレステロール（LDL）が酸化悪玉コレステロール（ox-LDL）に変化しさらなる全身局所の炎症カスケードに拍車をかけ，その一端として歯周病の増悪につながる（⑲）．糖尿病の影響で歯周炎の状態が悪化し，フィードバック効果で再度糖尿病に悪影響をもたらし（⑳），これが歯周病と糖尿病が双方向性に影響を及ぼし合う疾患であるといわれるゆえんである．

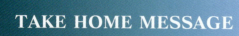
TAKE HOME MESSAGE

1. 糖尿病患者には徹底した口腔診査，口腔衛生管理が推奨される．

2. 糖尿病患者は歯周病に対するリスクが高まり，歯周病に罹患した場合，血糖コントロールが難しくなる可能性があり，腎疾患や他の糖尿病合併症のリスクも高くなることを告げるべきである．

3. 広範囲な歯牙欠損が認められる場合は，適切な口腔衛生環境を整えながら，適切な栄養状態を保つため速やかに歯科治療による咀嚼機能回復が必要である．

4. 歯科医院は定期メインテナンスのために健康でありながら通院する唯一の医療機関であるため，肥満・メタボリックシンドローム（次項参照），糖尿病や重度歯周炎のサインが認められる患者に対しては血糖値測定による積極的なスクリーニングが推奨され，閾値を超える検査結果が得られたら速やかに糖尿病専門医に紹介を行う．

2 歯周病と肥満・メタボリックシンドロームの関連性

(1) 肥満とは？

過体重や肥満はBMI（図5）やウエスト-ヒップ比，腹囲，体重，そして体重変化で定義される．文献的には最初の3者が用いられることが多い．過体重や肥満と相関関係のある，過剰な脂肪の蓄積は全身健康に対して深刻なリスクとなる[28]．平成25年厚労省の「国民健康・栄養調査結果の概要」[29]によると日本人の肥満の割合は男性28.6%，女性20.3%で，この傾向を長い目で見ると男性のBMIは戦後右肩あがりで上昇している．一方，女性のBMIは減少傾向にある．

(2) メタボリックシンドロームとは？

国際糖尿病連盟（IDF）の定義[31]によると，メタボリックシンドローム（以下，メタボ）とは内臓脂肪型肥満（内臓肥満・腹部肥満）に中性脂肪高値，HDLコレステロール低値，血圧高値，空腹時血糖高値のうち2つ以上を合併した状態を示す．国際的にはいくつかの定義があり，日本でも独自の基準での定義がなされている[32]（図6）．

WHOによる国際基準のBMI（体格指数）の肥満診断基準

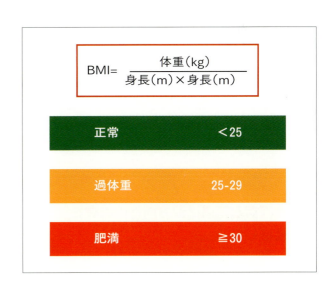

図5 WHOによる国際基準のBMI（体格指数）の肥満診断基準[31]．日本人に適応するには少し大柄な数値のように感じる．実際，日本独自のBMI基準も存在するようである．

メタボの定義

	腹部肥満		中性脂肪高値	HDL-C低値	血圧高値	空腹時血糖高値
IDF 2006年[31]	腹部肥満 ウエスト周囲径 男性≧90cm 女性≧80cm	右より2項目	中性脂肪高値 ≧150mg/dl または高脂血症 治療中	HDL-C低値 男性＜40mg/dl 女性＜50mg/dl	血圧高値 ≧130/85mmHg または治療中	空腹時血糖高値 ≧100mg/dl または 2型糖尿病
日本内科学会 など 2005年[32]	腹部肥満 ウエスト周囲径 男性≧85cm 女性≧90cm	右より2項目	中性脂肪高値 脂質異常≧150mg/dl かつ／または HDL-C低値＜40mg/dl		血圧高値 ≧130/85 mmHg	空腹時血糖高値 ≧110mg/dl

図6 メタボの定義．International Diabetes Federation（国際糖尿病連盟）の定義[30]では地域，国別でその基準は異なるようである．日本内科学会基準は日本人を対象としている[32]．

肥満は万病のもと

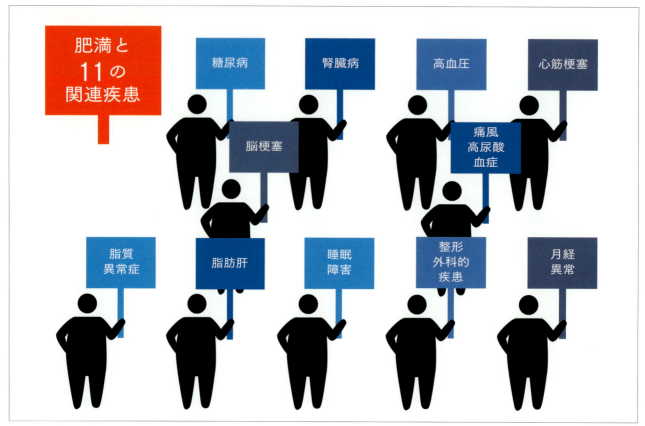

図7　肥満は万病のもと（日本肥満予防協会ホームページより引用改変）．

（3）歯周病と肥満は双方向性に影響を及ぼしうる

　肥満・メタボは他の加齢にともなう炎症性疾患と関連していることがさまざまな研究から裏付けされている（図7）．脂肪細胞には大量のマクロファージが浸潤しており[33]，つねに慢性炎症の状態が体中で起きている状態である．マクロファージは脂肪細胞由来の炎症性サイトカイン（通称，アディポカインあるいはアディポサイトカイン）を産生し[34, 35]，このアディポカインは歯周炎の発症過程のなかでマクロファージから産生されるサイトカインと同じ種類のものであるため，肥満と歯周病は双方向に影響を及ぼし合っていると推測されている．またアディポカインの1つであるTNF-α（腫瘍壊死因子α）はインスリンの抵抗性を引き起こすことが証明されており，肥満やメタボを有する人が糖尿病になりやすいという関係性を説明している．

　疫学的エビデンスはこの2者の関係性をどう示しているであろうか．過去10年間に発表された多くの研究は，過体重あるいは肥満と歯周炎の関連性を示し，そして現在有効なエビデンスは2つのシステマティックレビューにまとめられている[36, 37]．Suvanら[37]は横断研究をレビューして，そしてその研究のほとんどが過体重あるいは肥満状態だと，歯周病の有病率あるいは重篤度が大きくなることを示している．肥満，あるいは過体重のヒトにおける歯周病を有するオッズ比は2.13倍と示されている．

　もう1つのメタアナリシスは57の研究を対象としていて，歯周病患者のなかで肥満の有病率はほぼ1/3を超える．そして肥満の被験者においてより大きい平均アタッチメントロスが観察された[36]．

　このように複数の研究で，その肥満の程度による影響が示されている．そして，BMIの上昇とともに歯周炎のリスクも上昇すると示している[38]．これらのオッズ比は年齢，性別，喫煙，アルコール摂取そ

してブラッシング頻度などの交絡因子を調整したものである．つまり歯周病と肥満の関連性に一貫性があるものと示されたということである．オッズ比は1.88～4.40の幅があり，肥満の程度に反応することは妥当な相関関係といえる．ただ，この研究でもっとも体格が大きい指標を示すグループの平均は26.5であることを考えると，WHOが定めている肥満の基準（BMI：25以上を「過体重（overweight）」，30以上を「肥満（obese）」）に，日本人の体格を当てはめるのには少し無理があるかもしれない．

他の日本の研究では，森田らの縦断研究[39]で日本人3,530人（男性2,787人，女性803人）を5年間追跡し，BMIと歯周病の進行が肥満の程度と直接的な正の関係が示されている．嶋崎ら[40]は20～77歳の1,170人の日本人をBMIの大きさで1/5の間隔で分類し，BMIと重度歯周炎との関係性が正の関係であることを示した（P108～109も参照）．

TAKE HOME MESSAGE

5. 疫学研究によると，肥満は歯周炎に悪影響を与えることが示されているが，歯周炎が肥満に影響を与えることに臨床的データによるエビデンスや生物学的根拠はほとんどない．

6. 歯周病治療を行うことで肥満・メタボを改善する，あるいは肥満を改善すれば歯周病の状態が改善するところまでのエビデンスは不十分である．

7. 問診票の身長，体重からBMIを算出し，肥満あるいはメタボが疑われる患者は血糖値測定の糖尿病のスクリーニングを行う意義がある．

8. メタボと歯周炎との関係を支持するエビデンスはもっと強固に確立される必要がある．

3 歯周病とアテローム性動脈硬化の関連性

(1) 循環障害を引き起こす アテローム性動脈硬化とは？

　心臓と血管障害のなかに含まれる心筋梗塞，狭心症，脳梗塞の起因となるアテローム性動脈硬化は，歯周病との関連性を示唆されている．アテローム性動脈硬化とは動脈の内壁に粥状（アテローム）の隆起（プラーク）が発生したものである（図8-⑥）．動脈の内膜がプラークによって肥厚し血流を阻害したり，プラークが破綻し止血機構によってその部分で血液凝固が起こると，血栓を形成したり，より細い末梢の動脈につまる塞栓を引き起こし，結果的に心臓や脳などの支配臓器の循環障害を引き起こす（図8-⑧）．

(2) 歯周病とアテローム性動脈硬化の 関連メカニズム（図8）

　歯周病とアテローム性動脈硬化の関連性が指摘された由来は，ヒトのアテローム性動脈硬化プラーク内から歯周病原細菌が検出されたためである．歯周病原細菌は，口腔内に限局して生存する細菌であるが，それが口腔内以外から検出されたことにより，歯周病原細菌の媒介がアテローム性動脈硬化の促進に関連があるのではないかと言われ始めた．その発生過程を以下に示す（歯周組織内の炎症の広がりはCHAPTER 2・3を参照）．

①歯周病患者の歯周ポケットの総面積は8～20cm^{2}といわれ，その歯周ポケット内の潰瘍面から歯周病原細菌が血流へ侵入して直接血管壁に付着して炎症を引き起こしたり，あるいは局所的に歯周炎によって産生された炎症性サイトカインなどが血流に入ることで血中濃度が高まり血管内皮細胞を刺激する．

②血管内皮細胞のトール様受容体（TLR-2, 4）によって歯周病原細菌が検出，認識されると，血管内皮細胞が活性化され単球走化性促進因子（MCP-1）などのケモカインを分泌し単球を呼び寄せる．面白いことに，このMCP-1は歯肉炎-軽度歯周炎の初期にマクロファージをおびき寄せて免疫の第一防御ラインを形成する目的で，歯肉接合上皮細胞によっても産生される（CHAPTER 3参照）．

③さらに刺激された血管内皮細胞上に接着分子（ICAM-1, VCAM-1, E-Selectin, P-Selectinなど）が発現し，血液を流れる単球（マクロファージ），好中球，T細胞が血管壁に付着し，血管壁に侵入する．

④一方，血管内の過剰な悪玉コレステロール（LDL）は血管中の活性酸素によって酸化され，酸化悪玉コレステロール（Ox-LDL）になり血管壁に集積し，血管壁内に入り込む．

⑤③で活性化された内膜内のマクロファージは，④のOx-LDLを貪食して，泡沫細胞（Form Cell）となる．このForm Cellが増加を続けるとこのForm Cell変性やアポトーシスが起こり，この塊がアテローム性プラークとなり血管壁が膨張，肥大することにより血管腔が狭まって血流が阻害される．

⑥動脈の内壁に粥状（アテローム）の隆起（プラーク）が発生する．

⑦血管壁内でTリンパ球がマトリックスメタロプロテアーゼ（MMP）という結合組織を破壊する酵素を出し続け，このMMPの作用により血管内膜が脆弱になり亀裂をもたらし，プラークが破綻する．ちなみにこのMMPは歯周組織内では結合組織付着破壊を引き起こし，結果アタッチメントロスを引き起こす張本人である（CHAPTER 3参照）．

⑧破綻した部位に止血機構が始まり，血小板が付着し凝集し血栓をつくり出す．

⑨さらに炎症状態を持続する内皮細胞からは炎症性サイトカイン（IL-6など）が産生され，それが血流に乗って全身的にもさらに炎症を波及されることとなる．

⑩炎症性サイトカインの1つであるIL-6が門脈を介して肝臓に作用し，C反応性タンパク質（CRP）を含む急性期反応物質の産生が増加し，全身性炎症が上昇する．

(3) 歯周病とアテローム性動脈硬化の 関連性のエビデンス

　2000年代に入り，歯周病とアテローム性動脈硬

歯周病とアテローム性動脈硬化の関連メカニズム

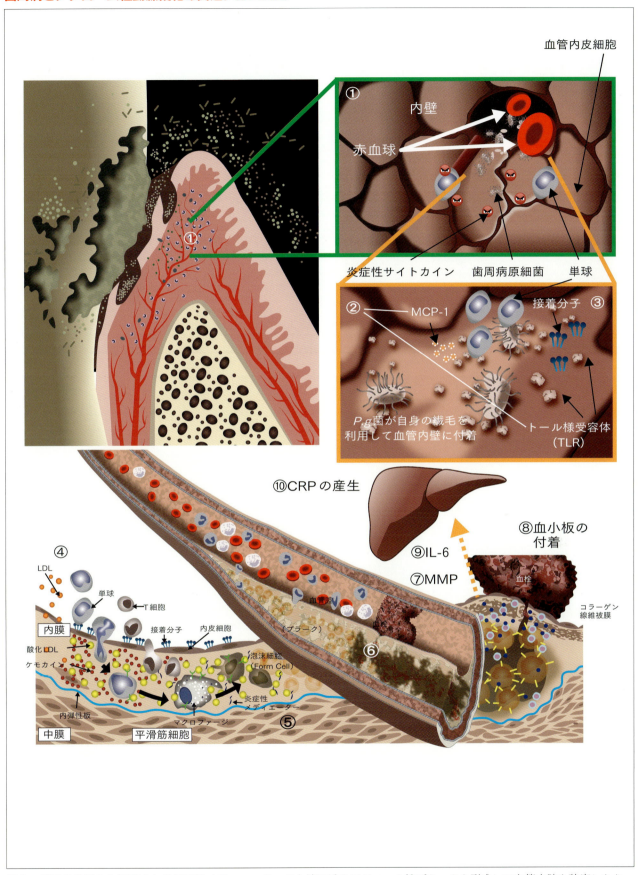

図8 歯周炎状態から細菌または炎症性メディエーターが血流に乗りアテローム性プラークを形成して血管内腔を狭窄したり，プラーク破綻により血餅が形成されるメカニズム．最終的には血中のCRP上昇により新たな血管障害など問題を引き起こす可能性がある（ブラウンオーラルB資料，一般財団法人サンスター財団HPのCGアニメーション動画「細胞間コミュニケーション：口腔の健康と全身疾患〜歯周病とアテローム性動脈硬化，糖尿病との関連性〜」，文献19より引用改変）．

化の関連を示す動物研究，疫学研究が多く行われ，米国歯周病学会による「Floss or Die」という強烈なメッセージも生まれ[41]，歯周病原細菌がアテローム性動脈硬化の引き金となることが脚光を浴び，ある意味センセーショナルに歯周病と心血管障害の関連が注目された．しかし，その関連性を科学的に調査すべく米国心臓協会（AHA）は，2012年に学会誌「Circulation」で500件の論文を精査したところ，歯周病はアテローム性動脈硬化の直接的な原因ではないとの見解を打ち出した[42]．しかしながら，歯周病がアテローム性血管障害の独立した交絡因子であることは示唆されている．加えてこのサイエンティフィックステートメントではアテローム性動脈硬化の仮エンドポイント（サロゲートエンドポイント）である全身炎症指標のCRPや，血管内皮機能評価に用いるFMD（Flow Mediated Dilation：血管依存性血管拡張反応）などに関しては短期的に改善を認める中等度のエビデンスがあるとしており，他にも凝固に関するマーカーや，動脈血圧の改善に関しても限定的なエビデンスがあると報告されている．心疾患は多因子疾患であり，歯周病よりも重みのあるリスク因子も多数解明されているが，歯周病と心疾患がいくつもリスクファクターを共有していることから，その関連性は今後注意深く研究していくべきだとした．

その後，AHAのレビューに含まれていない論文で，国家規模で行った前向きコホート研究の結果として，50歳以上の成人を長期間（最長12年）追跡した研究結果[43]によると，プラークや歯石のクリーニングを行う頻度が高いほど，虚血性心疾患の発症率が低下したという報告がある．また2013年のDietrichらによるレビュー研究[44]では，検証の結果，1）歯周炎をもつ患者のほうが罹患していない患者に比べアテローム性虚血性心疾患（ACVD）発症リスクが高い，2）重度歯周炎患者のほうが軽度に比べACVDの発症リスクが高く，とくに若年者においてはその傾向が顕著だとしている．

TAKE HOME MESSAGE

9 歯周病がアテローム性動脈硬化を含む心血管疾患発症のリスクになりうるというエビデンスを踏まえ，患者のリスク改善を指導すべきである．

10 エビデンスの重さを基に考えると，高血圧，過体重／肥満，喫煙などのACVDの他のリスク因子をもつ歯周病患者で，1年内に内科医に診察を受けていない人は，内科医に紹介されるべきである．

11 歯周病（そしてACVD）のリスク因子に関係した，改善可能な生活習慣は，歯科医院や包括的な歯周病治療の環境に組み込まれるべきである．

4 歯周病と周産期合併症の関連性

(1) 周産期合併症(APO)とは？

英語の文献でAdverse Pregnancy Outcome(APO)と表記されている妊娠出産時の合併症[45]は，日本語訳で妊娠時の有害事象と表記されている．直訳すると「妊娠有害事象」「妊娠合併症」と訳され，日本歯周病学会の「歯周病と全身の健康」においても「妊娠有害事象」とされている[18]が，医科では一般的に用いられていない表現のようである．医科サイドとのコミュニケーションをとるためには医科サイドで一般的に用いられている表現を選択したほうが現実的と考え，ここでは「周産期合併症」（以下APO）と意訳した[19]．

主な周産期合併症には低体重時出産(2,500g未満)，極低体重時出産(1,500g未満)，早産(37週以前の出産)，成長阻害(子宮内)，子癇前症(20週以降の高血圧や蛋白尿)，流産，死産が挙げられるが，一般的に歯周病とAPOの関係性で注目されるのは，低体重出産(2,500g未満：Low Birth Weight)と早産(37週以前の出産：Preterm Birth)である．

(2) 歯周病と周産期合併症の関連メカニズム

以下，図9 に歯周病と周産期合併症の関連メカニズムを示す．

歯周病と周産期合併症の関連メカニズム

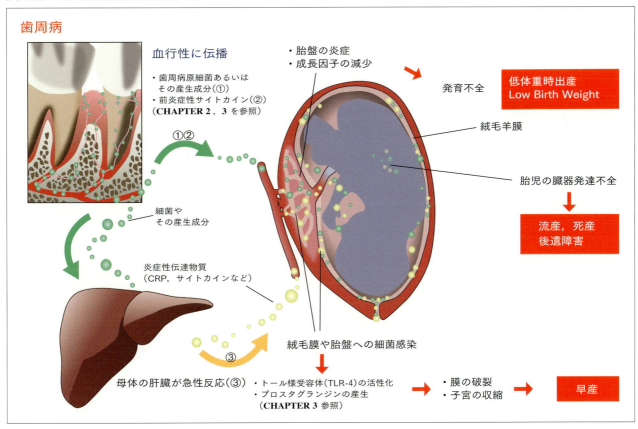

図9　歯周病と周産期合併症の関連メカニズムで提唱されているのは主に2つの経路である．1つは歯周病原細菌が血流に乗って胎盤や胎児に直接感染をする経路(①)，もう1つは歯周病の発症プロセスのなかで産生された炎症性物質(サイトカイン，ケモカインなど)が胎盤で炎症物質の濃度を上げる経路(②)である．また歯周炎が関与する間接的な経路として，歯周炎により産生されたサイトカインIL-6が肝臓に作用することで肝臓がCRPを産生し，上昇したCRPが早産や低体重出産に影響を与えるという流れ(③)も存在する．他に，妊娠中のエストロゲンやプロゲステロンなどのホルモンバランスの変化により血管透過性が亢進することで炎症性伝達物質などが組織内に伝達されるようなメカニズムも提唱されている(文献45より引用改変)．

歯周病が周産期合併症に影響を及ぼすエビデンス

文献	含まれた研究	N数	早産	低体重児出産	早産,低体重児出産	妊娠高血圧腎症
Chambrone et al (2011)[48]	前向きコホート12編	12,173	RR：1.70 (1.03-2.81)	RR：2.11 (1.05-4.23)	RR：3.57 (1.87-6.84)	
Corbella et al (2012)[49]	症例対象研究17編	10,148	OR：1.78 (1.58-2.20)	OR：3.00 (1.93-4.68)		
Ide, Papapanou (2013)[47]	症例対象研究11編	7,575	OR：2.47			
	前向きコホート3編	2,469	RR：1.15 (0.89-1.49)			
	症例対象研究2編	1,463		OR：1.35 (1.08-1.68)	OR：2.06 (1.34-3.16)	
	前向きコホート6編	1,225		RR：1.75 (1.41-2.16)		
	5つのさまざまなレベルの研究	4,224				OR：1.61 (1.36-1.92)
Corbella et al (2016)[50]	22のコホート研究	17,053	RR：1.61 (1.33-1.95)			
	10のコホート研究	5,693		RR：1.65 (1.27-2.14)		
					RR：3.44 (1.34-8.80)	

図10 各システマティックレビューにおけるオッズ比（OR）/リスク比（RR）の比較（カッコ内は信頼区間）.

（3）歯周病が周産期合併症に影響を及ぼすエビデンス

妊婦の歯周病と早産や低体重出産などの合併症が関連していることを，1996年にOffenbacher[46]が初めて報告して以来，歯周病がAPOの潜在的なリスク因子かどうかを検証する多くの臨床研究，疫学的研究がなされてきた．しかしながら，対象者が多様な人種であること，潜在的な交絡因子（年齢，環境的要因，喫煙飲酒，早産の経験など）が存在すること，研究間において歯周病診断の定義にばらつきがあることなどの問題により，明確な結論を導きだすことには至らず，未だ議論が続けられている．

とはいえ，2013年にAAP／EFPコンセンサスワークショップにおいてIde, Papapanouらがシステマティックレビュー[47]を発表し，また2016年には日本歯周病学会が厳格なエビデンス基準に則ってその関係性を調査し，現時点で歯周病はAPOのリスクファクターになると結論づけられている．2010年から2016年までの主なシステマティックレビューにおける歯周病とAPOのオッズ比，リスク比を以下に示す（**図10**）[47~50]．

このように，現時点では，歯周病はAPOのリスクを増加させる確率が高そうであるが，前述したように研究間の異質性は残っているため，今後はより統一された方法論が求められるといえる．

(4) 歯周病治療が周産期合併症に与える影響のエビデンス

この分野のエビデンスの示唆は大きく分かれるところである．いくつかのシステマティックレビューが存在するが，歯周病治療がAPOの罹患率を著しく減少させるとするものと，明確な治療効果はないとするものがある．その理由として，他のリスクファクター（喫煙，肥満）が大きくかかわっていることも多く歯周病治療単独では十分な対処ができないことや，研究によるスタディデザインのばらつきもその一因であろう．

そのなかでも質の高い研究報告によると，もっぱら非外科歯周治療が歯周炎をもつ妊婦のAPOを大きく改善することはできないというのが現段階での論文上の解釈になっている．とはいえ，歯周病がAPOのリスクを増加させるということが明確になっている以上は，受胎前の状態から歯周病はコントロールされていなければならない．

とくに妊婦は妊娠期間中エストロゲンやプロゲステロンの上昇により歯肉炎症を助長し，歯肉縁下嫌気性菌の増加につながり歯肉炎症は増加する傾向にあるため（**CHAPTER 3 参照**），定期的な予防通院や妊娠以前の口腔健康教育が重要になる．妊娠した女性が妊婦検診を希望して当院を受診することがしばしばあるが，その短期間では来院するが，その前に予防メインテナンス通院が習慣になっていない妊婦は，その後の通院が途絶える確率が非常に高い．啓発対象を妊婦のみにするのではなく，より広い層に拡大できるような院内全体での環境づくりが求められる．

TAKE HOME MESSAGE

12 すべての女性に，歯周病が周産期合併症のリスクを高めることを伝えるべきである．

13 啓発対象を妊婦のみにするのではなく，より広い層に拡大できるような院内全体での環境づくりが必要である．

14 現段階では妊婦に対する歯周病治療が出産結果の改善に直接的に影響をもたらすとはいえないが，妊娠期間中はとくに歯肉炎症も起こりやすいため，より積極的なモニタリングが推奨される．

5 歯周病と肺炎の関連性

（1）歯周病原細菌は誤嚥性肺炎の引き金になる

日本における2014年の総死亡数中，肺炎が占める割合は8.9％で，日本人の死因の第3位である．2007年までは脳血管疾患が死因の第3位であったが，2012年以降，その座を奪う形となった．その理由として，日本人の超高齢化が考えられ，肺炎による死亡者の約95％は75歳以上で，90歳以上の高齢者では第2位（男性に限っては1位）である[51]．一方，同様の長寿国家で先進国の肺炎死亡率をみてみると，アイスランドでは6.3％（平均寿命82.97歳），スウェーデンでは3.8％（平均寿命81.7歳），米国では2％程度（平均寿命78.7歳）[52]で，日本が比較的高頻度であるといえる．

高齢者の多くが肺炎に罹患する原因として，自分自身による口腔衛生管理能力が衰え，神経学的な障害をともない，それにともない嚥下反射や咳反射が十分に機能せずに口腔内細菌が経気管的に引き起こす「誤嚥性肺炎」（図11）が主原因だと論理的には推察される．その推察をもとに臨床研究が行われ，口腔内細菌が誤嚥性肺炎に関与していることが示され，口腔ケアによって肺炎の罹患率を減少させるということがわかってきた．

誤嚥性肺炎とは

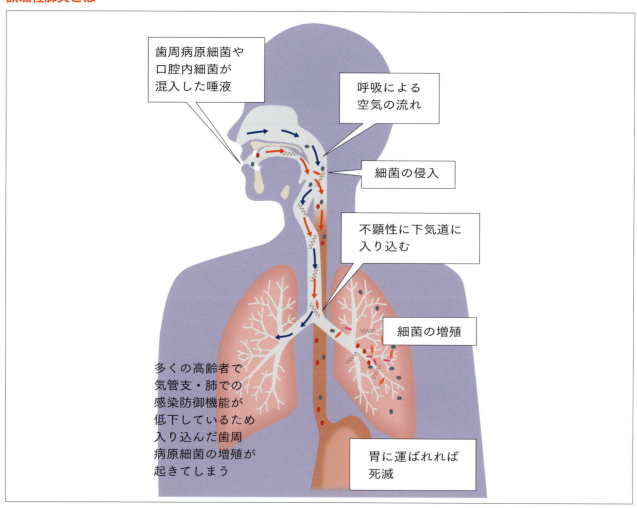

図11 誤嚥性肺炎は，歯周病原細菌のみでなく口腔内細菌が唾液に混じって，嚥下反射や咳反射が低下した高齢者の気道に入り肺炎を引き起こすきっかけとなる．

（2）口腔ケアは院内肺炎（HAP），人工呼吸器関連肺炎（VAP）の予防につながる

肺炎は発症する環境に応じて大きく市中肺炎，院内肺炎，人工呼吸器関連肺炎の3つに分類されるが[53]，とくに最近では入院施設や介護施設内の院内肺炎（HAP），ICUなどにおける人工呼吸器関連肺炎（VAP）に対して口腔ケアによって肺炎の発症率を減少させ，予防につながるというデータが国内外にある．システマティックレビュー，メタアナリシス，5つのRCT[54]（4つは病院，1つは老人介護施設）によると，口腔内微生物が運ばれる量を減らすと，HAPのリスクが下がることがわかった．介入なしの患者は肺炎にかかるオッズ比が増した（OR比3.68，95％信頼区間1.89〜7.16）．ICUで人工呼吸器が装着されている経口あるいは経鼻挿管の患者は肺炎に罹患するリスクが非常に高く，発症すると死亡率が高いため，積極的な口腔ケアは重篤な呼吸器疾患の予防に役立つ．

口腔衛生に関する対応としてはクロルヘキシジンによる粘膜清拭や含嗽，食後のブラッシング，抗菌薬の投与などが考えられる．とくに，意識がはっきりしない介護状態の場合は，十分にトレーニングを受けた歯科衛生士の定期的な口腔衛生管理が不可欠である．

TAKE HOME MESSAGE

15 歯周炎と誤嚥性肺炎の関係についてのメカニズムは明らかになっていないが，横断研究や動物研究といった状況証拠では，歯周病原細菌を含む口腔内細菌が関与していることがわかっている．

16 口腔内の衛生を保つことは，入院中の高齢者や介護施設住人における肺炎や気道内の感染のリスクを減少させるのに効果がある．

17 口腔ケアによって呼吸器疾患の発症を抑制する効果があるとみなされている．

6 歯周病と腎臓病の関連性

(1) 腎臓病とは？

腎臓の役割は簡単にいうと血液をろ過する機能をもち，そのろ過する過程で体内に溜まった老廃物や塩分を体外へ尿として排泄することである．腎臓病になるとその機能が低下あるいは停滞して，老廃物や毒素が体内に蓄積して尿毒症という末期腎不全の状態になる．その前状態を慢性腎臓病（CKD）と総称する．CKDは加齢，糖尿病，高血圧，肥満，心筋梗塞や脳梗塞などの循環器疾患と関連する世界で広がっている疾患である[19,55]．現在，日本では約1,330万人がCKDと推計されており[19,56]，国民病といえるほどに頻度が高い．

(2) 歯周病がCKDに与える影響

この理論には2経路が考えられる（図12）．歯周炎が糖尿病の血糖コントロールに不利な影響を及ぼすことは前述したが，1）糖尿病の合併症としてCKDがあるために間接的に歯周病がCKDの罹患率や重症度に及ぼすという経路，2）歯周炎が長期間慢性状態で歯周組織に炎症が維持されることで，IL-6などの炎症性サイトカインが肝臓に作用してCRPが上昇することでCKDに影響を与えるという経路である．論理的には問題ないように感じるが「風が吹けば桶屋が儲かる」的思考に陥らないようにしたい．歯周病からCKDへの関与は示唆されているが，まだそのメカニズムが解明されていない[19]．

(3) 歯周病とCKDの関連エビデンス

歯周病とCKDの関係性を示す有名な研究で，ARIC（Atherosclerosis Risk in Communities）と呼ばれるアテローム性動脈硬化のリスクを調べた研究がある．それによると，歯周病はCKDとオッズ比2.0で関連があるとしており[57]，さらなる研究結果から，P.g，T.d，A.a菌などの歯周病原細菌に対する高レベルの抗体がCKDとオッズ比1.6～1.8の範囲で関連することがわかっている[58]．これらの研究では，年齢，性別，喫煙，高血圧，BMIや教育レベルなどの交絡因子が調整された後であるため，歯周病と腎疾患が有意に相関していることを強く示唆するものであった．

NHANES Ⅲの分析では40歳以上では歯周病と

歯周疾患とCKDの関係性

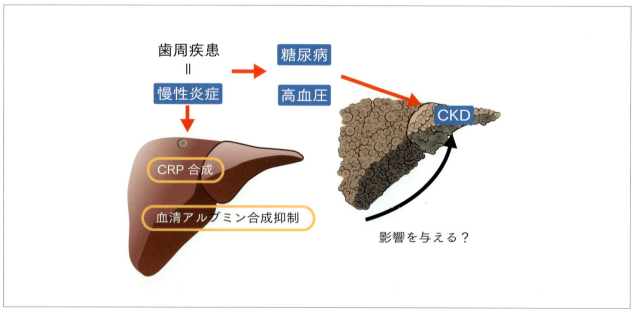

図12 歯周疾患とCKDの関係性（文献19より改変引用）．

CKDとの有意な関連性がなかったが，著者はこれをNHANESで用いられている部分的な口腔検査のプロトコールが歯周病を過小評価したためだと述べている[59]．その後，同じグループがNHANES IIIで歯周病検査をした18歳以上のデータ分析をしたところ，歯周病とCKDが関連するというオッズ比は60％増加した[60]．

Grubbsら[61]によると，NHANES（2001〜2004）のデータでは，中等度，重度の歯周病のデータを用いるとCKDと関連するというオッズ比が51％増すことを示された．CKDに罹患している人びとは歯科治療へアクセスしない傾向にあり，このことが有意な関係性を説明しているのかもしれない．

歯周組織が炎症を起こしている領域や範囲を歯周病の仮エンドポイントとした317人の75歳を対象とした前向き研究では，その炎症の範囲を4等分して，その4分位のなかでもっとも炎症面積が高いグループは2年以上の観察で124％CKDのリスクが増加したことがわかった[62]．小さな臨床研究ではあるが，全身的に健康な人への歯周病の治療によって，腎機能を示すGFRの仮エンドポイントであるシスチンCのわずかな減少につながったとする報告もある[63]．腎機能に特化したマーカー，歯周疾患に関しての腎機能のマーカーを調べたいくつかの論文では，GFR値[64,65]，CRP[66]，プロヘプシジン[67]，非対称性ジメチルアルギニン[65]のレベルの変化について調査されたデータがあり，歯周治療によってそれぞれの数値が改善したと報告されている．とはいえいまだエビデンスは不十分であり今後の研究が期待される．

これらの文献で歯周病とCKDの一定の相関関係が認められていることから，AAP／EFPコンセンサスにおいても両疾患間には有意な相関関係があることが示唆されている．もちろん両疾患ともに多くの共通のリスクファクターを共有することから1：1の関係性ではないことは明らかで，日本腎臓病学会の診療ガイドラインにも歯周病はリスクファクターとして含まれておらず，今後のさらなる研究によってより詳細に解明されることに期待したい．

TAKE HOME MESSAGE

18 歯周病とCKDは双方向性に影響を及ぼし合う疾患である可能性が高い．

19 歯周治療を行うことでCKDの仮エンドポイントの臨床検査値（GFR値など）が下がるエビデンスもあるが，その利益を実証するにはさらなる研究が求められる．

20 CKDが歯周組織に影響を及ぼすメカニズムは確立していない．

7 歯周病と関節リウマチの関連性

(1) 関節リウマチとは？

関節リウマチ(RA)は支持骨や軟骨にダメージを与えるような滑液の炎症を特徴とする自己免疫疾患である(図13)[19,68]．診断は既往歴，運動検査，血液検査(CRP，赤血球沈降速度)，免疫グロブリンのリウマチ因子から総合的に判断され，臨床的には関節における腫脹，疼痛，発熱，こわばりなどの症状が現れる．

日本における関節リウマチ人口は70～80万人といわれているが，正確な数は十分には把握されていないようである[69]．女性：男性比は4：1～9：1ともいわれ，女性の罹患率が圧倒的に高い[70]．その理由は明確に判明していないが，ホルモンの影響などが考えられている．年齢は40代以上が中心で[70]，60～69歳がピーク年齢であり，歯周病の罹患率が上がる年齢に非常に近いことは興味深い．

(2) 歯周病と関節リウマチの関連メカニズム

歯周病と関節リウマチの両疾患は，部位は違えど慢性炎症・骨組織への影響・臨床症状の観点からは非常に病態が類似した疾患であるといえる[19]．では，この両疾患はどのようなメカニズムを通じて影響を及ぼし合うと想定されているのであろうか．

鍵となる存在は歯周病原細菌の1つ，*P.g*菌であるとみなされている．大きく2つの経路が仮説として存在する(図14)[19]．①*P.g*菌が血流に乗って関節組織に移行し，組織内でPADs(*P.g*由来シトルリン化酵素)という酵素によって体内のタンパクをシトルリン化タンパクに変化させることによりACPA(抗シトルリン化ペプチド抗体)の産生し，自己免疫の引き金を引く経路，②*P.g*菌が歯周組織内でPADsによってシトルリン化タンパクを生成し，この炎症が*P.g*菌由来でない体内のPADsの活性化を引き起こす経路が挙げられる．他に，*P.g*菌によるリウマチ因子産生の促進，RA患者のスーパー抗原とヒートショックプロテインの存在，ヒト白血球抗原遺伝子因子における関連性が示唆されている．

(3) 歯周病と関節リウマチの関連エビデンス

もっとも代表的な研究はde Pablo[71]らのNHANESIII

健康な関節と関節リウマチ(RA)に罹患した関節

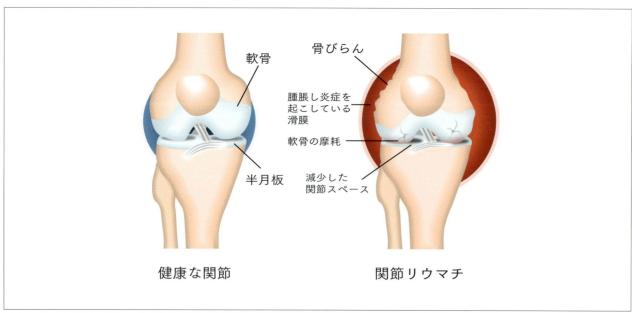

図13 健康な関節と関節リウマチ(RA)に罹患した関節．RAも歯周炎も骨に近い場所での慢性炎症という観点から病態が類似した疾患であるといえる．

P.g菌が関節リウマチに及ぼす影響

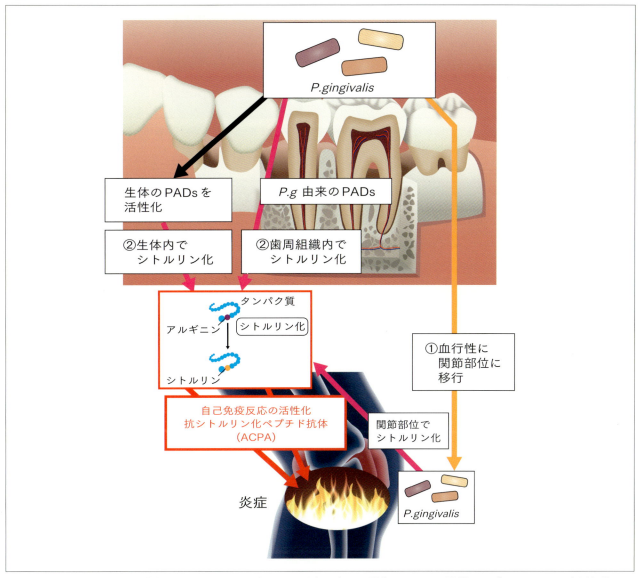

図14 P.g菌がタンパク質を変性させるシトルリン化という現象を介して関節リウマチに影響を及ぼすシェーマ．歯周組織という局所から影響を及ぼす経路と，直接関節部位に細菌が移行して影響を及ぼす経路が考えられている．

のデータを用いた縦断研究(n=4,461)で，健常者と比較してRA罹患者では歯牙喪失の割合と歯槽骨吸収の割合が約2倍だったと報告されている．また4mm以上のCALが1か所以上認める歯周炎でRAが82％増えると報告している．de Pabloら[72]は歯周病とRAの関連を示す包括的レビューを発表したが，その研究の大多数は小さなケースコントロール研究で，その結果には選択のバイアスが影響しているものの，研究の1つ[73]では，平均4mm以上のCALの歯周病とRAのオッズ比は6.09であった．

RAのケースが少なくとも100ある研究が3つある．Arkemaら[74]の前向き研究では，歯周病に侵されていることを2年間での歯周外科の履歴で判断したところ12年間の追跡調査で，RAとの重要な関連は見つからなかった．また，NHANES Iからのデータを用い，RAの普及と発現についての研究が行われた[75]．歯周病とRAの発現には高いオッズが認められたが，統計学的に重要な関連はなかった．小さな臨床研究ではRAで歯周病の患者への非外科的歯周病治療は6週間の調査で，RAの悪化を防ぐという結果になった[76]．しかしながら研究の結果の不均一性から，Lindenら[77]のAAP／EFPのレビューでも指摘がある

RAのリスクファクター

| 生活習慣由来のリスクファクター | 栄養状態 社会的経済的状況 精神的状況 ライフスタイル（喫煙，飲酒） | 宿主由来のリスクファクター | 年齢 性別 体重 遺伝子因子 全身疾患 |

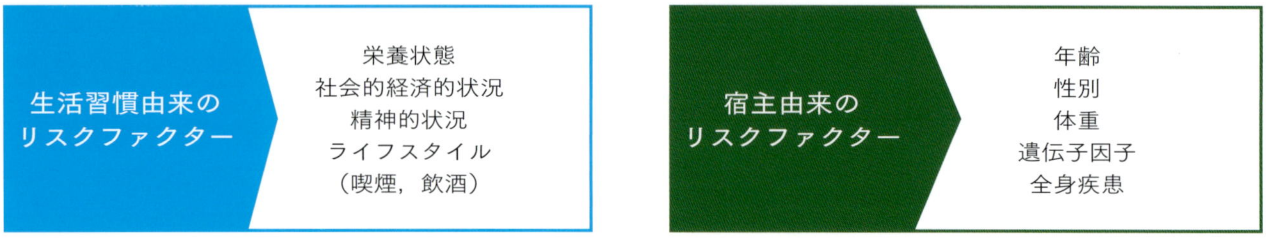

図15　RAのリスクファクター．多くの因子が歯周病とのリスクファクターと共通である[79]．

ように，歯周病患者のRAの発症率は健常者よりも高い傾向が見られるものの，残念ながらその関連性をはっきりと見出すことはまだできていないようである．

しかしこれらのコンセンサスが発表された後に，日本における大規模疫学的研究が京都大学を中心として行われている．「ながはま0次予防コホート事業」（ながはまプロジェクト）といい，長浜市民1万人から集めたさまざまなデータを用いて，いろいろな疾患の原因やメカニズムを探るという調査からのデータが発表されている[78]．このなかには，抗シトルリン化ペプチド抗体（ACPA）と歯周疾患の関係を調べたデータがある．ACPAは，RF同様RA患者で頻繁に見られる自己抗体である．前述のとおり，RFはRA以外の疾患でも発現が見られるが，ACPAはRA患者に特異的にみられることがわかっている．そして，6,206人のACPAと歯周疾患の間には正の相関が見られた．この研究は，より長期的な多くのデータを得るために，現在でもさらなる研究が行われており，今後もより有用なデータが期待される．

興味深いことにRAの進行メカニズムが慢性歯周炎の病因と関係しているだけでなく，ほとんどのリスクファクターを共有している（図15）．

TAKE HOME MESSAGE

21　歯周病とRAの双方向性の関連性を示すエビデンスは存在するが，現段階ではその質と量は十分とはいえない．

22　P.g菌感染とRA罹患率の相関性の報告が日本国内から発信されており，今後日本人に限定した大規模なコホート研究から歯周病とRAの関係性が証明されるかもしれない．

3　感染性疾患の時代から炎症性疾患の時代へ

　人類の平均寿命は医学と文明の進歩により飛躍的に向上するとともに，それにともなう新たな課題に直面している．日本における平均寿命（Life expectancy）は1900年の40歳未満から2016年の約85歳へと上昇し，過去約100年間で平均寿命は2倍以上へと延長した．一方，1900年以前の400年を見てみると平均寿命は約10年程度しか平均寿命は延伸していない（日本の1900年以前のデータは不足しているためイギリスのデータを参考：Our World in Data https://ourworldindata.org/life-expectancy/ より）（図16）．

　この劇的な寿命の変化の理由は公衆衛生の改善だとされている．手洗い，うがい，ワクチン接種，抗生物質の開発などが普及することによって，感染症で死亡する割合が劇的に減少した．現に，1947年と2007年の日本における総死亡数に対する死因別割合を見ると，1947年は結核，肺炎などの感染性疾患が全体の24.8％を占めていたが，2007年には肺炎9.9％と感染性の死因は大きく減少し，代わりに脳心疾患などの炎症性疾患による死因は8.9％から27.3％と大きく上昇し，高齢社会化における死亡原因は大きく変化している[80]．

　現在では2007年に生まれた子どもの約50％が平均寿命107歳の時代になるだろうと予見されている．「そんな可能性は低いのでは」と思う方もいるかもしれないが，おそらく100年前の人に「将来は今の平均寿命の2倍以上人間は長生きする」ようになると説明してもほとんどの人が信じなかったように，おそらくこの予見も現実のものになる可能性が高い．つまりその超高齢社会において健康寿命を実現しよう

日本，イギリス，米国の平均寿命の推移

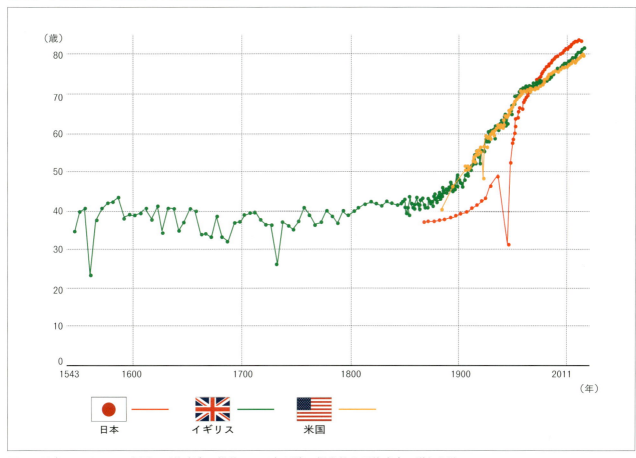

図16　日本，イギリス，米国の平均寿命の推移．1900年以降，爆発的な平均寿命の増加を辿っている．

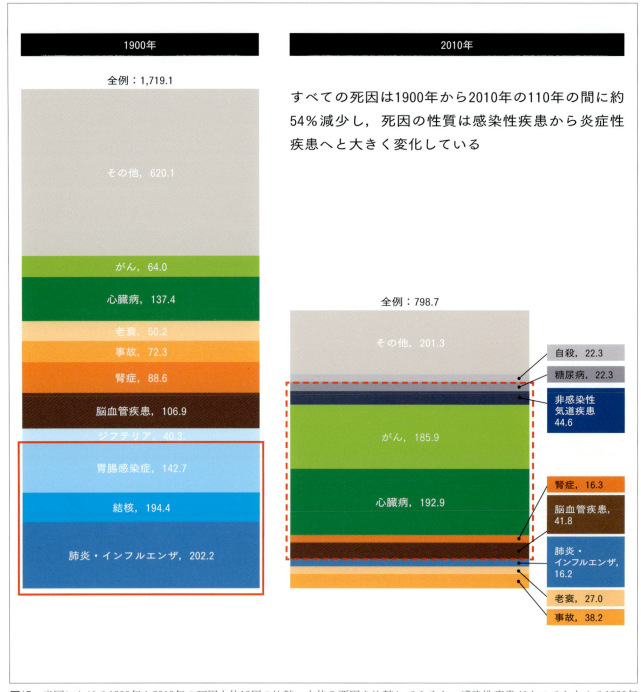

図17 米国における1900年と2010年の死因上位10因の比較．上位3要因を比較してみると，感染性疾患がすべてを占める1900年と比べて，2010年は炎症性疾患がすべてを占めている．私たちは加齢にともなう慢性炎症性疾患の時代に生きている（Carolina Demography http://demography.cpc.unc.edu/2014/06/16/mortality-and-cause-of-death-1900-v-2010/より）．

と思うならば，感染疾患の時代から加齢による慢性疾患つまり炎症性疾患への対応がより強く求められるような時代になるであろう（**図17**）．

歯周病は最終的に日和見的に発生する細菌感染由来の炎症性疾患であることを考えると，全身性の炎症性疾患の一部として捉える必要があり，歯科医院が全身状態とは独立して定期的に来院する唯一の医療機関であることから，今後歯科医師・歯科衛生士がより視野を広くもって全身的な細かい変化も見逃さないようにしたい．

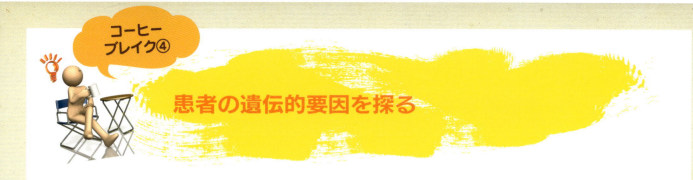

コーヒーブレイク④

患者の遺伝的要因を探る

●築山：Kornman先生がとくに造詣が深いところだと思いますが，歯周病リスクとしての遺伝的要因に関してお話しいただけますでしょうか．

●Kornman：メインテナンス下で通院する患者は長い人生のなかで「生活」に変化が生じてから歯周炎の病態にも変化が起きることもありえますから，さまざまな要因を考慮してしまうわけです．いろいろな要因をパズルのように組み立てていくわけですね．歯周炎の根本的な病態を見れば見るほど，その治療は単に手術をすればいいものではないということがわかります．そのような症例に遭遇したら，可能性として考えられる要因を1つずつ消去していくような方法をとらざるを得ません．そのなかで私たちが変更できない宿主要因も存在します．その1つが遺伝的要因です（図A）．

●宮本：ミネソタの研究[1]では50％の歯周病患者に遺伝的要因が関与していると示されていますが，いつ，どのタイミングで臨床家が遺伝子検査を用いることがいいのでしょうか？

●Kornman：一般的な臨床試験は通常の流れのなかで検査結果が得られますが，遺伝子検査はコストがかかるので宮本先生の質問に明確に答える必要があります．たとえば2型糖尿病などの全身性炎症疾患などがある場合は，遺伝子検査が有効だと思います．なぜならば，リスクファクターが重複する場合はより慎重に患者をコントロール，モニタリングしなければならないからです．ミシガン研究以降，複数のリスクファクターをともなう場合，歯周炎のコントロールが困難になることをより強く認識しています．したがって，まだ歯周炎を発症していなくても3大リスクファクター（喫煙，糖尿病，遺伝的要因）の1つの場合はまだ猶予があるかもしれない．

しかしながら遺伝的要因があるから私たちが何もできないというわけではありません．なぜなら，これらの遺伝的要因は細菌性プラークのチャレンジがある場合にのみ重要になってくるからです．したがって遺伝的要因がある場合はよりアグレッシブに細菌のコントロールをしなければならないということです．他にできることは遺伝的要因を下方制御することです．たとえば魚の摂取は炎症性サイトカインを制御できる非常に有効な手立てです．また他のリスクファクターが存在するときは，遺伝的要因の存在が重要になってきます．

繰り返しになりますが，とくに糖尿病になりやすい人種やグループは，遺伝子検査を用いることを正当化できるかもしれません．糖尿病患者では炎症性サイトカインは過剰産生され，炎症サイクルが繰り返されますから．ただ，このあたりはまだクリアになっていない部分ではあります．遺伝子検査を行う唯一の場合は，他のリスクファクター，たとえば喫煙をやめることができないとか，あるいはSRPなどの適切な初期治療に患者が反応をしなかった場合は，歯周炎のトリガーとなっている他の因子，たとえば遺伝的要因を調べますね．

遺伝子のバリエーションによる影響の違い

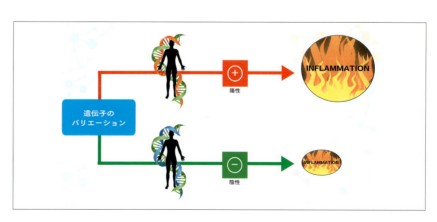

図A 遺伝子のバリエーション．

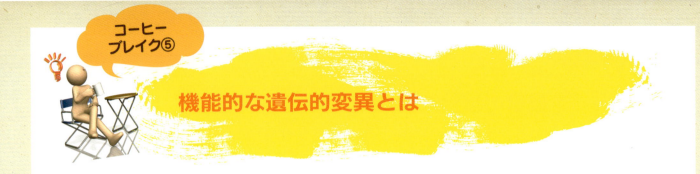

コーヒーブレイク⑤ 機能的な遺伝的変異とは

●築山：宿主要因の遺伝的因子に関しておうかがいできればと思います．IL-1genotype が白人の歯周炎の感受性に影響を与えることはさまざまな文献によって示されていますが[2～6]，日本人や他のアジア人にとってはどのようなサイトカインがその感受性を見極めるものになると思いますか？

●Kornman：まず，一般的に遺伝子がどのようになっているかの説明から始めますが，私たちは遺伝的因子をさまざまな状況において特定し，単純な相関関係の有無を特定します．とにかく多くの無数のマーカーや遺伝子のバリエーションがあります．疾病群，健康群を比べ，特定の遺伝子要因と相関関係をみます．しかし，このことは遺伝子の大きな位置を特定する以外のものはわかりません．そしてそこからハードワークが始まり，その現象を説明できるのがどの遺伝子のバリエーションかを見つけることに労力が費やされました．

IL-1 genetic factor は最初に発見された遺伝子要因です．炎症を助長・惹起する遺伝子要因で，最初は白人に発見されました．ヒスパニック系にも当てはまるといわれています．しかしながら，アジア人にそれが当てはまる頻度は非常に低いといわれています．その中程度に影響を受けるのがアフリカ人種です．私たちは10年を費やして歯周炎との相関関係を説明できるfunctional genetic variation（機能的な遺伝的変異）を探してきました．私たちはそれを見つけて，それらのgenetic variation がバイオロジーを変更し，臨床上観察することができる炎症や炎症メディエーターや実際の疾患と関連性があることを証明しました．私たちはそれらのgenetic variation（遺伝的変異）を世界中のどの人種にも共通のものを見つけることができれば，アジア人

イノベーションや新しいテクノロジーに対する歯科医院の対応

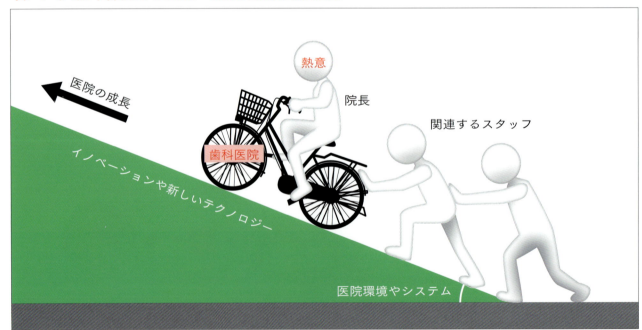

図A イノベーションや新しいテクノロジーを抱え込んで導入するためには環境，システムを効率的に導入することで歯科医院全体の負荷が過多にならないようにしなければならない．医院環境やシステムが整って斜面がなだらかになるようなものでなければイノベーションのテクノロジーは生まれにくい．

にとっても価値のあるものになると思います．

　他にもいくつかのvariation（変異）があり，かなり早い時期に見つかったgenetic variation（遺伝的変異）としてFc-γ（ガンマ）があります．これは好中球のbinding factor（結合因子）で，それらは functional marker（機能的マーカー）でいずれの人種にも見つかっています．しかしながら大規模な疫学研究で十分に示されていないので今後の課題といえます．日本人を対象とした，日本からの最新の研究がありますが，genome-wide associate scan（GWAS）を利用して特定の遺伝子の位置を歯周炎との因果関係を示唆するものになればいいと思います[7]．

　初期治療が奏功しないような症例に関しては，歯周炎に関して何か他の宿主炎症，あるいは遺伝的要因が関与していることは間違いありません．もう1つ念を押したい重要なポイントは，明確な病態がはっきりしないような場合に，急いで歯を抜いてインプラント治療に走るべきではないということです．

●築山・宮本：極めて重要なメッセージだと思います．
●宮本：今の先生のコメントに関して2つの質問があります．臨床家が新しいイノベーションやテクノロジー，たとえばインプラント治療や遺伝子検査などに直面したとき，それらを診療室のシステムにどう導入すればいいでしょうか．そうでなければ効果的に患者さんにそのサービスを提供できませんよね．これができればビジネスモデルの一部にできます．ただ数回トライして，中断して，また開始してでは意味がありませんよね．

　もう1つの質問は，この仕組みをビジネスモデルに取り込み，患者さんのための価値を生み出し，それを安定して予知性をもって繰り返し行うためにはトレーニングが必要ですよね．とくにこの場合は歯科衛生士になりますが，多くの歯科医院がスタッフを効果的にトレーニングすることに苦労しています．もしこのスタッフが辞めてまた新しいスタッフのトレーニングを一からやりなおすという苦労をしていると，「そもそもこのイノベーションや新しいテクノロジーを抱え込む必要があるか？」ということになってしまいます（図A）．したがって，徐々にこのシステムを歯科衛生士教育に取り込み，トレーニングプログラムを作成することが重要で，歯科医院が新しいテクノロジーを導入することでプロフィットマージンを得ることができ，経済的な成功に結びつくことを示す．ときどきアカデミック的な視点で彼らに説明しても，しばしばうまくいかないことがあります．もしこのテクノロジーが患者さんに恩恵を届けるならば，臨床に導入するためのKornman先生のビジネスモデルをお聞かせいただけますか？なぜならば，あなたが今日お話ししたことはすべてエビデンスベースで，理にかなっています．

●Kornman：すばらしい質問ですね．たしかに実行，導入することは難しい問題です．最初に私たちはこの遺伝子検査を米国のある場所，ある条件で開始しました．たとえば，あるタイプの患者さんの遺伝子検査にお金を出してくれる会社を得ました．パイロットタイプの基盤といえるでしょう．653件の歯科開業医のオフィスで行いました．まず私たちは歯科衛生士教育者をトレーニングし，その彼女らに各医院を直接指導してもらった結果，私たちは非常に大きな成功を収めました．ただ，患者さんが数人しかいないようなオフィスには教育者を派遣することができなかったので，webinarを使用したりして教育を行いましたが，これはあまりうまくいきませんでした．私たちは，「教育者を送る」という成功モデルを作りましたので，興味がある医院にはそういう教育を行うことができるでしょう．この検査費用を肩代わりしてくれる会社があったので，患者や歯科医院に負担をかけることなく行うことができました．このモデルは非常に良い教育モデルだと思います．

　現在，複数の特定のグループと一緒に，ある特定の条件でどこで使用すべきかを調べていて，また医科と歯科のケアマネジメントカンパニーが3年間かけてこのシステムがどのように機能するか，医科・歯科の両面でどのように導入できるかを調べています．もしうまくいけば，多数の歯科医院に行って歯科医師をトレーニングすることや，大規模な糖尿病センターとの協同も考えています．10,000人の患者さんを対象にしているので，まず医科側を取り組むことで，もしテストが陽性なら歯科側に患者さんを動員することができますよね．

コーヒーブレイク⑥ IL-1 と IL-6

●築山：今，多くの科学的エビデンスによってIL-1 genotype が白人のリスクファクターとして認識されていますが，アジア人，とくに日本人の遺伝的要因は特定されていないのが現状です．この遺伝的要因を臨床現場に取り込むためにはその因子を解明しなくてはいけません．多人種の歯周炎の遺伝的要因をどのようにお考えでしょうか？

●Kornman：私たちは日本人，韓国人，中国人のIL-1の遺伝子パターンの調査に10年かかりましたが，新しい複数の遺伝子パターンを調査し始めています．新しい機能的な遺伝子バリエーションを探さなければなりません．特定するのは非常に困難ですが，過去に共同研究を行い，白人，中国人，ヒスパニック系，南アメリカ系，アフリカンアメリカンを対象に1,700人を調査し，この新しいバージョンの遺伝子テストはすべてのメジャーな人種に有効であることを示し，糖尿病や喫煙をしない30％の人のリスクが高いことを示唆しました．メタアナリシスでこのテストは人種を越えて非常に価値のあるテストだということが示されています[8]．

●築山：私たちはう蝕のリスク因子を明確にするために唾液検査を用いたリスクアセスメントツールを利用しています．もしこの遺伝子検査が唾液検査などと同様にルーティンに臨床に導入できれば，潜在的なリスクを人生の早いうちに特定ができるために，よりテイラーメイドのリスクコントロールができると思います．しかしながら，このテストを導入するためには確固たるエビデンスが必要だと思うのですが．

●Kornman：まさしくそのとおりだと思います．日本人の遺伝子リスクを調査することは是非と考えています．「Gene」の日本人に関するペーパーを読みましたが，残念ながらどの研究も歯周病との有意な関連性を示すことはできませんでした．しかし興味深い研究です．

●宮本：よく「IL-6 サイトカインテストとIL-1とどう違うのですか？」と質問を受けますが，具体的にはどのようなアウトプットを考えればいいのでしょうか？

●Kornman：IL-6は非常に興味深い炎症性サイトカインですが，その臨床での有意性を示している研究はそんなにありません．しかしIL-6の良い点は歯周炎のフィールド外でこの炎症性サイトカインは機能的であると示されているので，そういう観点からは価値のあるものだと思います．一般的にはその検査の意味は保証されるものですが，実際の臨床で炎症という観点から積極的に用いるためにはより多くの研究や結果が必要だと考えています．IL-1と大きく異なるIL-6の問題点は，IL-6 はIL-1の下流にあり，IL-6の興味深い特徴として，環境によって炎症作用と抗炎症作用を示します．したがってIL-6の過剰産生が悪いということは明確な事実ではありません．しかしIL-1の過剰産生はつねに悪いのです（**図B**）．基本線としてはより大規模な臨床研究が必要だと思います．

遺伝子のバリエーションは炎症を増幅させる

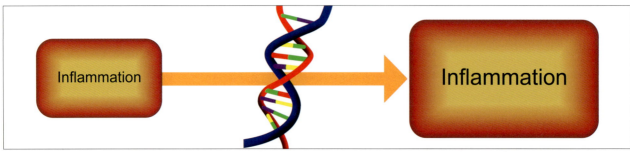

図B 現在の主なエビデンスによると分子レベルや臨床レベルで測定可能で生物学的反応に変更をもたらすものはIL-1遺伝子多型であることがわかっている．遺伝子のバリエーションは炎症を増幅させ，その増幅された炎症は加齢にともなう慢性炎症性疾患と相関関係がある．

コーヒーブレイク⑦ 説明能力を磨く必要性

●築山：私たちはいまだに細菌性プラークと戦っていて，つねに患者さんを動機付けしてその細菌性プラークを除去したいと考えています．たとえば，患者さんに遺伝子検査をして「これがあなたの将来ですよ」と示して，もし患者さんがとても失望したら，今後の来院に対するモチベーションも下がるかもしれません．

●Kornman：そのためにも私たちはもっと説明能力を磨かなくてはならないと思います（図C）．この検査が陽性だからといって，イコール歯を喪失するわけではないこと，そしてこの遺伝的要因を患者自身もコントロールできるものだと伝えなければなりません．その事実があることからこそ，その患者さんにとってテイラーメイドの対応ができるということです．

●宮本：患者さんは遺伝子検査を受けることをどこか恐れているという印象があります．なぜならば第三者がその情報を入手して，その患者さんが将来保険へ加入しようとしたときに，その情報をもとに入会を拒否されるかもしれないことに怯えているようです．

●Kornman：しかしそれは連邦法に反します．数年前に法律化された法律Gina（Genetic information non-discrimination act）があります．これで明確に言及されていますが，これはHIPPA（米国における医療保険の相互運用性と説明責任に関する法令）のようなもので，遺伝子情報を用いて保険や雇用に関してネガティブに差別をしてはいけないと規定しています．

●築山：遺伝的要因に関しては，たとえばIL-1bを保有したとしてもそれをphenotypeとして体が表現しなければいいわけで，それを抑制するための栄養分，たとえばフィッシュオイルなどを摂取することで表現できにくくすることは可能でしょうか．

●Kornman：その研究に関しては数年前に私たちが発表しましたが，全身的には健康だがCRPが高い人を対象にして，彼らをIL-1 positive, negative に分けました．そのなかでIL-1を特異的に減少させるサプリメントを摂取するグループとプラセボを処方して比較しました．そして12週間経過を追って血液検査を行ったところ，positiveグループでサプリメントを内服したグループは白血球，CRPの値が有意に改善しました．negativeグループではサプリメントを摂っても有意性はありませんでした[9]．無作為臨床試験で小さなサンプル数でしたが，学会でアワードを受賞しました．フィッシュオイルなどは第三世代の栄養素といわれて，驚くべきことに直接遺伝子制御に作用するものです．

患者への説明能力を磨くことが必要

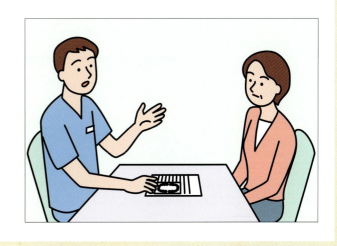

図C　リスクは一般的にネガティブな要素をともなうが，ネガティブをネガティブフレームで伝えても患者はショックを受けるだけである．リスクをポジティブに表現できるような説明能力が必要になる．

参考文献

1. Times. Inflammation : the secret killer. Feb. 23, 2004.
2. Van Dyke TE, van Winkelhoff AJ. Infection and inflammatory mechanisms. J Periodontol 2013 ; 84(4s) : S 1 - 7.
3. Linden GJ, Herzberg MC ; working group 4 of the joint EFP/AAP workshop. Periodontitis and systemic diseases : a record of discussions of working group 4 of the Joint EFP/AAP Workshop on Periodontitis and Systemic Diseases. J Periodontol 2013 ; 84(4s) : S20 - 23.
4. Linden GJ, Lyons A, Scannapieco FA. Periodontal systemic associations : review of the evidence. J Periodontol 2013 ; 84(4s) : S 8 - 19.
5. Chapple IL, Genco R, working group 2 of the join EFP/AAP workshop. Diabetes and periodontal diseases : consensus report of the Joint EFP/AAP Workshop on Periodontitis and Systemic Diseases. J Periodontol 2013 ; 84(4s) : S106 - 112.
6. Tonetti MS, Van Dyke TE, working group 1 of the joint EFP/AAP workshop. Periodontitis and atherosclerotic cardiovascular disease : consensus report of the Joint EFP/AAP workshop on periodontitis and systemic diseases. J Periodontol 2013 ; 84(s) : S24 - 29.
7. Reyes L, Herrera D, Kozarov E, Roldá S, Progulske-Fox A. Periodontal bacterial invasion and infection : contribution to atherosclerotic pathology. J Periodontol 2013 ; 84(4s) : S30 - 50.
8. Schenkein HA, Loos BG. Inflammatory mechanisms linking periodontal disease to cardiovascular diseases. J Periodontol 2013 ; 84(4s) : S 51 - 69.
9. Dietrich T, Sharma P, Walter C, Weston P, Beck J. The epidemiological evidence behind the association between periodontitis and incident atherosclerotic cardiovascular disease. J Periodontol 2013 ; 84(4s) : S70 - 84.
10. D'Aiuto F, Orlandi M, Gunsolley JC. Evidence that periodontal treatment improves biomakers and CVD outcomes. J Periodontol 2013 ; 84(4s) : S85 - 105.
11. Taylor JJ, Preshaw PM, Lalla E. A review of the evidence for pathogenic mechanisms that may link periodontitis and diabetes. J Periodontol 2013 ; 84(4s) : S113 - 134.
12. Borgnakke WS, Ylöstalo PV, Taylor GW, Genco RJ. Effect of periodontal disease on diabetes : systematic review of epidemiologic observational evidence. J Periodontol 2014 ; 84(4s) : S135 - 152.
13. Engebretson S, Kocher T. Evidence that periodontal treatment improves diabetes outcomes : a systematic review and meta-analysis. J Periodontol 2013 ; 84(4s) : S153 - 169.
14. Madianos PN, Bobetsis YA, Offenbacher S. Adverse pregnancy outcomes(APOs) and periodontal disease : pathogenic mechanisms. J Periodontol 2013 ; 84(4s) : S170 - 180.
15. Ide M, Papapanou PN. Epidemiology of association between maternal periodontal disease and adverse pregnancy outcomes — systematic review. J Periodontol 2013 ; 84(4s) : S181 - 194.
16. Sanz M, Kornman K, working group 3 of the joint EFP/AAP workshop. Periodontitis and adverse pregnancy outcomes : consensus report of the Joint EFP/AAP Workshop on Periodontitis and Systemic Diseases. J Periodontol 2013 ; 84(4s) : S164 - 169.
17. Michalozicz BS, Gustafsson A, Thumbigere-Math V, Buhlin K. The effects of periodontal treatment on pregnancy outcomes. J Periodontol 2013 ; 84(4s) : S195 - 208.
18. 日本歯周病学会(編). 歯周病と全身の健康. 東京：医歯薬出版, 2016.
19. 日本臨床歯周病学会(監修). 歯周病と全身疾患. 最新エビデンスに基づくコンセンサス. 東京：デンタルダイヤモンド社, 2017.
20. Nelson RG, Shlossman M, Budding LM, Pettitt DJ, Saad MF, Genco RJ, Knowler WC. Periodontal disease and NIDDM in Pima Indians. Diabetes Care 1990 ; 13 : 836 - 840.
21. Emrich LJ, Shlossman M, Genco RJ. Periodontal disease in non-insulin-dependent diabetes mellitus. J Periodontol 1991 ; 62 : 121 - 131.
22. Lin SY, Lin CL, Liu JH, Wang IK, Hsu WH, Chen CJ, Ting IW, Wu IT, Sung FC, Huang CC, Chang YJ. Association between periodontitis needing surgical treatment and subsequent diabetes risk : a population-based cohort study. J Periodontol 2014 ; 85 : 779 - 786.
23. Janket SJ, Wightman A, Baird AE, Van Dyke TE, Jones JA. Does periodontal treatment improve glycemic control in diabetic patients? A meta-analysis of intervention studies. J Dent Res 2005 ; 84 : 1154 - 1159.
24. Darré L, Vergnes JN, Gourdy P, Sixou M. Efficacy of periodontal treatment on glycaemic control in diabetic patients : A meta-analysis of interventional studies. Diabetes Metab 2008 ; 34 : 497 - 506.
25. Teeuw WJ, Gerdes VE, Loos BG. Effect of periodontal treatment on glycemic control of diabetic patients : a systematic review and meta-analysis. Diabetes Care 2010 ; 33 : 421 - 427.
26. Simpson TC, Needleman I, Wild SH, Moles DR, Mills EJ. Treatment of periodontal disease for glycaemic control in people with diabetes. Cochrane Database Syst Rev 2010 12 ; (5) : CD004714.
27. 厚生労働省. 平成24年国民健康・栄養調査報告.
28. World Health Organization. Obesity and overweight. Fact sheet No. 311, 2006.
29. 厚生労働省. 平成25年国民健康・栄養調査結果の概要.
30. World Health Organization. Obesity and overweight Fact sheet N° 311". January 2015. Retrieved 2 February 2016.
31. International Diabetes Federation. The IDF consensus worldwide definition of the metabolic syndrome. 2006.
32. メタボリックシンドローム診断基準検討委員会. メタボリックシンドロームの定義と診断基準. 日本内科学会雑誌 2005 ; 94(4) : 794 - 809.
33. Holtfreter B, Schwahn C, Biffar R, Kocher T. Epidemiology of periodontal diseases in the Study of Health in Pomerania. J Clin Periodontol 2009 ; 36 : 114 - 123.
34. Genco RJ, Grossi SG, Ho A, Nishimura F, Murayama Y. A proposed model linking inflammation to obesity, diabetes, and periodontal infections. J Periodontol 2005 ; 76(11 Suppl) : 2075 - 2084.
35. Saito T, Yamaguchi N, Shimazaki Y, Hayashida H, Yonemoto K, Doi Y, Kiyohara Y, Iida M, Yamashita Y. Serum levels of resistin and adiponectin in women with periodontitis : the Hisayama study. J Dent Res 2008 ; 87 : 319 - 322.
36. Chaffee BW, Weston SJ. Association between chronic periodontal disease and obesity : a systematic review and meta-analysis. J Periodontol 2010 ; 81 : 1708 - 1724.
37. Suvan J, D'Aiuto F, Moles DR, Petrie A, Donos N. Association between overweight/obesity and periodontitis in adults. A systematic review. Obes Rev 2011 ; 12 : e381 - 404.
38. Nishida N, Tanaka M, Hayashi N, Nagata H, Takeshita T, Nakayama K, Morimoto K, Shizukuishi S. Determination of smoking and obesity as periodontitis risks using the classification and regression tree method. J Periodontol 2005 ; 76 : 923 - 928.
39. Morita I, Okamoto Y, Yoshii S, Nakagaki H, Mizuno K, Sheiham A, Sabbah W. Five-year incidence of periodontal disease is related to body mass index. J Dent Res 2011 ; 90 : 199 - 202.
40. Shimazaki Y, Egami Y, Matsubara T, Koike G, Akifusa S, Jingu S, Yamashita Y. Relationship between obesity and physical fitness and periodontitis. J Periodontol 2010 ; 81 : 1124 - 1131.
41. Bader HI. Floss or die : implications for dental professionals. Dent Today 1998 ; 17 : 76 - 78,80 - 82.
42. Lockhart PB, Bolger AF, Papapanou PN, Osinbowale O, Trevisan M, Levison ME, Taubert KA, Newburger JW, Gornik HL, Gewitz MH, Wilson WR, Smith SC Jr, Baddour LM ; American Heart Association Rheumatic Fever, Endocarditis, and Kawasaki Disease Committee of the Council on Cardiovascular Disease in the Young, Council on Epidemiology and Prevention, Council on Peripheral Vascular Disease, and Council on Clinical Cardiology. Periodontal disease and atherosclerotic vascular disease : does the evidence support an independent association? : a scientific statement from the American Heart Association. Circulation 2012 May 22 ; 125(20) : 2520 - 2544.
43. Huang PH, Lin SJ, Chen JW, Leu HB. The association of tooth scaling and decreased cardiovascular disease : a nationwide population-based study. Am J Med 2012 ; 125 : 568 - 575.
44. Dietrich T, Sharma P, Walter C, Weston P, Beck J. The epidemiological evidence behind the association between periodontitis and incident atherosclerotic cardiovascular disease. J Periodontol 2013 ; 84(4 Suppl) : S70 - 84.
45. Madianos PN, Bobetsis YA, Offenbacher S. Adverse pregnancy outcomes (APOs) and periodontal disease : pathogenic mechanisms. J Periodontol 2013 ; 84(4 Suppl) : S170 - 180.
46. Offenbacher S, Katz V, Fertik G, Collins J, Boyd D, Maynor G, McKaig R, Beck J. Periodontal infection as a possible risk factor for preterm low birth weight. J Periodontol 1996 ; 67(10 Suppl) : 1103 - 1113.
47. Ide M, Papapanou PN. Epidemiology of association between maternal periodontal disease and adverse pregnancy outcomes-systematic review. J Periodontol 2013 ; 84(4 Suppl) : S181 - 194.

48. Chambrone L, Guglielmetti MR, Pannuti CM, Chambrone LA. Evidence grade associating periodontitis to preterm birth and/or low birth weight：I. A systematic review of prospective cohort studies. J Clin Periodontol 2011；38：795-808.
49. Corbella S, Taschieri S, Francetti L, De Siena F, Del Fabbro M. Periodontal disease as a risk factor for adverse pregnancy outcomes：a systematic review and meta-analysis of case-control studies. Odontology 2012；100：232-240.
50. Corbella S, Taschieri S, Del Fabbro M, Francetti L, Weinstein R, Ferrazzi E. Adverse pregnancy outcomes and periodontitis：A systematic review and meta-analysis exploring potential association. Quintessence Int 2016；47：193-204.
51. 三木誠，渡辺彰．特集 感染症—肺炎—．Topics 1　疫学—肺炎の疫学が示す真実は？—死亡率からみえてくる呼吸器科医の現状と未来．日呼吸誌 2013；2：663-671.
52. 日本呼吸器学会医療・介護関連肺炎(NHCAP)診療ガイドライン作成委員会(編)．医療・介護関連肺炎診療ガイドライン．東京：日本呼吸器学会，2011．
53. Safdar N, Crnich CJ, Maki DG. The pathogenesis of ventilator-associated pneumonia：its relevance to developing effective strategies for prevention. Respir Care 2005；50：725-739；discussion 739-741.
54. Scannapieco FA, Bush RB, Paju S. Associations between periodontal disease and risk for nosocomial bacterial pneumonia and chronic obstructive pulmonary disease. A systematic review. Ann Periodontol 2003；8：54-69.
55. Levey AS, Coresh J. Chronic kidney disease. Lancet 2012 Jan 14；379(9811)：165-180.
56. 日本腎臓学会(編)．生活習慣病からの新規透析導入患者の減少に向けた提言～CKD(慢性腎臓病)の発症予防・早期発見・重症化予防～．2016．
57. Kshirsagar AV, Moss KL, Elter JR, Beck JD, Offenbacher S, Falk RJ. Periodontal disease is associated with renal insufficiency in the Atherosclerosis Risk In Communities (ARIC) study. Am J Kidney Dis 2005；45：650-657.
58. Kshirsagar AV, Offenbacher S, Moss KL, Barros SP, Beck JD. Antibodies to periodontal organisms are associated with decreased kidney function. The Dental Atherosclerosis Risk In Communities study. Blood Purif 2007；25：125-132.
59. Fisher MA, Taylor GW, Papapanou PN, Rahman M, Debanne SM. Clinical and serologic markers of periodontal infection and chronic kidney disease. J Periodontol 2008；79：1670-1678.
60. Fisher MA, Taylor GW. A prediction model for chronic kidney disease includes periodontal disease. J Periodontol 2009；80：16-23.
61. Grubbs V, Plantinga LC, Tuot DS, Powe NR. Chronic kidney disease and use of dental services in a United States public healthcare system：a retrospective cohort study. BMC Nephrol 2012 Apr 2；13：16.
62. Iwasaki M, Taylor GW, Nesse W, Vissink A, Yoshihara A, Miyazaki H. Periodontal disease and decreased kidney function in Japanese elderly. Am J Kidney Dis 2012；59：202-209.
63. Graziani F, Cei S, La Ferla F, Vano M, Gabriele M, Tonetti M. Effects of non-surgical periodontal therapy on the glomerular filtration rate of the kidney：an exploratory trial. J Clin Periodontol 2010；37：638-643.
64. Artese HP, Sousa CO, Luiz RR, Sansone C, Torres MC. Effect of non-surgical periodontal treatment on chronic kidney disease patients. Braz Oral Res 2010；24：449-454.
65. Almeida S, Figueredo CM, Lemos C, Bregman R, Fischer RG. Periodontal treatment in patients with chronic kidney disease：a pilot study. J Periodontal Res 2016 May 2. doi：10.1111/jre.12390.
66. Yazdi FK, Karimi N, Rasouli M, Roozbeh J. Effect of nonsurgical periodontal treatment on C-reactive protein levels in maintenance hemodialysis patients. Ren Fail 2013；35：711-717.
67. Vilela EM, Bastos JA, Fernandes N, Ferreira AP, Chaoubah A, Bastos MG. Treatment of chronic periodontitis decreases serum prohepcidin levels in patients with chronic kidney disease. Clinics (Sao Paulo) 2011；66：657-662.
68. Scott DL, Wolfe F, Huizinga TW. Rheumatoid arthritis. Lancet 2010 Sep 25；376(9746)：1094-1108.
69. 厚生科学審議会疾病対策部会リウマチ・アレルギー対策委員会．リウマチ・アレルギー対策委員会報告書．厚生労働省，2011．
70. 日本リウマチ友の会．2015年リウマチ白書．
71. de Pablo P, Dietrich T, McAlindon TE. Association of periodontal disease and tooth loss with rheumatoid arthritis in the US population. J Rheumatol 2008；35：70-76.
72. de Pablo P, Chapple IL, Buckley CD, Dietrich T. Periodontitis in systemic rheumatic diseases. Nat Rev Rheumatol 2009；5：218-224.
73. Pischon N, Pischon T, Kröger J, Gülmez E, Kleber BM, Bernimoulin JP, Landau H, Brinkmann PG, Schlattmann P, Zernicke J, Buttgereit F, Detert J. Association among rheumatoid arthritis, oral hygiene, and periodontitis. J Periodontol 2008；79：979-986.
74. Arkema EV, Karlson EW, Costenbader KH. A prospective study of periodontal disease and risk of rheumatoid arthritis. J Rheumatol 2010；37：1800-1804.
75. Demmer RT, Molitor JA, Jacobs DR Jr, Michalowicz BS. Periodontal disease, tooth loss and incident rheumatoid arthritis：results from the First National Health and Nutrition Examination Survey and its epidemiological follow-up study. J Clin Periodontol 2011；38：998-1006.
76. Ortiz P, Bissada NF, Palomo L, Han YW, Al-Zahrani MS, Panneerselvam A, Askari A. Periodontal therapy reduces the severity of active rheumatoid arthritis in patients treated with or without tumor necrosis factor inhibitors. J Periodontol 2009；80：535-540.
77. Linden GJ, Lyons A, Scannapieco FA. Periodontal systemic associations：review of the evidence. J Periodontol 2013；84(4 Suppl)：S8-S19.
78. Terao C, Asai K, Hashimoto M, Yamazaki T, Ohmura K, Yamaguchi A, Takahashi K, Takei N, Ishii T, Kawaguchi T, Tabara Y, Takahashi M, Nakayama T, Kosugi S, Sekine A, Fujii T, Yamada R, Mimori T, Matsuda F, Bessho K；Nagahama Study Group. Significant association of periodontal disease with anti-citrullinated peptide antibody in a Japanese healthy population - The Nagahama study. J Autoimmun 2015；59：85-90.
79. Venkataraman A, Almas K. Rheumatoid Arthritis and Periodontal Disease. An Update. N Y State Dent J 2015；81(5)：30-36.
80. 厚生労働省．死因順位(第5位まで)別にみた死亡数・死亡率(人口10万対)の年次推移．http://www.mhlw.go.jp/toukei/saikin/hw/jinkou/suii09/deth7.html

コーヒーブレイク

1．Giannobile WV, Kornman KS, Williams RC. Personalized medicine enters dentistry：what might this mean for clinical practice? J Am Dent Assoc 2013；144：874-876.
2．Brett PM, Zygogianni P, Griffiths GS, Tomaz M, Parkar M, D'Aiuto F, Tonetti M. Functional gene polymorphisms in aggressive and chronic periodontitis. J Dent Res 2005；84(12)：1149-1153.
3．Nikolopoulos GK, Dimou NL, Hamodrakas SJ, Bagos PG. Cytokine gene polymorphisms in periodontal disease：a meta-analysis of 53 studies including 4178 cases and 4590 controls. J Clin Periodontol 2008；35(9)：754-767.
4．Karimbux NY, Saraiya VM, Elangovan S, Allareddy V, Kinnunen T, Kornman KS, Duff GW. Interleukin-1 gene polymorphisms and chronic periodontitis in adult whites：a systematic review and meta-analysis. J Periodontol 2012；83(11)：1407-1419.
5．Mao M, Zeng XT, Ma T, He W, Zhang C, Zhou J. Interleukin-1 α -899 (+4845) C→T polymorphism increases the risk of chronic periodontitis：evidence from a meta-analysis of 23 case-control studies. Gene 2013；532(1)：114-119.
6．Deng JS, Qin P, Li XX, Du YH. Association between interleukin-1 β C(3953/4)T polymorphism and chronic periodontitis：evidence from a meta-analysis. Hum Immunol 2013；74(3)：371-378.
7．Shimizu S, Momozawa Y, Takahashi A, Nagasawa T, Ashikawa K, Terada Y, Izumi Y, Kobayashi H, Tsuji M, Kubo M, Furuichi Y. A genome-wide association study of periodontitis in a Japanese population. J Dent Res 2015；94(4)：555-561.
8．Wu X, Offenbacher S, López NJ, Chen D, Wang HY, Rogus J, Zhou J, Beck J, Jiang S, Bao X, Wilkins L, Doucette-Stamm L, Kornman K. Association of interleukin-1 gene variations with moderate to severe chronic periodontitis in multiple ethnicities. J Periodontal Res 2015；50：52-61.
9．Kornman K, Rogus J, Roh-Schmidt H, Krempin D, Davies AJ, Grann K, Randolph RK. Interleukin-1 genotype-selective inhibition of inflammatory mediators by a botanical: a nutrigenetics proof of concept. Nutrition 2007；23：844-852.

CHAPTER 6

パーソナライズド（個別化）したメインテナンスと歯周病治療

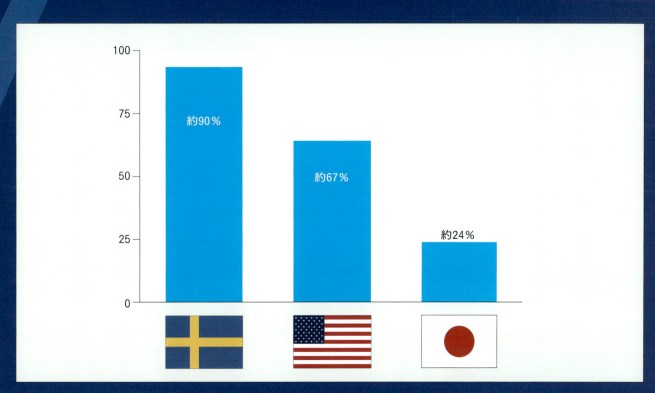

▲予防目的で定期的に歯科医院に通院する人の国別割合.

1 パーソナライズド（個別化）とは？

　CHAPTER 1からCHAPTER 5まで，歯周病病因論に関して説明してきたが，おそらく多くの読者は「では，それを日常臨床にどう活かせばいいのか？」という疑問をもっていることと思う．すべての歯科医師，歯科衛生士は歯周病の病因論に関して一度は大学あるいは衛生士学校で習い，国家試験対策として一度は覚えていたはずだが，日常臨床に果たしてその知識を有効活用できているのか不思議に思った方も多いのではないだろうか．知識は知恵として臨床に落とし込んで患者利益につなげてこそ初めて価値がある．

　筆者の診療所では，1989年開院以来予防中心の診療スタイルを実践している．その結果，長期間にわたりフォローアップしている患者の数も多く，地域住民の口腔健康に一定の役割を果たしている．主にWHOが提唱する21世紀の健康戦略「ヘルスプロモーション」の考えをもとに診療室での予防歯科を行ってきたが，より個別の疾病リスクを解釈して患者1人ひとりにフィットした口腔衛生プログラム，メインテナンスプログラムを提供するPersonalized Dental Medicine（個別歯科医療）へと発展してきた．その中心的な役割を果たしているのがメディカルトリートメントモデル[1]と呼ばれる考え方で，診査・診断に基づきリスク評価を行い，治療法の提示をし，治療結果のモニタリングを行い，その再発を予防，あるいは健康状態を維持するために個別のメインテナンス策を講ずる一連の流れを定義している．

　またメインテナンスに来院継続する患者サイドからの求められる治療の質が上がっていることも実感している．院内における予防の割合は増加しているが，結果的にしっかりと残る歯も多く，継続通院による価値観が高い患者は，必然的に良い治療を求めるものである．その場その場のクロスセクショナルな視座でなく，経時的な管理を行うことで，患者にとって人生の適切なタイミングでの治療介入を可能にする．ここで重要なことは，プライマリーケアの主な担い手は歯科衛生士とGP（総合診療医）で，長期的な予防に取り組めること，さらに幅広い範囲で一通りの診断と治療の技術があり，「これは専門医に紹介すべきだ」という見極めが的確にできることである．専門医については，ある一定の基準下での教育を受け，他の歯科医師や歯科衛生士の立場を尊重しつつ謙虚に温かみをもって専門医医療を行える人材が望ましい．当院には私も含め，ADA（American Dental Association：米国歯科医師会）が認定する教育機関で，専門医教育を受けた歯周病インプラント専門医，補綴専門医が所属している．

　そこで本章では，筆者の診療所で歯周病病因論の知識をどのように日常臨床に落とし込んでいるか，歯を守るためのパーソナライズドメインテナンスの必要性を考察するとともに，症例を通じて概説する．

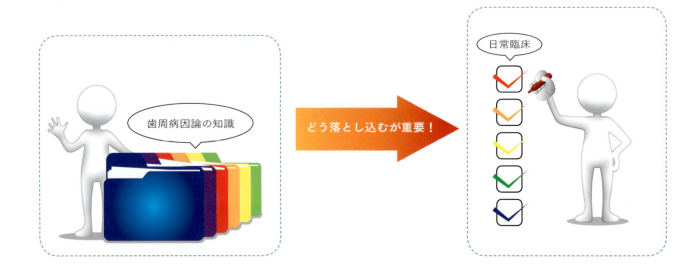

2 歯を守るためのパーソナライズド（個別化）メインテナンスの必要性

1 個別にあった予防メインテナンスの実践が鍵

　NHANES（米国全国健康栄養調査）[2,3]やHugosonら[4]（スウェーデン），歯科疾患実態調査[5]（日本）が示唆するように，本来，歯周炎が重度に進行している人の割合は意外に少ないことがわかる．医療の本質がいかに患者の口腔健康状態を長期間維持し，疾病を予防していくかという視点に立てば，残りの重度に罹患していない大勢の人びとにとって健康利益をもたらす質の高い予防メインテナンスの実践こそ，現在の日本の歯科医療にもっとも必要なものだと感じる．

　しかしながら，日本ではまだ十分にその重要性や認知度が社会通念的に浸透しているとはいいがたく，歯科先進国といわれる国々とは大きな差があるようである（図1）．予防を目的とした「メインテナンス」「Supportive Periodontal Therapy（SPT）」「定期健診」という言葉はまったく新しいものではないため，多くの読者は「今さら……」と感じられる方も多いと思う．それでもことさら強調する理由は，過去の多くの文献やデータを分析するにつけ，メインテナンスにも歯を守れるものと，守れないメインテナンスが存在するからである[6]．本項では古今東西，メインテナンス文献への考察を踏まえ，いかに結果をともなうメインテナンスを日常臨床で行っていくかをお伝えしたい．

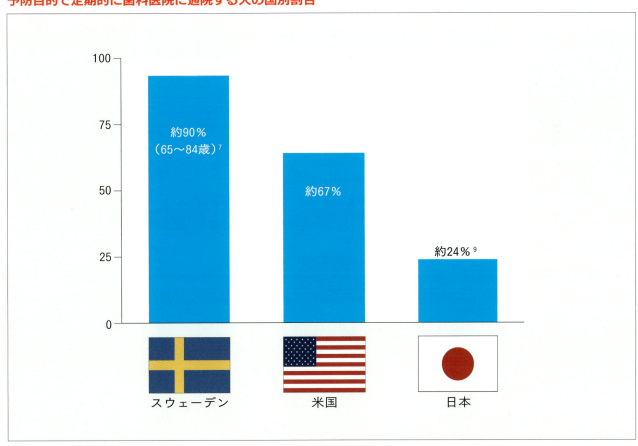

予防目的で定期的に歯科医院に通院する人の国別割合

図1　予防目的で定期的に歯科医院に通院する人の国別割合[7~9]．なお，厚労省の発表する国民健康・栄養調査[10]で日本における口腔ケアの受診頻度48.4％とあるが，「むし歯の治療の際に受けた口腔ケアも含む」とあり，いったん治療に入るとそもそも治療の期間が空くことは少ないため，この48.4％という数値はメインテナンスの受診率と同義ではない．日本では正確な統計学的評価に耐えうるデータを見つけることが難しい．また，米国は年収400万円以上の国民のメインテナンス受診率は80％となっている．

2 歯の定期的なチェックは本当に疾病予防に効果的なのか？

インターネット検索エンジンでメインテナンスを説明する歯科医院のホームページを覗いてみると，その目的は「早期発見，早期治療」「クリーニングや着色取り」という表現が散見されるが，それらは本質ではない．定期メインテナンスの本来の目的は「口腔健康を維持することにおいて患者をアシストするために，選択されたインバーバルごとに行われる処置」[11]であるとしている．つまり「早期発見，早期治療」ではなく「早期診断，早期管理」がメインテナンスの本来のあり方である．

しかしながら，ただ定期的に歯科医院に通院すればそれで健康を維持できるというものではない．AxellsonとLindheら[12]は1972年から1978年の6年間，2～3か月ごとのメインテナンスプログラムで，染め出したうえでの口腔衛生指導，スケーリング，SRPを行ったメインテナンスグループ（テスト群）と，年に1回公立歯科医院にて定期チェックを行い，口腔衛生指導を含めた予防処置はなされず問題があれば治療をする非メインテナンスグループ（コントロール群）を比較し，予防メインテナンスの効果を評価した．結果的にテスト群は有意にう蝕や歯周病を予防できたのに対して，コントロール群では疾病のコントロールができなかったことが示されている．つまり，ただ歯のチェックを受け，治療を繰り返しているだけではう蝕や歯周病の進行を避けることはできないということである（図2）．

Axellsonはいみじくも「う蝕と歯周病の予防は細菌性プラークに対する対抗手段に基づかなければならない」と30年間メインテナンスを行った論文のアブストラクトの序文で明確に述べている．まずはその対抗手段を講じることができるのが「適切なメインテナンス」の第一歩といえる．この勘どころ，要点は**CHAPTER 2**で述べている．

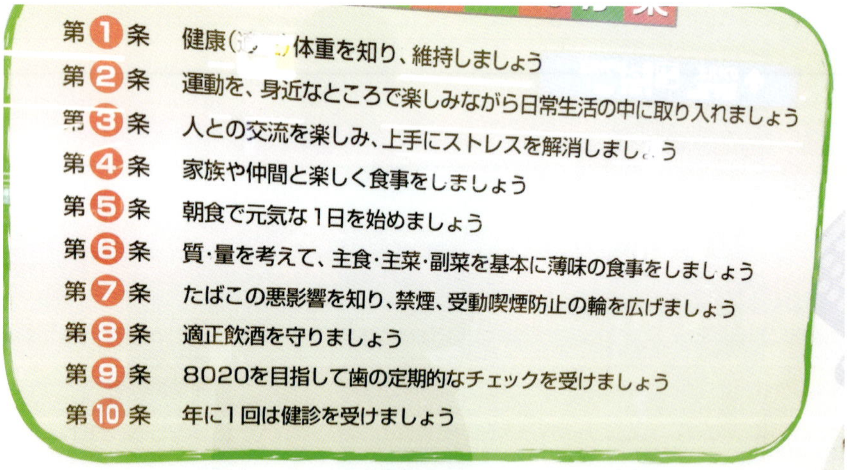

図2 地下街で見つけた「健康でいるための10か条」ポスター．第9条にある「歯の定期的なチェックを受けましょう」では「早期発見・早期治療」という意味になってしまうため，口腔の健康を守ることはできないのである．

3 適切なメインテナンスって一体なんなのだろう？

(1) PMTCは有効なのか？

メインテナンスに関する講演会の講演内容を見るとProfessional Mechanical Tooth-Cleaning（以後PMTC）に関するトピックをしばしば目にする．しかし，文献では定期的にPMTC単独を行い歯科医院サイドのみのバイオフィルム除去だけではほとんど歯肉の炎症やプラークスコアの改善に貢献しないことが示されている[13]．たとえば，2005年，2015年のNeedlemanのシステマティックレビュー[14,15]によると口腔衛生指導なしのPMTCはほとんど価値がないとし，あくまで適切なセルフケアとの組み合わせでその意味をなすと示唆されている．また，適切な口腔衛生指導はPMTCと同等の効果があると結論で述べている．たとえメインテナンスに年に4回来院してPMTCでピカピカになっても，それ以外の361日がきちんとセルフケアできなければ疾病はコントロールできない（図3）．至極真っ当な結論であろう．では効果的なセルフケア指導とはどのようなものが考えられるであろうか．

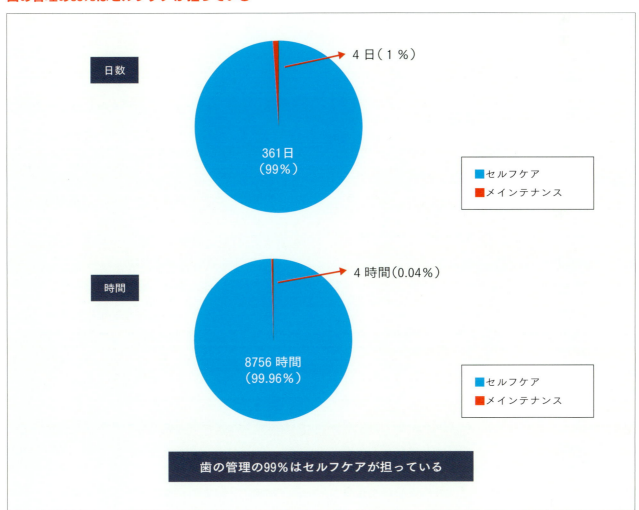

図3　年に2～4回の限られたメインテナンス予約の何に注力するか．歯科医師，歯科衛生士はよく考える必要がある．

スタンダード口腔健康教育プログラムとテイラーメイド口腔健康教育プログラムの内容

コントロール群

スタンダード口腔健康教育プログラム
歯周病の情報
病因論の説明

↓

- 1日2回のブラッシング
- 1日1回の歯間清掃

テスト群

テイラーメイド口腔健康教育プログラム

1：知識，期待度，モチベーション
2：口腔衛生行動の分析
3：口腔衛生行動の器用さ
4：個別目標
5：毎日の記録による自己観察
6：衛生行動の継続化
7：リスクに基づく口腔衛生行動の維持指導

テイラーメイドの目標

3か月ごとの再評価・指導

図4，5 スタンダード口腔健康教育プログラムとテイラーメイド口腔健康教育プログラムの内容．

（2）テイラーメイドの口腔健康教育

　スウェーデンのUppsala大学Jönssonらは前向き介入研究で113人（男性53人，女性60人）を個別にテイラーメイドされた口腔健康教育を受けるグループ57名（テスト群）と，標準的な口腔健康教育を受ける56名（コントロール群）を比較し，テイラーメイドされた口腔健康教育の有効性を検証した[16]（図4，5）．彼らは非外科歯周治療（SRP，SC）を行う患者を対象に12か月間調査を行い，3か月ごと（3，6，9か月ごと）に4mm以上の残存歯周ポケットの割合，プローブ時出血の割合，プラークスコアを記録した．その結果，12か月後の4mm以上の歯周ポケット割合は2グループ間に統計学的な差を認めなかった．開始時点の患者の歯周炎の状態に差がなく，いずれのグループも2名のトレーニングを十分に受けた同じ歯科衛生士から非外科歯周治療を施されているので，結果に差がないことは理解できる．しかし患者自身の行動変容が直接反映されるプローブ出血の割合，プラークスコアはテイラーメイド口腔健康教育を受けたグループが有意に改善を認めている（図6，7）．
　したがって，より個人個人の特徴に寄り添ったテイラーメイドプログラムが，判を押したような同じ内容の標準プログラムよりも行動変容を促すためには向いていることがわかる．またそのようなテイラーメイドプログラムを作成するには，多方向からの患者情報が必要になることは明らかである．
　たとえば，人間ドックの医科検診で採血結果だけを踏まえて「生活習慣を改善しなさい，運動をしなさい」と決まり切ったアドバイスをされるのと，採血・生活習慣・栄養状態・身長・体重などその他十分な情報をもとに練り出される個別の生活習慣のアドバイスとで，その重みや有効性は変わってくる．そもそも十分な情報がないとただでさえ把握しにくい口腔内なのに，日本の歯科界では患者に関する情報が医療サイドに非常に閉ざされていることに筆者は懸念を抱いており，それを患者サイドも当たり前のように受け入れているように感じる．これでは十分な行動変容は生まれない．当院では，後述する内容で患者1人ひとりに寄り添ったテイラーメイドメインテナンスプログラム（TM）を組むことで，TM導入前にメインテナンスで通院していた患者の口腔内と比較してもより良好な結果を得ている（図8）．

テイラーメイド教育を受けたグループは有意に行動変容が改善

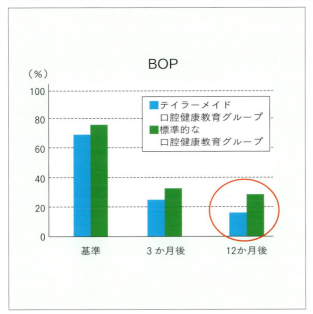
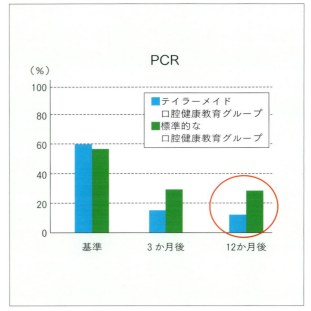

図6, 7 患者固有の知識, モチベーション, 手先の器用さ, くせ, それぞれ独自の目標などを個別に設定し, テイラーメイド教育を受けたグループは有意に行動変容が改善された.

つきやま歯科医院における初診群・リコール群・メインテナンス群の比較

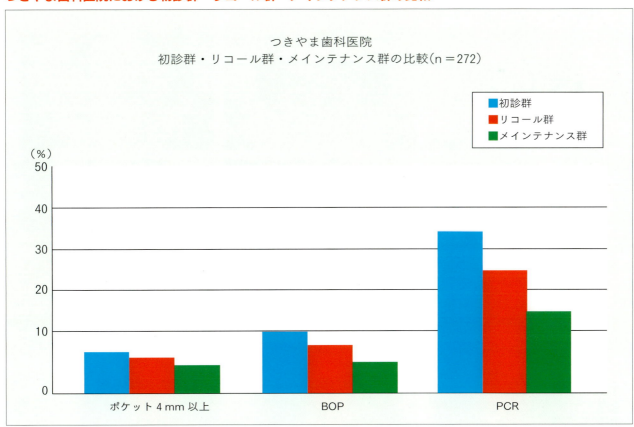

図8 当院ではう蝕, 歯周病のリスクアセスメントを中心としたメディカルトリートメントモデルを2012年より導入した. その導入以前の定期健診来院患者をリコール群とし, テイラーメイドメインテナンスプログラムを導入後の定期健診来院患者をメインテナンス群としてBOP, PCRを比較したところ, Jönssonらの研究結果と同様に患者の行動変容に関してよりよい結果を得ている[16].

（3）データコレクション

図5に示すようなテイラーメイドメインテナンスプログラムを作成するために，多方向からのデータコレクション（情報収集）の必要性は明確だと思うが，たとえばどの種の情報が必要になるであろうか．われわれが日常臨床を行ううえでは，普段の業務で質・量ともに十分実践可能で，その内容が患者にとって十分に理解しやすい内容であることが求められる．当院で全患者に対して実践しているデータコレクションは以下の6項目である．

ⓐ 全身状態の把握，口腔内外の軟組織評価（キャンサースクリーニングを含む）（図9）
ⓑ 口腔内規格写真（口腔内12枚＋顔貌1枚）（図10）
ⓒ デンタルエックス線規格写真（デンタル14枚＋バイトウイング4枚）（図11）
ⓓ 歯周組織検査（6点法）（図12）
ⓔ カリエスリスクアセスメント（唾液検査を含む）（図13）
ⓕ ペリオリスクアセスメント（図14）

ⓐ 全身状態の把握，口腔内外の軟組織評価

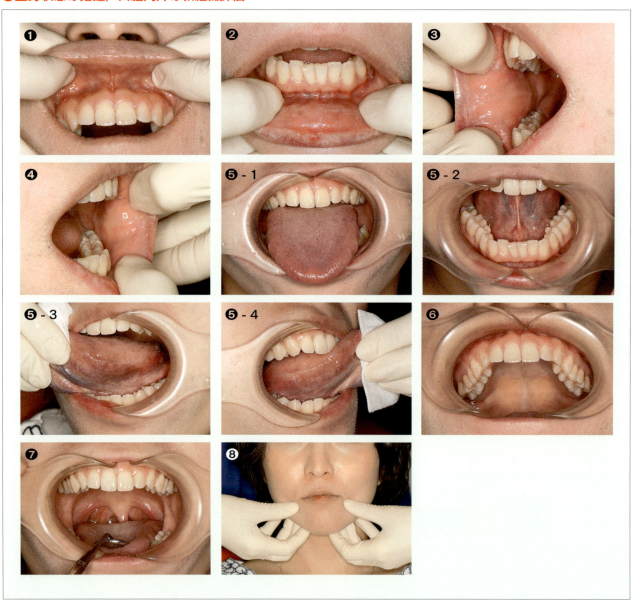

図9　8ステップキャンサースクリーニングの手順（❶〜❽）．口腔内規格写真やデンタルエックス線規格写真のように順番を決めておくことで見落とすリスクも減り，時間短縮につながる．がんは早期発見・早期治療が重要．

ⓑ 口腔内規格写真

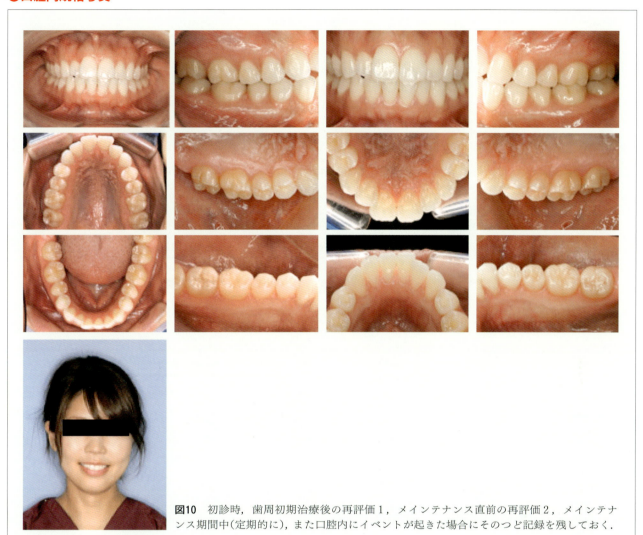

図10 初診時，歯周初期治療後の再評価1，メインテナンス直前の再評価2，メインテナンス期間中（定期的に），また口腔内にイベントが起きた場合にそのつど記録を残しておく．

ⓒ デンタルエックス線規格写真

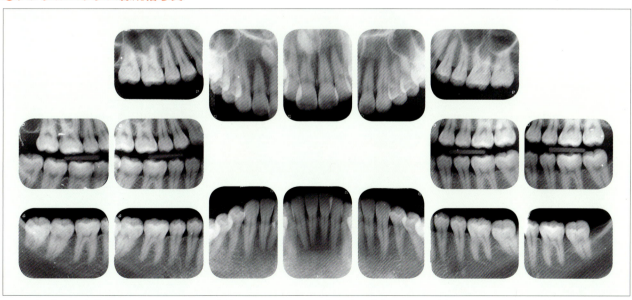

図11 初診時，治療完了・メインテナンス直前，メインテナンス期間中に数年に1回程度撮影する．治療の規模，硬組織変化の程度によってその必要性は変化する．

ⓓ 歯周組織検査

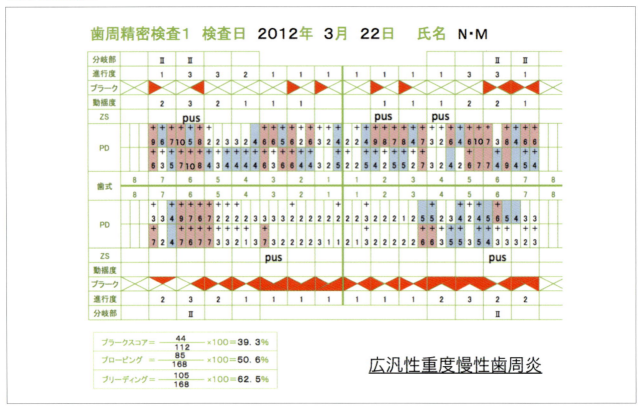

図12 歯周ポケット深さ(必要に応じてアタッチメントレベル,GI:歯肉指数の測定を加える),出血,プラーク,根分岐部病変,動揺の記録が最低限必要.必要に応じてアタッチメントレベルなども記入する.そのデータをもとに歯周病学的診断を付与する.

ⓔ カリエスリスクアセスメント

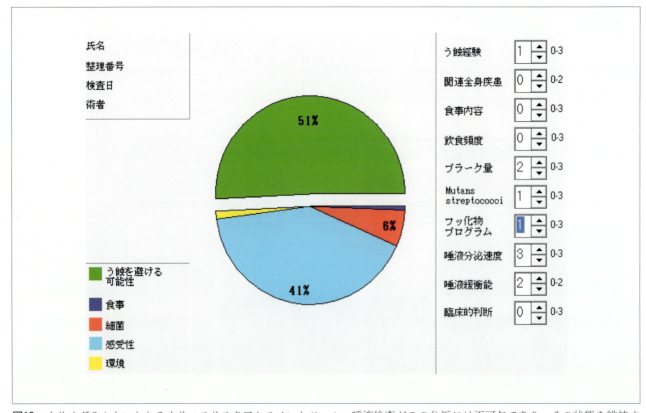

図13 カリオグラムといわれるカリエスリスクアセスメントツール.唾液検査がこの分析には不可欠であり,その状態を維持すると向こう1年間のう蝕に罹患するリスクが判別できる.

❶ペリオリスクアセスメント：OHIS (Oral Health Information Suite)

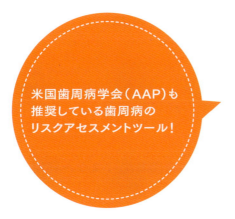

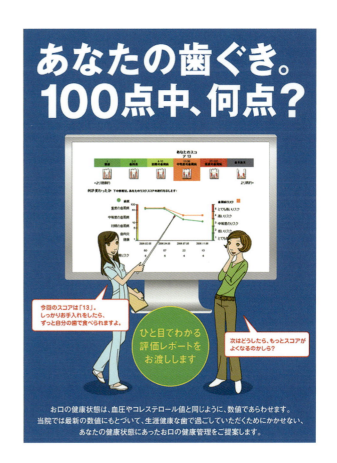

米国歯周病学会（AAP）も推奨している歯周病のリスクアセスメントツール！

図14 Dr. Pageらの研究グループによる15年の臨床研究を元に作成されたリスクアセスメントツール[17]で，米国歯周病学会（AAP）も推奨している．歯科医療従事者側と患者側の円滑なコミュニケーションに有効なツールで，疫学的エビデンスでその有効性が示されている数少ない歯周病のリスクアセスメントツール[17]．問診，歯周検査，デンタルエックス線から情報を入力して使用．

歯周病のリスクと病状

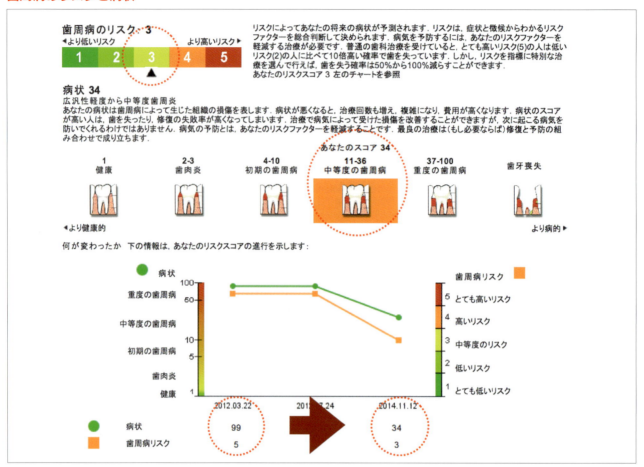

図15　歯周病のリスクと病状を時系列で閲覧できるため，治療後の改善に対して患者への強い動機づけとなりうる．

（5）リスク分析とそれを使いこなす病因論の理解が不可欠

　データコレクションで得られた情報を，口腔2大疾患のリスクアセスメントツールを用いてリスク分析を行う．当院ではう蝕に関してはカリオグラム（オーラルケア），歯周病に関してはOHIS（Oral Health Information Suites）（オーラルケア）を用いているが，他にもう蝕のリスク評価にはCAMBRA（Caries Management by Risk Assessment）[18]，歯周病のリスク評価にはPRA（Periodontal Risk Assessment）[19]などがあり，各診療所で使いやすい有効なツールを用いるとよい．とくにカリオグラム，OHIS，PRAは科学的にリスクアセスメントツールとして疾病の予防コントロールに有効であるという疫学的な根拠も存在し，客観的で再現性のある数値を算出できる．しかしこのリスクアセスメントツールを最大限に活用するためには，使い手の歯科衛生士や歯科医師がう

蝕や歯周病の病因論に関する深い知識を有しておくことが求められる．また数値はあくまで数値であり，すべての可能性を100％教えてくれるわけではない．したがって最終的には私たちの専門家としての観察力や洞察力も不可欠である．

（6）患者固有のリスクと局所リスクを理解する

1）患者固有のリスクをOHISで分析，数値化

　本稿では主に歯周病の病因論にフォーカスをしているので，リスクに関しても歯周病に絞ってお話をしたい．歯周病リスクアセスメントツールでOHISに必要記入項目（OHISに入力する項目を表で示す：過去の歯周外科の既往，根分岐部病変，歯肉縁下マージン修復物，垂直性骨欠損，エックス線上での歯石の有無，口腔衛生状態，歯科来院歴，喫煙歴，糖尿病の有無，1/6分画ごとの一番深い歯周ポケット値の入力）を入力す

歯周病の発現や病状に影響を与えるさまざまなリスク要因

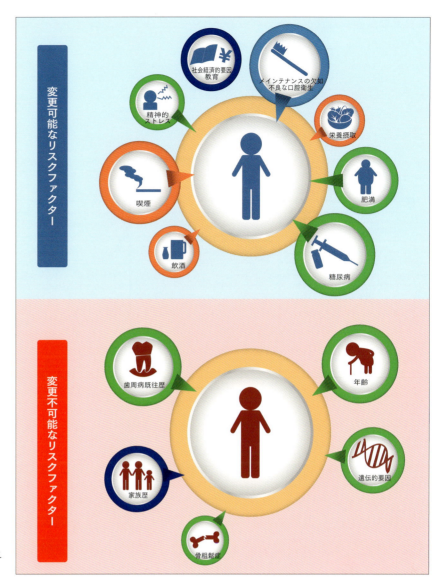

図16　歯周病の発現や病状に影響を与えるさまざまなリスク要因[20].

ると患者固有の将来疾病が悪化するリスクを1〜5（1が低リスク，5が高リスク）として，歯周病の病状を1〜100（1が低リスク，100が高リスク）としてより客観的に現在の疾病の活性度を表示できる（図14, 15）．この数字は時系列でグラフ化でき，その変化が一目瞭然であるため患者のモチベーションにも非常に有効である（図15）．この病状スコアは米国歯周病学会（AAP）のガイドラインの診断システムと関連させて指向を同じにしているため，術者・患者の双方にとって共通理解を得やすい．このOHISはオーラルケア社を通じて導入が可能である．またこのリスクアセスメントツールを最大限生かすための説明用動画も同社から提供されているため，すぐに患者

への導入が可能である．

2）OHISに含まれないが，歯周炎のリスクとなりうる要因も把握する

　OHISでは患者がどのリスクにとってどの方向に向かうのかをグロスな視点から分析しているが，テイラーメイドに患者の状態を深く理解する場合はそのほかの歯周炎リスクファクターを理解しなくてはならない（図16）．歯周炎のリスクファクターをより理解しやすくまとめたモデルが**CHAPTER 1〜CHAPTER 5**にわたって取り上げてきた"リスクアセスメントギアモデル"[20]である（図17）．その活用の仕方は本稿前半で述べたとおりである．

ペリオリスクアセスメント・ギアモデル

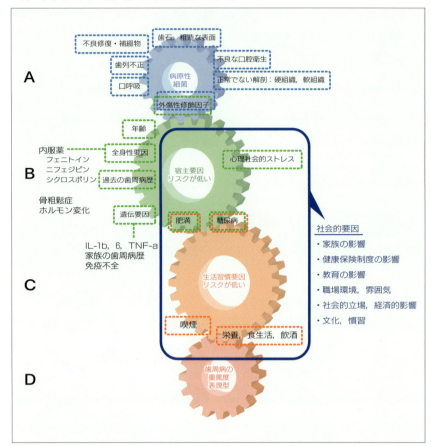

図17 ペリオリスクアセスメント・ギアモデル[20]．リスクを車輪に例えたイメージ．同じ量，同じ質の歯周病原細菌が存在した場合(Aの車輪が同じ大きさ)，歯周病の重症度・表現型(Dの車輪が回るスピード)は間に位置するリスクの車輪(B：宿主要因，C：生活習慣要因)の大きさに左右される．リスクを学術的に大別すると先天的・遺伝リスクと後天的リスクに分けられるが，臨床的には3つのリスクの歯車(①歯周病原細菌が関係する局所のプラークリテンティブファクター，②宿主由来のリスク，③生活習慣に関するリスク)として認識すると理解しやすい．

3) 局所リスク部位になるプラークリテンティブファクター

以上のようなリスクコントロールに加えて，メインテナンス時に患者のセルフケア，とくにチェックすべきプラークリテンティブファクターである局所リスク部位を図18に記す．そのうえで個々の患者のリスク部位を把握して，メインテナンス時には患者のリスク部位からチェックを開始すると効率も良い(**CHAPTER 2**参照)．リスク部位は2度確認すること．<u>1回目はメインテナンスで来院直後，何も手をつけていない状態でリスク部位，プラーク付着部位，う蝕の有無を確認する．それによりメインテナンス予約の序盤に万が一う蝕を発見されても，以後の対応を歯科医師に判断してもらえる時間が十分にとれるからである．2回目はすべてセルフケア指導，リスク部位のプラークの除去が終わった後にプラークがリスク部位に取り残していないか，プラークで隠れていた部位にう蝕や脱灰がないかどうかの確認を行う(Ogawa法)．</u>

4) 個人個人のセルフケアのくせによって生じる局部的なプラークが付着しやすい場所

Youngbloodらは矯正目的の抜歯予定歯をプラーク染色し，手用歯ブラシと反回転式の電動歯ブラシを用いたブラッシング後に抜歯を行い，どの程度の歯周ポケット深さまでプラーク除去がなされているか抜去歯で測定した[21](図19)．結果的に電動ブラシのほうが，有意にプラーク除去率が高いということがわかったが，それ以上に興味深いのが，いずれの歯ブラシを用いても同じ歯の異なる歯面にプラーク除去効率で劣る部分が存在することである．したがって，このような個人個人のセルフケアのくせや，清掃器具の到達度によって生じる局部的にプラークの除去が悪い部位を逃さないためにも，メインテナンス時はプラーク染色を行うことが推奨される．またプラークの付着しているリスク部位を強調したい場合は，あえて部分的な染色のみを行う口腔衛生指導も有効である．口腔内全体を染め出すことで，本当に注意しなければいけないところへの注意がそれてしまう場合があるからである．

メインテナンス時に患者のセルフケアで，とくにチェックすべきプラークリテンティブファクターである局所リスク部位

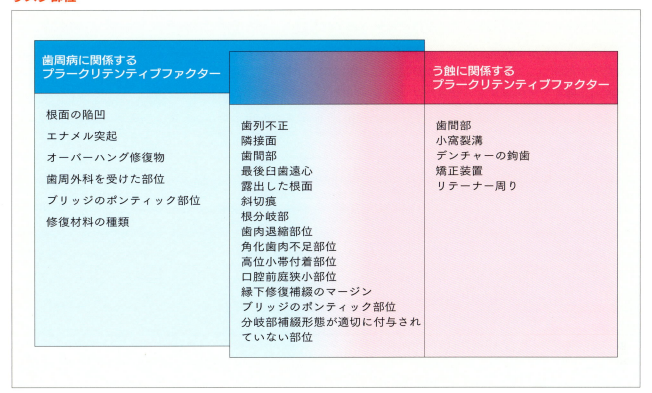

図18 メインテナンス時に患者のセルフケアとくにチェックすべき局所リスク部位．各患者ごとにリスク部位をリスト化しておくとメインテナンス時に見逃しがなくてよい．

手用と電動歯ブラシにおける部位別プラーク除去効果

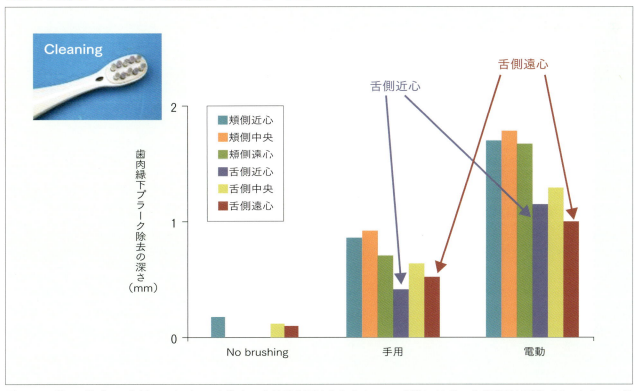

図19 いずれの歯ブラシを用いてもプラーク除去の非効率な面は存在する．この研究ではその非効率面が両歯ブラシにおいて共通しているところも興味深い．

4 モチベーションの意義

メインテナンスに通院継続するためには患者自身がその重要性に気づく，あるいは来院したいと思うようなモチベーション（動機付け）が必要になる．すでに疾病に罹患して痛みをともなったり，あるいは重症化した口腔内に対し高額な治療費を投じた結果，患者自身がメインテナンスの重要性に気づくことに比べると，健康な状態の人にその重要性を理解してもらうことはさらに難しい．一般的なメインテナンス研究におけるメインテナンス年間脱落率（図20）を見てみると，概ね4～9％程度の文献が一般的である．当院におけるメインテナンス年間脱落率は4.3％だが，科学論文で報告されている平均とほぼ同等である．

しかしながらAxelssonの30年間のメインテナンス研究[29]において，研究開始時点で20～50歳の患者数は290人で（51歳以上のグループは死亡による脱落が多く除外した），30年の間の死亡（9人）・転居（43人）を除いたドロップアウトの人数はたったの5名と非常に少なく，年間脱落者数は0.06％／年と驚異的な数字を記録している．その考察として研究の結論には「患者は口腔衛生の高い水準を維持することを楽しみ，またその利益を認識していた」と明記されている．つまり自分自身が口腔内を健康に維持したいと思い，楽しむことが長期継続のポイントであろう．患者が自身の口腔内を意識し，関心をもち，他人事ではなく自分事として捉えるようになる．そのためには前述したような十分な患者自身の情報共有が必要になる．

また患者が通院継続のモチベーションを得るためには，歯科衛生士が行っている自分自身の仕事に誇りやモチベーションをもたなければならない．歯科医院は全身的に健康でありながら定期的に通院継続する唯一の医療施設であるため，時間軸のなかで患者の個性やとりまく環境，暮らしぶりをじっくり観察し，正しい方向に導いていく．そのためには，繰り返しになるが，歯科衛生士や歯科医師のう蝕や歯周病に対する病因論へのしっかりとした臨床的理解が不可欠である．それを可能にするためには歯科衛生士のみの努力ではなく，彼女たちが円滑に働くことができる勤務環境の整備や，院長の正しい理解やリーダーシップ，連携する歯科医師の資質も問われるであろう．

メインテナンス患者の年間平均脱落率

著者	国	年間脱落率
Lovdal A ら（1961）[22]	ノルウェー	8％
Lindhe J and Nyman S（1984）[23]	スウェーデン	1％
Eneroth L and Sundberg H（1985）[24]	スウェーデン	5％
Badersten ら（1990）[25]	スウェーデン	4.08％
Kaldahl WB ら（1996）[26]	米国	5.40％
Rosen B ら（1999）[27]	スウェーデン	5％
Rosen B ら（2004）[28]	スウェーデン	3.90％
Axelsson P ら（2004）[29]	スウェーデン	0.06％（20～50歳）死亡，転居除く
Fardal O ら（2012）[30]	ノルウェー	0.80％
Costa FA ら（2014）[31]	ブラジル	4％
つきやま歯科医院（2016）	日本	4.30％

図20 メインテナンス，SPT論文で報告されている研究期間内のメインテナンス患者の平均年間脱落率／年（直接記述がない研究は著者が論文データより計算）[22～31].

3 今後求められるメインテナンス

　得た知識は知恵に変えて臨床に落とし込み，正しく患者利益につなげてこそ初めて価値になる．本章ではその知識をいかに歯周病の病因論を通じて，歯周病治療やメインテナンスにつなげ，効果を上げていくかを詳細に説明してきた．このことが理解できれば定期メインテナンスにおけるわれわれの役割は「定期的な口腔衛生指導やバイオフィルムの破壊と除去」のみではないということが理解できるのではないだろうか．

　今後は患者の全身健康管理にまで積極的なかかわりができる広義の医療メインテナンス通院が求められる．CHAPTER 7 では，それを可能にするために，私たちの医院でどのようにチームアプローチを行い，短期・中期・長期的な戦略を描き実行しているかをお話ししたいと考えている．

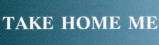

今後求められるメインテナンス

1. OHISやPRAなどによる客観的な患者個別のリスクアセスメントを行い，リスクに応じたメインテナンス頻度を決定する．

2. リスク部位のバイオフィルムの破壊と除去が重要である．リスクがほとんどない歯面にPMTCを行うことに大きな予防効果はないことがエビデンスで示唆されている．

3. リスク部位を中心としたセルフケアの指導が重要である．全員に同じセルフケア指導を行うのではなく，患者の知識，器用さなどを観察しながらテイラーメイドの目標を立てて段階的に行っていく．

4. ❶～❸を行うためには継続通院を可能にする「モチベーション」が不可欠である．患者自身が自分の口腔健康に責任をもち，楽しみながら通院できるような環境を整え，医療人としての資質を研鑽する．

5. リスクアセスメントに基づくメインテナンスを提供できている歯科医院では，長期にわたる口腔健康管理だけでなく，全身状態も適切にモニタリングし，生活習慣病の早期発見・早期管理が必要である．

4　パーソナライズド歯周病治療の具体例：1

　患者は56歳女性，身長155cm，体重88kg，BMI36.6（WHO肥満度3．患者はこれまでメインテナンスの経験はなく，歯周病の治療を希望して来院した．血圧は135/75mmHgで高血圧の診断のもとカルシウムチャンネルブロッカー作用の降圧剤を内服していた．家族構成は夫，長男（身体障害あり），長女（不登校）であり，精神的なストレスレベルはVAS：7だったが，その理由として家族背景が関係あると推察された．過去に45〜51歳まで1日10本程度の喫煙歴があった．歯周炎の影響で病的歯牙移動を起こした可能性があり，上顎前歯部に空隙を認める．視診では軽度の歯肉炎症程度の所見だったがプロービング値7mm以上の部位が多数観察され，エックス線所見においても垂直性骨縁下欠損が散見された．また小臼歯に部分的なファセットが観察され，咬合性外傷が示唆される．

　このような歯周炎のリスクファクターが多数関与するような重度歯周炎症例に対しては，患者固有のグロスなリスクをOHIS（Oral Health Information Suits）で把握し，患者にその状態を客観的に理解してもらい，積極的に治療に参加してもらう必要がある．また一連の治療のなかで，リスク管理のためにリスクアセスメントギアモデルを用い視覚化しながら，歯周病のリスクファクターを1つひとつ剥がしていくイメージで進めていくと，抜けがなく時間軸のなかで効率的な戦略を描くことが可能である（図21〜31）．

初診時（2012年3月22日）

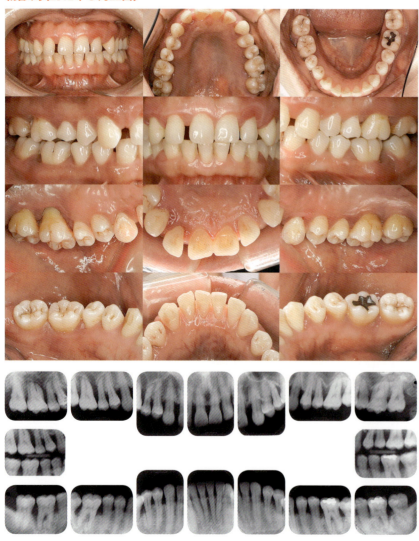

図21　初診時の口腔内およびデンタルエックス線写真．

初診時のペリオチャート

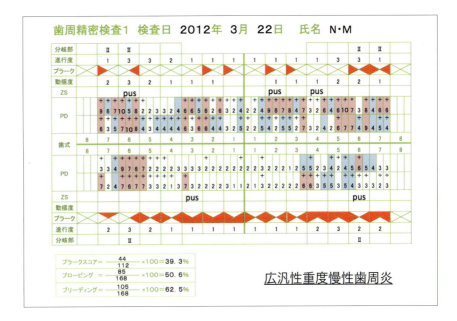

図22a　初診時のペリオチャート．

初診時のリスクアセスメント

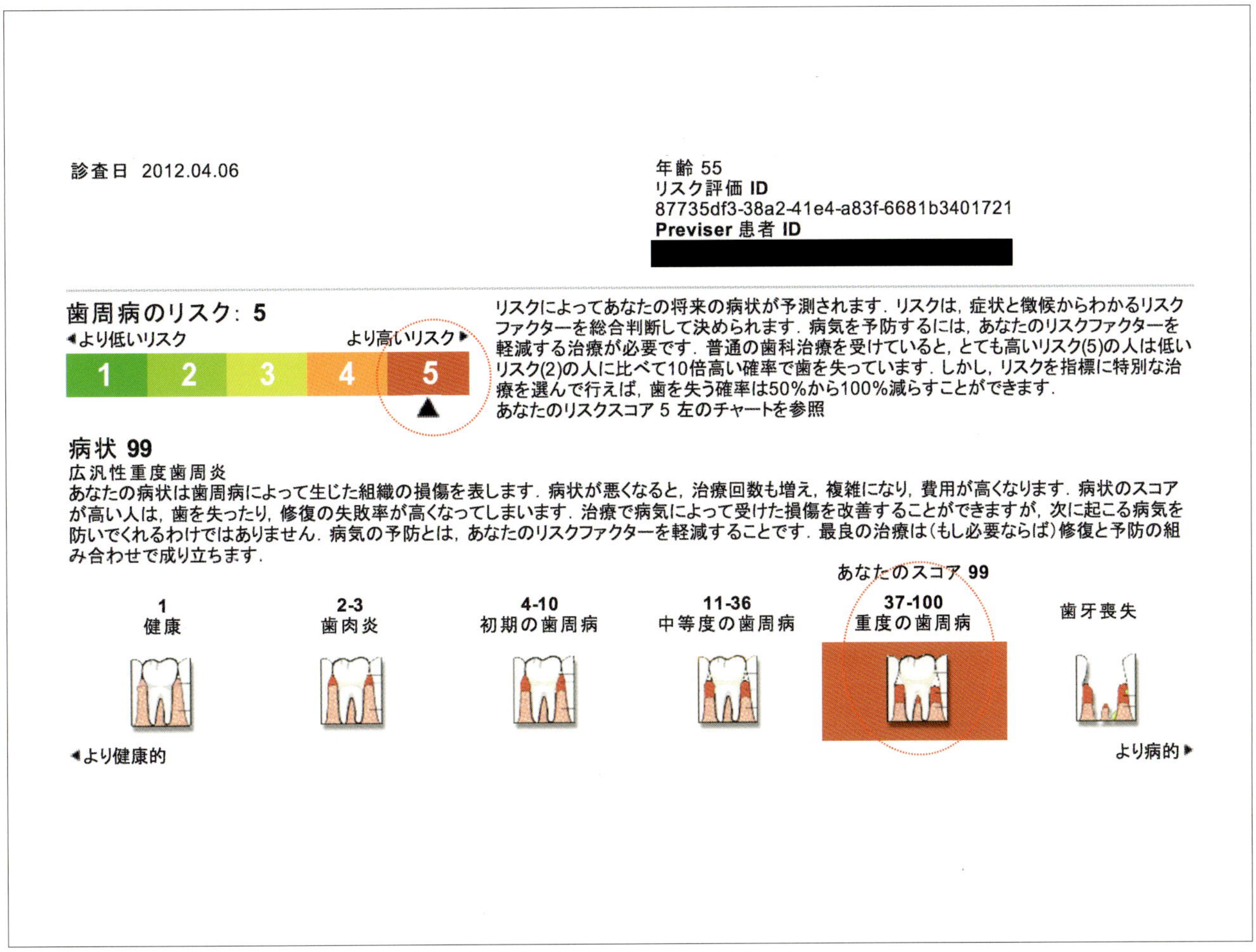

図22b　Dr. Pageらの疫学的研究から生み出されたリスクアセスメントツール[17]OHIS（Oral Health Information Suites）．リスクの重症度と歯周病の病状を数値化することで主観的感覚に惑わされることなく客観的な視点で患者固有のリスクを判断できるとともに，患者の行動変容に対するモチベーションツールとして非常に有効である．LangらのシステマティックレビューでÂ，その有効性がエビデンスで支持されている数少ないリスクアセスメントツールであると推奨されている[32]．

ペリオリスクアセスメント・ギアモデル

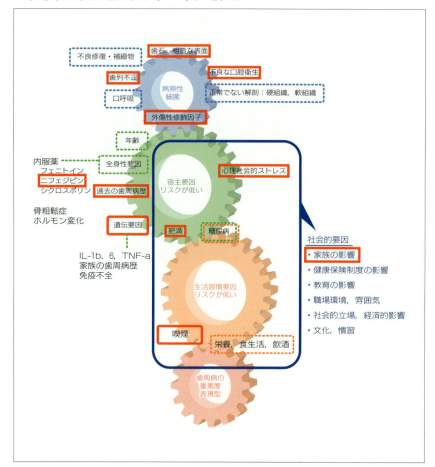

図22c　ペリオリスクアセスメント・ギアモデル（CHAPTER 1 参照）でハイライトされている該当する歯周病リスクファクターに対して歯周初期治療，歯周外科処置，矯正治療，インプラント治療，メインテナンスなどによりアプローチしていく．同症例のように多くの歯周病リスクファクターが共存する場合はギアモデルによるリスクの視覚化が有効である．

初期治療後

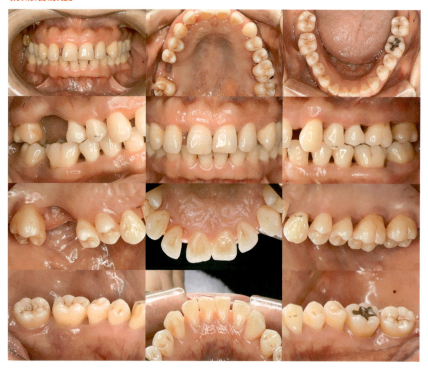

図23　初期治療後の口腔内．改善したセルフケアによるバイオフィルムコントロールと的確なSRP，ホープレスの6⏋抜歯で歯肉炎症が大きく改善されている．

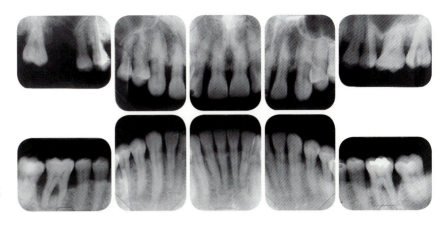

図24 初診治療終了後の垂直性骨縁下欠損の大きな変化は認めない．

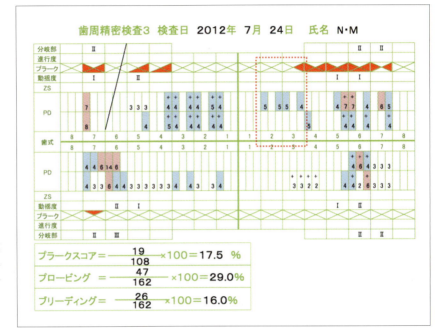

図25 初期治療の本質的な目的は，歯を生物学的に周囲組織にとって容認できる状態にすることで，ポケット除去はマイナーゴールであるが，赤点線の部位ではとくに大きくプロービングデプスの改善を認め，初期治療に対する反応が非常に良いことがみてとれる．治療において大きなプラスポイントだといえる．歯周組織再生療法を予定している場合のPCRは10%以下であることが推奨されるため，その後さらにセルフケア強化が図られた．

歯周組織再生療法のリスクレーダーチャート

図26 歯周組織再生療法の適応を見極めるために当院で作成しているPeriodontal Regeneration Risk Assessment Tool（PRAT：歯周組織再生療法リスクアセスメントツール）[33〜42]．GPや歯科衛生士が歯周病専門医へ紹介する際に用いる．歯周組織再生療法の結果に影響を及ぼす8つのファクターそれぞれに対して基準ラインを設けている．歯科衛生士が担当して解決できるファクターを赤丸で囲んでいる．ファクターが改善されるとプロットする位置はチャートのより外側になる．青点線上より外側にプロットされると再生療法成功の予知性にプラスに働き，青線より内側にプロットされると再生療法成功の予知性に対してリスク，あるいは不確定要素として作用する．これによって歯周病専門医に紹介する以前から，患者が治療に臨むにあたって再生療法成功の予知性を理解してもらうことが可能になる．

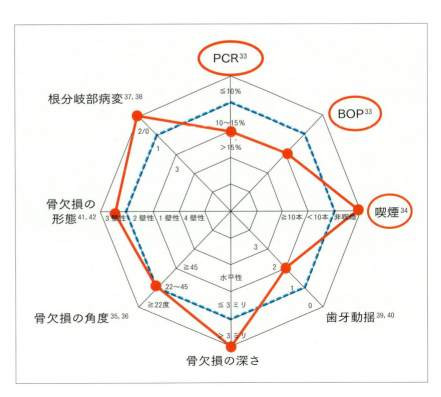

歯周組織再生療法

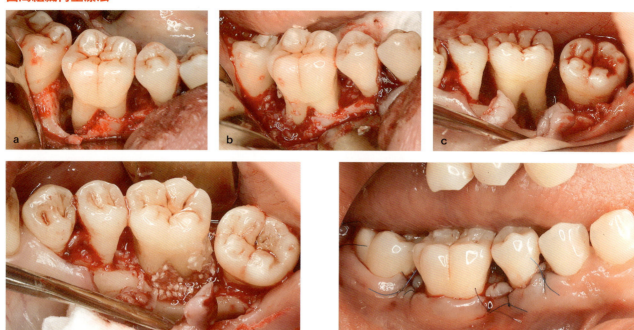

図27a〜e 通法に則りEMDとDFDBAのコンビネーションによる歯周組織再生療法を行った．そのほか，6 7|，|4 5 6 7部に対しても歯周組織再生療法あるいは歯周組織再生誘導法（GTR法）を施行．また6|抜歯部位に対しては矯正終了後のインプラント治療を計画し，矯正治療前に上顎洞底挙上術を行った．

再評価時（2014年11月12日）（58歳）

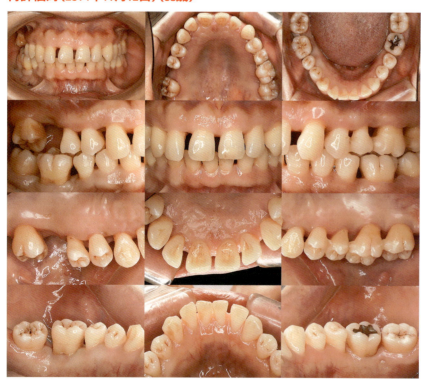

図28a 再評価時の口腔内．

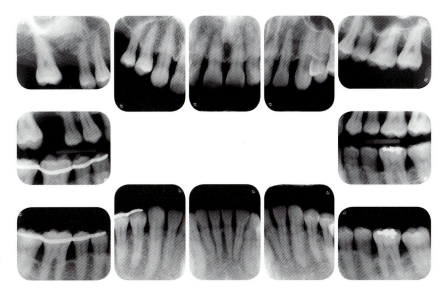

図28b 再評価時のデンタルエックス線写真.

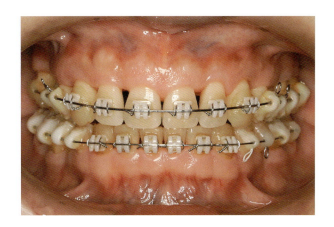

図29 歯周外科終了後から矯正治療を行っている(現在進行中).

再評価時のリスクアセスメント

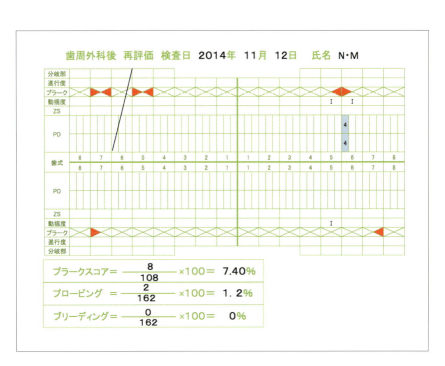

図30a 歯周外科処置が終了し,矯正治療開始直前の歯周組織の状態.口腔衛生と歯肉炎症は十分にコントロールされている.

再評価時のOHISの変化

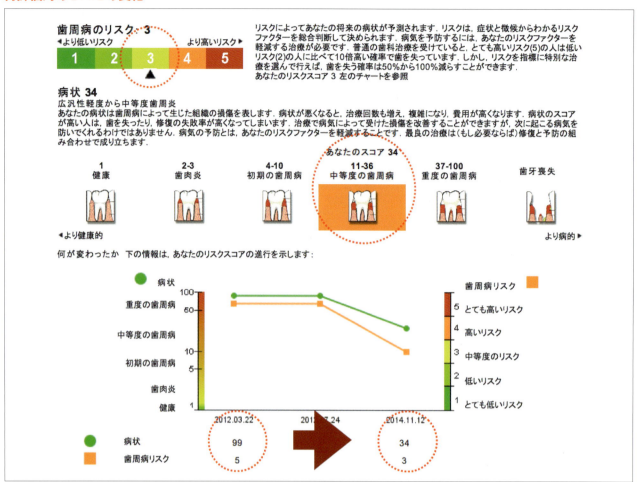

図30b　再評価時のOHISの変化．初診時，初期治療後，歯周外科後のリスクスコアや病状スコアの変化を見える化することで患者に対する動機付けに非常に有用になる．

初診時，再評価時，歯周外科時の口腔衛生状態の改善

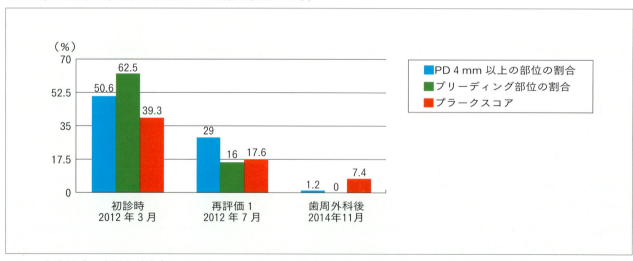

図30c　初期治療，歯周外科治療などのプロセスのなかで口腔衛生状態を改善に導く．一度に行動変容が起きなくても，患者の個性を理解して時間をかけて患者を導く．

ペリオリスクアセスメント・ギアモデル上でのまだ残っているリスクファクター

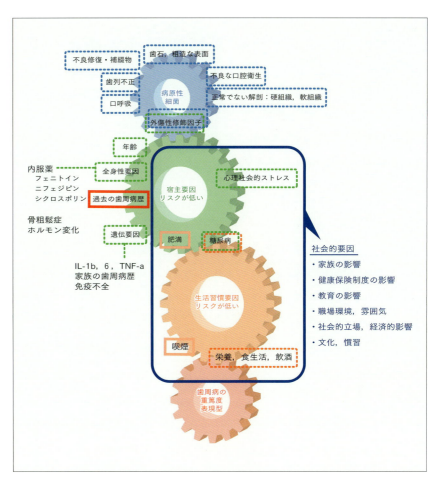

図31 ペリオリスクアセスメント・ギアモデル上で，同患者の歯周病のリスクファクターを1枚1枚ていねいに剥がしていき，結果的に多くのリスクファクターのコントロールを確認できた．いっぺんに患者の行動変容は起こらないために，場合によってはSPT，メインテナンスの期間を利用し信頼関係を構築しながら対応していく．社会的要因は，患者あるいは地域住民の価値観や行動に強く影響を与えるため個人開業医のみで対応できることは限られているが，地域社会に対し口腔健康の価値観をもってもらうための計画・戦略を立てるうえでも参考になる．

初診から現在までの変化した基本情報（2016年11月現在）：生活習慣の改善により患者の体重は10kg減少しBMIも大きく減少した．またカルシウムチャンネル拮抗薬を他機序の降圧剤に変薬．夫が当院に通院を開始し，家族でメインテナンス通院中である．現在，長男，長女の社会適応状態も改善し，精神的なストレスレベルはVAS：0と大きく改善している．

5 パーソナライズド歯周病治療の具体例：2

　治療計画を考えるときに，口腔内外の所見から，その時点でもっとも患者本位の治療計画を立てることは当然である．しかし治療終了後に定期メインテナンス通院を前提とした治療計画を考慮するならば，一歩踏み込んで患者の人生の時間軸を考慮した治療計画がより患者に寄り添った歯科医療といえるであろう．私たちの存在意義は，口腔健康維持を通じ最終的に患者の人生のQOLに貢献することである．人生という時間軸のなかでの治療計画という視点に立つと，同じ口腔内を有する患者でも年齢やその他の要因により治療計画は多様性をもつものになり，単純に1つの科学的解釈で片付けられるものではない．本稿では15年間リコール(メディカルトリートメントモデル[1]を導入前の定期健診を「リコール」と定義する)と治療で定期通院を繰り返していた患者に対して，科学的エビデンスのみならず患者の生活にかかわるさまざまな修飾因子を考慮して行った治療計画を供覧する．

　2012年治療時開始時，52歳，女性．患者は1997年に当院を初診で受診し主訴に対する治療を行った．当時，患者の希望を尊重し侵襲的な治療は追求せずに，完全に治療を完了しない状態でリコールによる定期通院を開始した．その後，リコールと治療を繰り返し，2003年から年に2〜3回の定期健診に通院しており，コンプライアンスの程度は，Complete Complier のカテゴリーに入る[43]．2012年，育児や経済的にきりのよいタイミングを考慮して口腔内の諸問題に対して抜本的な治療を決断された(**図32〜43**)．

初診時口腔内写真

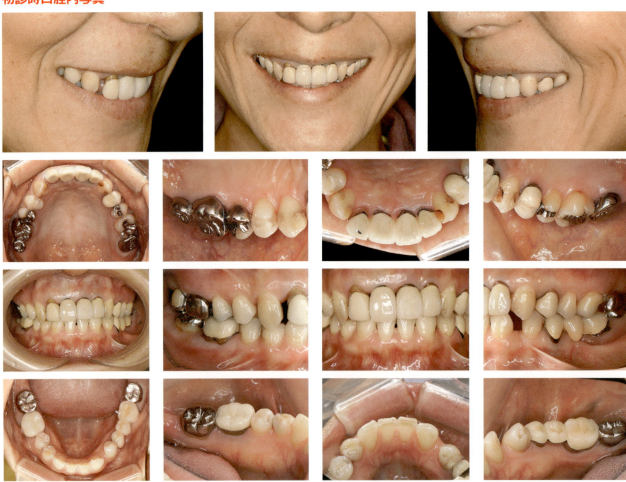

図32　スマイル時のリップラインおよび口腔内写真．

主訴：前歯の歯ぐきが黒いのできれいにしたい
現病歴：健康，内服薬なし
全身既往歴：特記事項なし
BMI：16.8
職業・家族：専業主婦，子ども2人
喫煙：なし

歯科既往歴：非外科歯周治療のみ
矯正治療歴：なし
顎関節症，咀嚼筋群，リンパ節：特記事項なし
修復履歴：口腔内写真参照
口腔外所見：スマイル時のリップライン高い[44]

過去の通院履歴

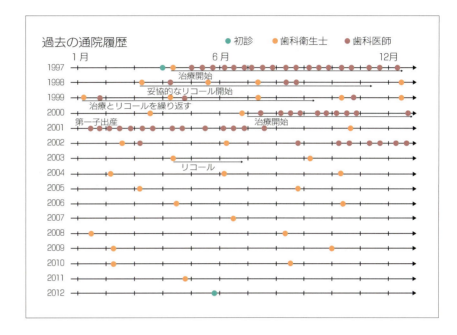

図33 過去の通院履歴．

う蝕，エンドに関する状態

	18	17	16	15	14	13	12	11	21	22	23	24	25	26	27	28
打診痛（＋／－）																
生活，失活（＋／－）			－				－		－	－		－		－		
根尖部透過像（＋／－）			＋							＋						
う蝕，破折（D/F）			D													
酸蝕，WSD（E/W）																
アンフィットマージン（＋／－）			＋				＋	＋	＋					＋		
アンフィットマージン（＋／－）			＋										＋		＋	
酸蝕，WSD（E/W）																
う蝕，破折（D/F）			D	D									D		D	D
根尖部透過像（＋／－）																
生活，失活（＋／－）							－						－		－	－
打診痛（＋／－）																
	48	47	46	45	44	43	42	41	31	32	33	34	35	36	37	38

図34 う蝕，エンドに関する状態．

治療前のデンタルエックス線写真

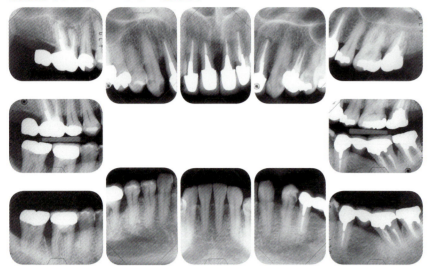

図35 治療前のデンタルエックス線写真．

ペリオチャート

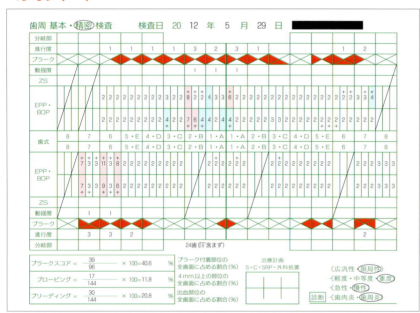

図36 治療前のペリオチャート．

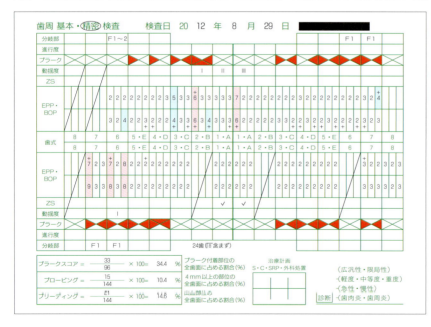

図37 初期治療後のペリオチャート．

歯周組織に関するパラメーターの変化

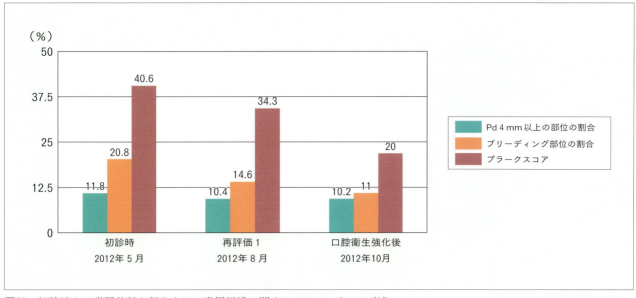

図38　初診時から歯周外科を行うまでの歯周組織に関するパラメーターの変化．

OHIS

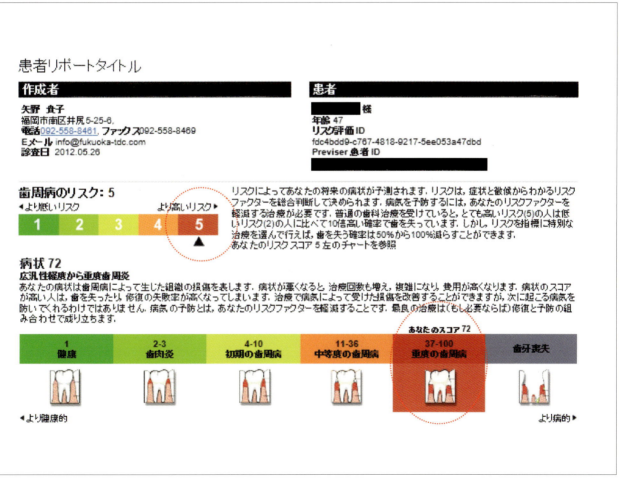

図39　ペリオリスクアセスメント（OHIS）．

ペリオリスクアセスメント・ギアモデルでハイライトされている該当する歯周病リスクファクター

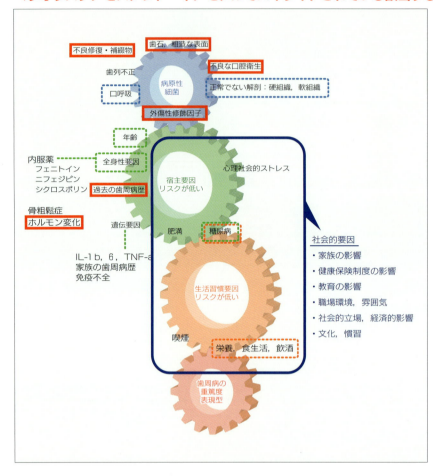

図40　ペリオリスクアセスメント・ギアモデルでハイライトされている該当する歯周病リスクファクター．

治療前の動的咬合評価

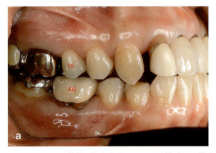 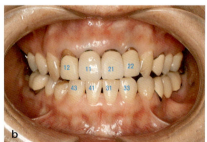 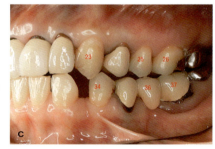

図41a〜c　動的咬合評価：下顎前方運動（青は誘導に関与する歯，赤は誘導滑走時の干渉を示す）．

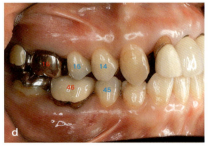 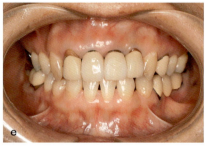 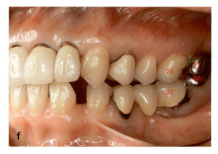

図41d〜f　動的咬合評価：下顎右側誘導時．

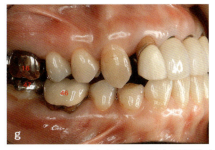 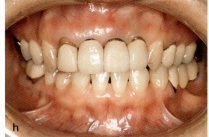 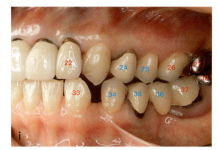

図41g〜i　動的咬合評価：下顎左側誘導時．

初期治療後，各歯の生存予後

図42 当院では，初期治療後とメインテナンス直前の2つのタイミングでの歯の生存予後を5段階にわけて分類をしている．5段階のうち下から2つの予後評価（QuestionableとHopeless）は統計学的に有意に歯牙喪失と関連している．この予後分類は1990年代にMcGuire and Nunnらによって報告されているが，この解釈には注意が必要である．この文献の時代は，1つは再生治療が選択肢ではない時代ということと，もう1つは下から2番目予後のQuestionalbeの73.4％は治療後メインテナンス中に予後が改善していることから，予後分類がすぐに抜歯を決断する絶対的に理由ではないということである．しかしメインテナンス患者を長期的に観察するうえではあらかじめ患者に予後に影響を与えるファクターを周知しておくことができる（文献45, 46より改変引用）．

#	18	17	16	15	14	13	12	11	21	22	23	24	25	26	27	28
Good				●	●						●		●	●		
Fair						●						●				
Poor			●				●	●		●					●	
Questionable									●							
Hopeless																
Hopeless																
Questionable		●	●												●	
Poor													●			●
Fair												●				
Good				●	●	●		●	●			●				
	48	47	46	45	44	43	42	41	31	32	33	34	35	36	37	38

治療計画決定に関係してくる要因

Restorative factor（修復要因）	**Esthetic factor**（審美要因）
・不良補綴装置 ・咬合平面，誘導時の干渉 ・3|2間，|3 4間のスペース ・根尖性歯周炎	・スマイル時のリップライン：High ・非対称な歯肉ライン ・正中傾斜，歯軸傾斜，切縁非対称 ・色調（補綴，露出歯根）の不均一
Periodontal factor（歯周，インプラント要因）	**Patient factor**（患者要因）
・不適切なセルフケア ・垂直性骨吸収，5mm以上のPD ・咬合性外傷 ・歯肉退縮 ・無歯顎領域の歯槽堤吸収	・協力的，時間に自由度 ・審美的要求高い ・全身疾患，投薬問題なし ・経済的な制約あまりなし ・必要があれば抜歯も容認

図43　治療計画決定に関係してくる要因．

1 診断

- 限局性重度慢性歯周炎
- う蝕
- 慢性根尖性歯周炎
- 歯冠・歯根破折
- 部分無歯顎

2 治療計画

本症例で6̄, ⌐7 8それぞれの抜歯に関する判断基準は，**図44**の抜歯基準の考慮点から以下のように考えた．

- 6̄：補綴装置除去後，二次う蝕除去後の残存歯質の不足を確認．歯冠延長術を行うことによる縁上歯質不足や分岐部の露出，根尖病変，連冠にすることによる清掃性の低下．患者が可能な限りブリッジや連結を避けることを希望．
- ⌐7：マージン部二次う蝕のため除去を行い再治療を検討したが，残存歯質不足やその後の清掃性の担保が難しく，加えて6̄にインプラント補綴予定によりバランスを考え抜歯を選択．
- ⌐8：遠心う蝕の深部到達と歯冠延長術を行うことによる分岐部の露出，歯冠－歯根比の悪化，動揺の増加，⌐6 7インプラント治療のため清掃性の低下を考慮し抜歯と判断した．

治療計画手順は通法通り，原因療法に始まり，メインテナンスに終わるPhase分類に則った治療計画で行った（**図45**）．

抜歯基準の考慮点と抜歯か保存かの意思決定に考えられる修飾因子

- ●抜歯基準の考慮点
  - 治療結果の予後が極めて悪いことが予想され，歯科医学的に抜歯が治療選択肢として好ましい（いわゆるホープレスの状態）
  - 治療計画上の空間整理，リスク除去に抜歯が必要な時
  - 治療可能ではあるが，他の修飾因子を考慮して抜歯を選択する場合

- ●抜歯か保存かの意思決定に考えられる修飾因子
  - コンプライアンス・患者の理解度
  - 患者の希望・審美的希望
  - 患者の年齢
  - 時間軸での対応
  - 経済的事情・口腔内への価値観を損なわないか
  - 清掃性
  - 患者のライフスタイル
  - 抜歯を考慮する主原因（う蝕，歯周病，破折？）

図44 抜歯基準の考慮点と抜歯か保存かの意思決定に考えられる修飾因子．

3 治療の実際

PhaseⅡ（外科治療フェーズ）が必要な部位を，上顎右側臼歯部（①）・前歯部（②）・左側臼歯部（③），下顎右側臼歯部（④）・左側臼歯部（⑤）の5セクションに分け，インプラント治療および歯周組織再生療法を行った（**図46～61**）．誌面の都合上，本稿では②④⑤に焦点を当てて解説する．なお，実際の治療では1セクションの処置後の治癒経過の間に，他のセクションの処置も同時進行した．

（1）⌐7 6歯周組織再生療法

重度歯周炎に罹患した⌐7 6において，6̄近遠心に2～3壁性のコンビネーション，深さ5mmの垂直性骨欠損を，⌐7遠心には3壁性の垂直性骨欠損を認

CHAPTER 6 パーソナライズド（個別化）したメインテナンスと歯周病治療

治療計画手順

治療計画手順（Treatment plan sequence）

Phase I（基本治療，感染コントロール，原因療法）

- OHIS，唾液検査，精密歯周検査，口腔内規格写真，規格エックス線撮影，リスク評価
- キャンサースクリーニング（口腔癌検査）
- 口腔衛生指導，生活習慣指導，動機付け
- スケーリング，SRP
- 6⏌，⎿7 8 の抜歯
- 早期接触部位の咬合調整
- 再評価

Phase II（歯周外科，インプラント）

- 3 2 1⏌1 歯周組織再生療法
- ⎿7 6 歯周組織再生療法
- 6⏌ デンタルインプラント埋入，インターナルサイナスリフト
- ⎿4 デンタルインプラント埋入
- ⎿6 デンタルインプラント埋入，GBR

Phase III（補綴，矯正治療）

- 6⏌ インプラント支持固定式補綴装置（スクリュー固定）
- ⎿6 インプラント支持固定式補綴装置（単冠，スクリュー固定）
- 2 1⏌1 2 lithium disilicate crown（連冠ニケイ酸リチウム）
- 5 4 3⏌3 4 5 6 7 lithium disilicate crown（単冠ニケイ酸リチウム）
- 7 6 5 4 3⏌3 4 5 lithium disilicate crown（単冠ニケイ酸リチウム）

Phase IV（メインテナンス，SPT）

- 主訴確認，全身状態，服薬確認
- キャンサースクリーニング
- 口腔内検査
- 歯周精密検査
- 精密検査セルフケア確認，OHI
- 予防プログラム確認
- リスク部位のバイオフィルム除去
- PMTC，フッ素塗布
- リスクに応じてサリバテスト，デンタル，口腔内企画写真

図45 治療計画のステージは大きく4つのPhaseに分けて考える．Phase 1は診査・診断，原因療法が主体になる．Phase 2は外科処置，Phase 3は補綴修復，矯正治療のステージである．Phase 2，3の内容は順番が前後することがある．Phase 4は治療完了後のメインテナンス，SPTの段階で主に歯科衛生士が重要な役割を担う．

7 6 歯周組織再生療法

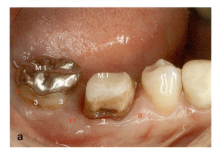
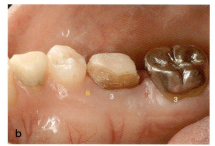
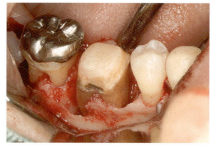

図46a, b 重度歯周炎に罹患した7 6の術前状態とプローブ値（4〜6 mm：黄色, ≧7 mm：赤色）.

図46c 6近遠心に2〜3壁性のコンビネーションの垂直性骨欠損. 深さは5 mm.

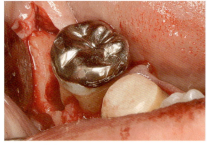
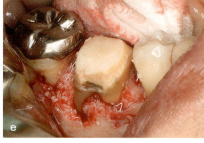
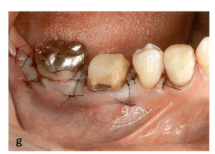

図46d 7遠心に3壁性の垂直性骨欠損を認める. 深さは4 mm.

図46e, f 徹底的なデブライドメントと根面SRP後, エムドゲイン＋FDBA（50% cancelous＋50% cortical）を欠損に移植.

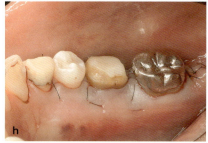
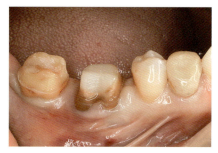
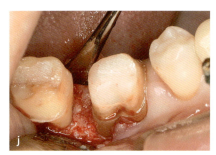

図46g, h 6-0 ナイロン糸を用いて垂直マットレス変法および単純縫合にて歯間乳頭部を緊密に閉鎖.

図46i 歯周組織再生療法後1年2か月.

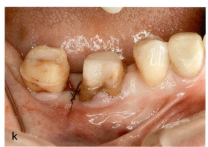
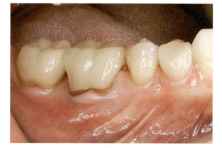
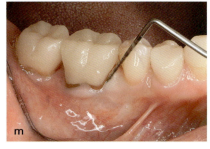

図46j, k 4〜5 mmの残存歯周ポケットに対しAPFを施行.

図46l その6か月後にe-maxクラウンで最終補綴.

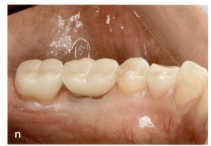

図46m 全周に2〜3 mmの歯周ポケット.
図46n 残存プラーク, 炎症所見を認めない.

CHAPTER 6 パーソナライズド(個別化)したメインテナンスと歯周病治療

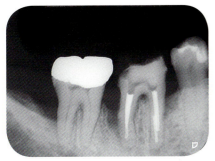
図47a 術前.

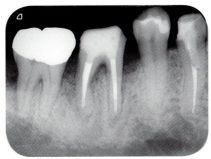
図47b 歯周組織再生療法直後.

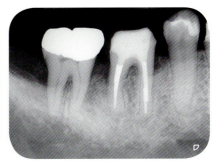
図47c 再生治療後7か月.

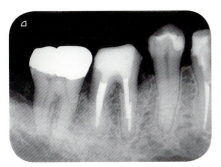
図47d 術後11か月.

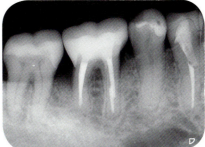
図47e 術後1年8か月.

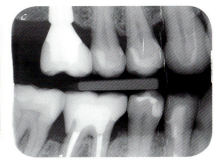
図47f 術後3年2か月.

**歯周組織再生治療の
リスクレーダーチャート**

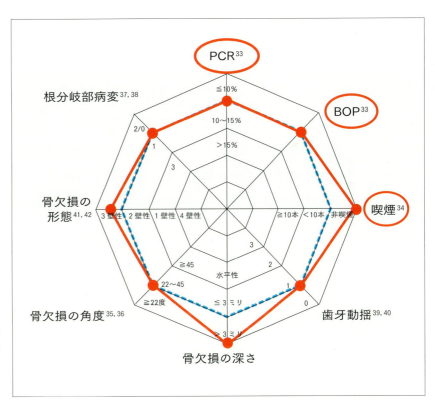

図48 歯周組織再生療法の適応を見極めるためのPRAT(Periodontal Regeneration Risk Assessment Tool：歯周組織再生療法リスクアセスメントツール). 本症例では比較的予知性の高い結果が見込めることが, 紹介前のGPや歯科衛生士にとっても容易に判断できる.

め, 深さは4mmであった.
　徹底的なデブライドメントと根面のスケーリング・ルートプレーニング後, エムドゲイン＋FDBA (50％ cancelous＋50％ cortical) を欠損に移植し, 6-0ナイロン糸を用いて垂直マットレス変法および単純縫合にて歯間乳頭部を緊密に閉鎖した.

歯周組織再生療法後1年2か月で4〜5mmの残存歯周ポケットを認めたためAPFを施行. 6か月後にe-maxクラウンで最終補綴を行った. ポケットは全周2〜3mmに改善し, 残存プラーク, 炎症所見を認めない.

3 2 1|1 歯周組織再生療法（歯周組織再生誘導法：GTR）

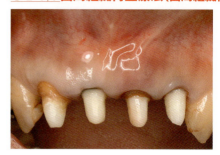
図49a　術前．

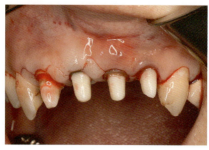
図49b　歯間乳頭の近遠心距離が2mm以上あるため，Modified Papilla Preservation Techniqueに従って切開．No.12Dブレードを使用．

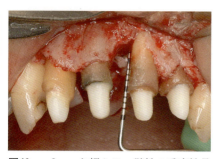
図49c　6mmを超える一壁性の垂直性骨欠損．

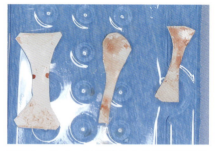
図49d　スペース保持のために非吸収性膜のd-PTFE膜を使用．

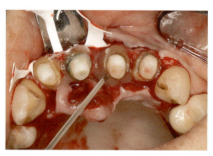
図49e　膜は事前にボーンタックで頬側に固定．エムドゲインは一番最初に根面に接触させる．

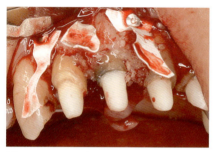
図49f　エムドゲインとDFDBAのコンビネーションをグラフト．

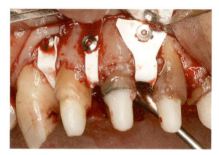
図49g　膜を口蓋側に安定させる．

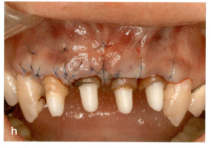
図49h，i　フラップの基底部を水平マットレス縫合で寄せて，歯間乳頭部は垂直性マットレス縫合変法と単純縫合でバットジョイントで縫合．

（2）3 2 1|1 歯周組織再生療法（歯周組織再生誘導法：GTR）

　歯間乳頭の近遠心距離が2mm以上あるため，No.12Dブレードを使用し，Modified Papilla Preservation Techniqueに従って切開を行った．6mmを超える1壁性の垂直性骨欠損が認められ，スペース保持のために非吸収性膜のd-PTFE膜を使用するが，膜は事前にボーンタックで頬側に固定しておく．

　エムドゲインは最初に根面に接触させることが重要である．エムドゲインとDFDBAのコンビネーションをグラフトし，膜を口蓋側に安定させる．フラップの基底部を水平マットレス縫合で寄せて，歯間乳頭部は垂直性マットレス縫合変法と単純縫合でバットジョイントで縫合した．

　術後8か月，膜を除去し，膜直下のインテグレーションしていない軟組織を除去．再度エムドゲインを塗布し，エムドゲインとFDBAを用いて欠損部に移植．クロスリンクコラーゲンメンブレンを設置し，6-0モノフィラメント糸で一次閉鎖した．

　歯周組織再生療法の成功症例のテキストを見ていると，一般的に使用されているバイオマテリアルがすべて問題解決してくれるような錯覚に陥るが，歯周組織再生療法が功を奏するためには適応を正しく

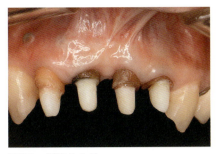
図49j 術後8か月.

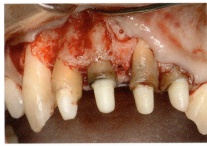
図49k 膜除去した状態.

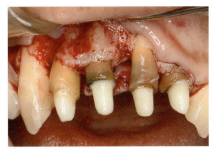
図49l 膜直下のインテグレーションしていない軟組織を除去.

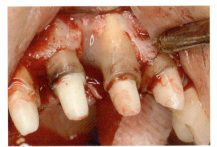
図49m 再度,エムドゲインを塗布.

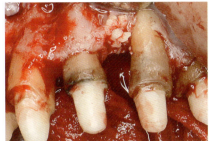
図49n エムドゲインとFDBAを用いて欠損部に移植.

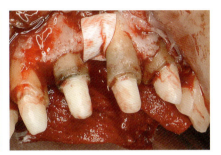
図49o クロスリンクコラーゲンメンブレンを設置.

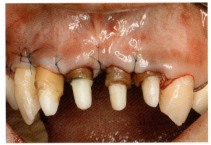
図49p 6-0モノフィラメント糸で一次閉鎖.

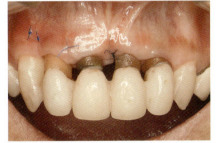
図49q 術後2週間.

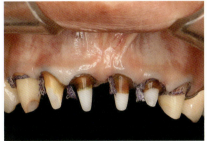
図49r 2度目の再生治療から4か月後.

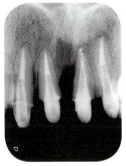
図50a 術前.

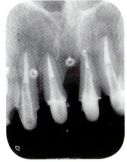
図50b 術直後.DFDBAはエックス線不透過性がない.

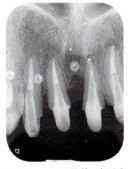
図50c 6か月後,|1近心根に沿って骨様組織の新生を認める.

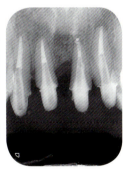
図50d 2度目のGTR直後.

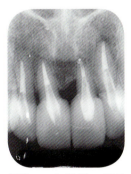
図50e 2度目のGTR後1年6か月.

見極めなければならない.リスクレーダーチャート(図48)の項目を見るだけで予知性の高い再生治療には多くの要因を満たさなければならないことがわかる.また再生治療は治療後に4〜5mmの歯周ポケットが残存することもあり,2度目の確定的処置が必要になることもある.術者はさらにCBCT撮影などで複雑な欠損形態を正確に把握する必要がある.狙った結果が得られる場合もあるし,そうでない場合は部分的な再生にとどまることも多々ある.したがって,患者サイドの正しい理解も長期的なマネジ

歯周組織再生治療のリスクレーダーチャート

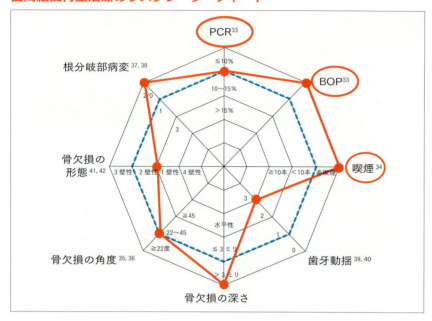

図51 歯周組織再生療法の適応を見極めるためのPRAT（Periodontal Regeneration Risk Assessment Tool：歯周組織再生療法リスクアセスメントツール）．本症例では|1の動揺度が3度，垂直性骨欠損形態が1壁性と再生療法を成功させるためには不利な要因が存在する．歯牙動揺に対しては隣接歯との連結固定を行うことで対応し，1壁性骨欠損形態に対しては歯周組織再生のスペースが潰れてしまわないように非吸収性の遮断膜を用いて対応した．

審美性の評価

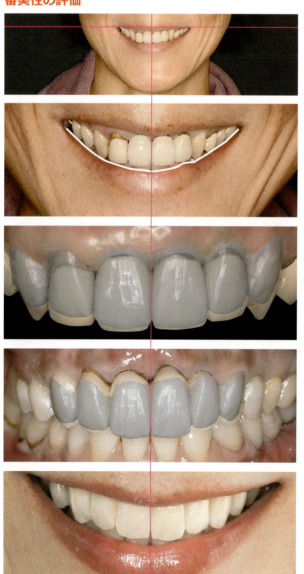

図52a 顔面の参照ラインは瞳孔間線を結んだ点になる．口角を結んだ線は少し左肩上がりであるが顕著な左右非対称性は認められない．

図52b 審美の客観的な評価項目を利用して問題点を羅列する[47]．本症例においては歯軸，切縁の長さ，Insical configulation，歯の色・正常，下唇との関係性，左右非対称性が挙げられる．

図52c アナログワックスアップのスタートポイントは上顎前歯切縁である．切縁位置はスマイルライン，S，F発音から推測し，ワックスアップのスタート地点とする．切縁から平均的な歯冠幅長の割合を参考にしたり，既存の歯肉辺縁の位置を参考にしながらワックスアップを仕上げていく．ワックスアップ形態はプロビジョナルレストレーションやモックテンポラリーを用いるなどして口腔内での見た目，発音，機能を評価する．

図52d ビスクトライの口腔内とワックスアップをsuperimposeした状態．

図52e セメンテーションされた最終補綴装置とスマイル時のリップライン．最終的に歯周外科をともない歯肉辺縁が根尖部にシフトしているために上唇の中に隠れて審美的に満足のいく状態に仕上がっている．最初の診断時に歯周組織の変化も考慮に入れた視覚化（ワックスアップやデジタルスマイルデザイン）が必要になる．

治療終了後のリップライン，口腔内写真，デンタルエックス線写真

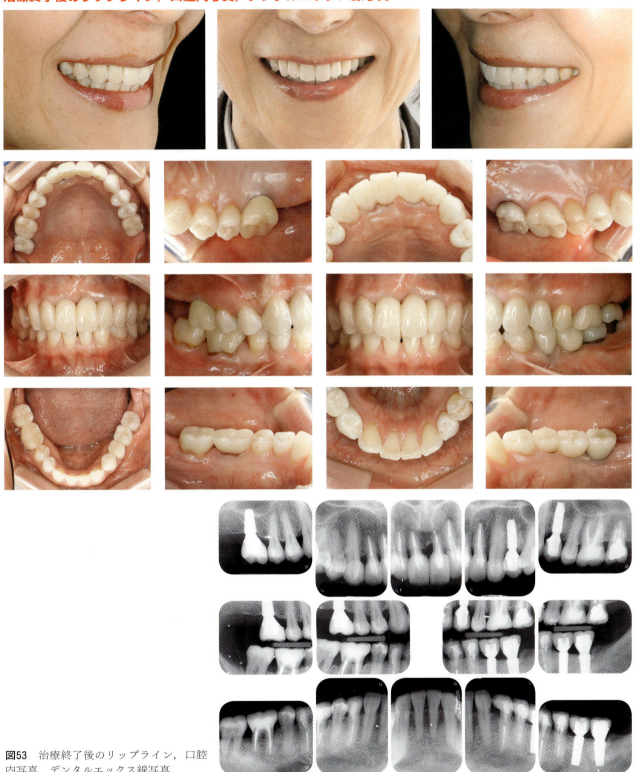

図53 治療終了後のリップライン，口腔内写真，デンタルエックス線写真．

メントには不可欠になってくる．利用する材料はそれぞれの組織学的評価，臨床評価をエビデンスからしっかりと理解をしたうえで，操作性なども考慮して選択する必要がある．また術前術後，メインテナンス時にもっとも長期的成功に影響を及ぼすのが口腔衛生状態であるため，患者の協力も不可欠になり，それに寄り添う歯科医療サイドの力量も大いに問われる．

治療終了後の動的咬合評価

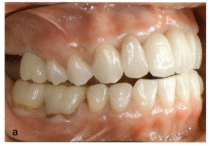
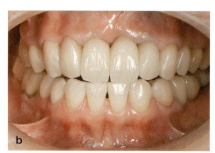
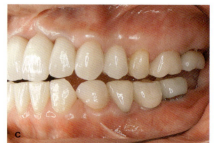

図54a〜c　動的咬合評価：下顎前方運動.

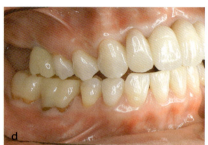
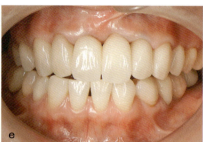
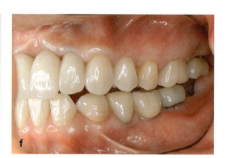

図54d〜f　動的咬合評価：下顎右側誘導時.

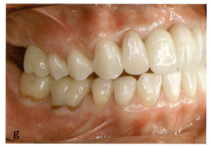
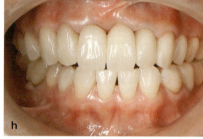
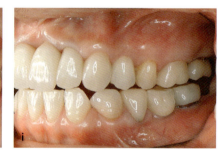

図54g〜i　動的咬合評価：下顎左側誘導時.

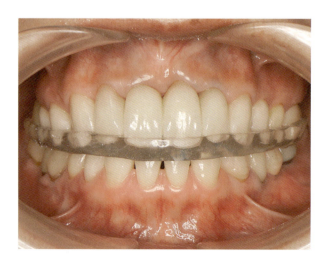

図55　ミシガンタイプのスプリントを装着.

メインテナンス前の歯周組織検査

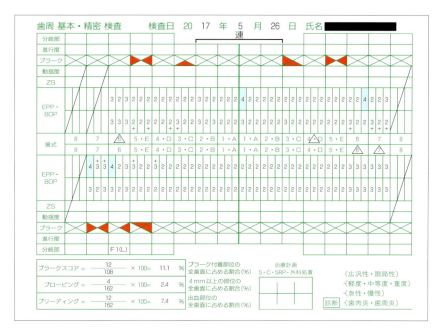

図56 メインテナンス前の歯周組織検査．

歯周組織に関するパラメーターの変化

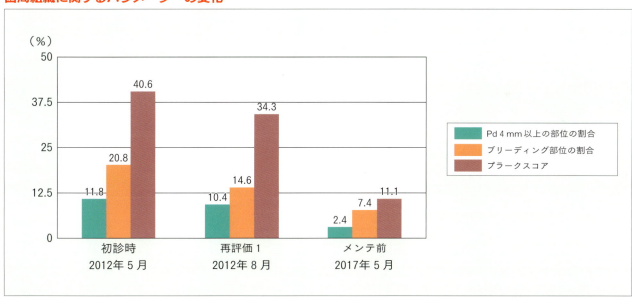

図57 歯周組織のパラメーターも改善傾向にある．

OHISの推移

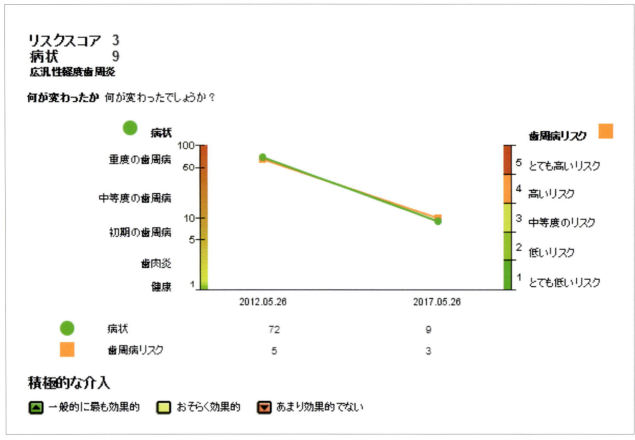

図58 ペリオリスクアセスメント（OHIS）の推移．歯周組織再生療法の結果，アタッチメントレベルが回復し，重症度やリスクが軽減していることを時系列で視覚化できるところがOHISの強みである．

初診から現在までの通院履歴

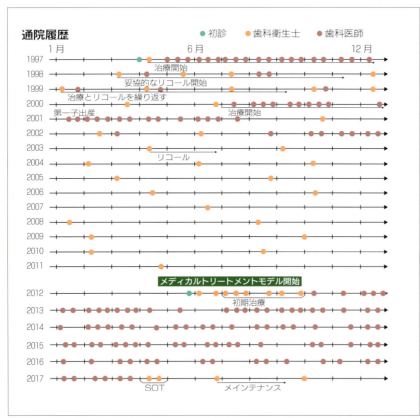

図59 1997〜2017年の通院履歴．

メインテナンスに向けてのポイント

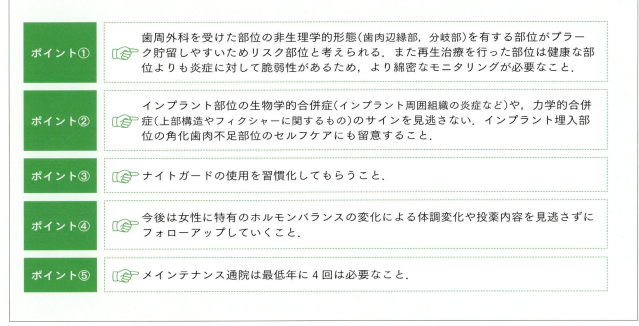

ポイント①	歯周外科を受けた部位の非生理学的形態（歯肉辺縁部，分岐部）を有する部位がプラーク貯留しやすいためリスク部位と考えられる．また再生治療を行った部位は健康な部位よりも炎症に対して脆弱性があるため，より綿密なモニタリングが必要なこと．
ポイント②	インプラント部位の生物学的合併症（インプラント周囲組織の炎症など）や，力学的合併症（上部構造やフィクスチャーに関するもの）のサインを見逃さない．インプラント埋入部位の角化歯肉不足部位のセルフケアにも留意すること．
ポイント③	ナイトガードの使用を習慣化してもらうこと．
ポイント④	今後は女性に特有のホルモンバランスの変化による体調変化や投薬内容を見逃さずにフォローアップしていくこと．
ポイント⑤	メインテナンス通院は最低年に4回は必要なこと．

図60　メインテナンスに向けてのポイント．

ペリオリスクアセスメント・ギアモデル上でのまだ残っているリスクファクター

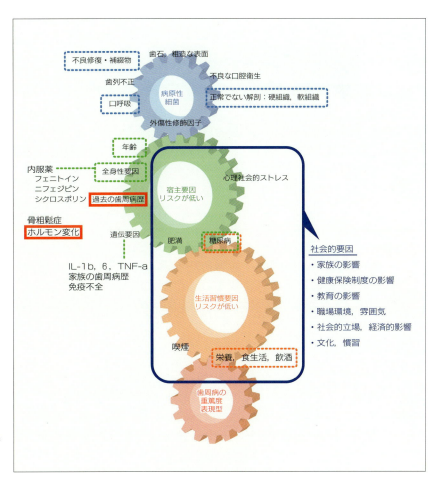

図61　メインテナンス開始時点では多くのリスクがコントロールされているが，長い人生のなかでライフスタイルは変化する可能性があり，リスクを見逃さないような配慮が必要である．

4 まとめ

　私たち臨床家は科学的視点をもつ科学者である必要があり，意思決定の拠りどころは科学的エビデンスである必要があるが，大事なのはその論文の結果のみを自身の臨床に適応すべきではなく，その研究の背景も注意深く理解することである．その背景があって初めてその研究結果があるわけなので，同様の診療環境や諸条件もきちんと踏襲しなければならない．

　また，デジタル情報社会のなかで多くの魅力的な治療法が発信されているが，概ね短期的なエビデンスが多いため，自分自身でその治療法を実践したら必ず自院環境におけるデータを再検証し，自院における新たなエビデンス（結果）を振り返る必要があると考えている．そうすることで私たちの実践する日常臨床がエビデンスに基づく歯科医療に直結するということになる．EBD（Evidence Based Dentistry）はEvidenceとExperienceが織りなすScience and Artだということを忘れてはならない．

　患者と向き合う臨床医にとって「歯は尊いもの」という価値観は当然のものであるが，その時点時点での歯の保存の可否は多くの要因に左右される．歯が勝手に口から飛び出て抜けていくことはないので，歯がなくなるということは人間が何らかの判断を下す時である．その決断のタイミングを示唆する論文は多く存在するが，絶対的な解を与えてくれる論文は1つもない．したがって，私たちはその知識を総合的に判断して，賢く，そして患者さんに温かく寄り添いながら，時間軸のなかで判断していくことが好ましい．また，治療も同様である．「患者さんの口腔生涯健康を守り抜く」という視点に立てば，治療計画というのはその段階ごとの瞬発的な治療計画と，持続的な治療計画を考えていかなければならない．

TAKE HOME MESSAGE

今後求められる歯周病治療への対応

1. 国内外の統計で歯周病が重度化する割合は10〜15％程度と示されており，多くの歯周病は早期に予防が可能である．重度化していない病態はリスクアセスメントによって潜在的な疾病リスクを的確に把握し，その状態を維持することが必要である．

2. 歯周病治療の規模は，歯周初期治療に対する治癒の反応や，患者が保有するリスクの強さによって選択するべきである．たとえば4mmの歯周ポケットが存在していてもリスクが低く，プローブ時の出血や炎症所見もなく，衛生状態が良ければ歯周外科を必要とするものではない．

3. プライマリーケアの担い手GP（総合診療医）と歯科衛生士の的確な見極めにより専門医と連携をとることで，より質の高い歯周治療を提供できる．そのためには，連携にかかわるすべての人たちがペリオドントロジーを同じ土俵で理解し，患者さんにとってタイミング，費用，健康価値観が整っているかをしっかりと見極め連携治療を行うことが好ましい．

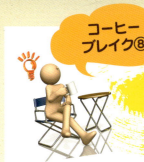

コーヒーブレイク⑧

パーソナライズドメインテナンスの必要性：焦点を「健康ビジネスに」移す

●築山：現段階でわかっているエビデンスから考えると，日本の患者さんにIL-1遺伝子検査を導入することは白人の患者さんに適応するよりも意義が薄いということは十分に理解できました．ちなみにIL-1, IL-6 genotypeを唾液で調べることで特定することは可能でしょうか？

●Kornman：可能です．私たちのテクノロジーに限ってですが，商業ベースのラボはかなり高度に自動化されていて1年間に100万サンプル以上を処理できるようになっています．実際に働くスタッフの人員も少なく，18時間5日間shippingすることが可能です．私たちは何百万というサンプルを処理できるくらいに高度に自動化されているので，それにワークシートを一部加えるだけですので問題ないと思います．ほんの少しの組織量があればDNA分析は可能ですから，唾液サンプルや少量の頬粘膜を採取で十分です．

また，新しいDNAコレクションデバイスを用いれば，どのような環境でもDNAを長期間安定的に保存することが可能です．唾液サンプルの1つのリスクは細菌性のプロテアーゼがDNAを壊すことです．もしこのプロテアーゼを消すような唾液保管の適切な方法がなく，適切にサンプルを扱わなければ測定したいDNAを失うことになるでしょうね．この新しいDNAコレクションデバイスは，夏のアリゾナの室外や冬のボストンの室外に何週間も放置するなど，かなり過酷な環境でテストされていますので，たとえば採取してから6か月後に郵送してもまったく問題がありません．

●築山：私の見解からは，患者さんの生まれつきの遺伝子リスクを特定したり，がんのスクリーニングをすることは歯科医療のみならず，医療の未来だと考えています．たとえば，日吉歯科診療所やわれわれのクリニックのようにルーティンとして唾液検査を行っているような施設にとっては非常に価値の高いものだと考えています．メインテナンス通院のなかで個人個人の口腔内環境の変化に応じて唾液検査を数年に一度行ったりしますが，メインテナンス患者さんというのは口腔健康の価値に重きを置いている方も多く，そういうなかで遺伝的リスクを評価する項目が患者さんにとっても付加価値の高い歯科医療を受けることが可能です．したがって，過去のように疾病にフォーカスして高度な治療技術を磨くだけが歯科医療ビジネス，つまり疾病ビジネスではなく，健康な患者さんにこそより予知性をもって健康を維持していただく健康ビジネスということに焦点を移す必要があると思います．

●宮本：もし築山先生のコメントに付け加えるとするなら，現在利用可能な遺伝子検査はIL-1ですが，これは内科医とも共有できるものだと思います．内科医と一度ディスカッションしたことがあるのですが，彼らは1年に1回患者さんをみますが，われわれは少なくとも2回患者さんを見るわけで，われわれは医科の先生よりも多く患者さんを診察します．彼らにとっては驚くべきことかもしれませんが，全身炎症と歯周炎の関連性のセオリーがよりもっと証明されれば，社会にとってもより明白になるわけで，歯科衛生士の役割はもっと異なるものになります．つまり彼らの役割はより全身炎症の防御線として重要になり，他の医科プロフェッショナルともコミュニケーションがとれ，患者さんの全身健康状態にも密接にかかわりともてるような存在になると思います．さらには，炎症性疾患のみでなく，睡眠時無呼吸症候群など非常に多くの課題に対してより密接に関係をもつことができるでしょう．

参考文献

1. ボー・クラッセ．予防マネジメントの実践．アポロニア21 2002；98(2・3)．
2. Dye BA, Tan S, Smith V, Lewis BG, Barker LK, Thornton-Evans G, Eke PI, Beltrán-Aguilar ED, Horowitz AM, Li CH. Trends in oral health status：United States, 1988-1994 and 1999-2004．Vital Health Stat 11 2007；(248)：1-92．
3. Albandar JM, Brunelle JA, Kingman A. Destructive periodontal disease in adults 30 years of age and older in the United States, 1988-1994．J Periodontol 1999；70：13-29．
4. Hugoson A, Sjödin B, Noderyd O. Trends over 30 years, 1973-2003, in the prevalence and severity of periodontal disease. J Clin Periodontol 2008；35：405-414．
5. 厚生労働省．平成23年度歯科疾患実態調査．
6. 加藤大明．"定期的なクリーニング"では歯は守れない!?〜科学的根拠に基づく"歯を守れるメインテナンス"〜．デンタルハイジーン 2016；36(11)：1191-1197．
7. Molarius A, Engström S, Flink H, Simonsson B, Tegelberg A. Socioeconomic differences in self-rated oral health and dental care utilisation after the dental care reform in 2008 in Sweden. BMC Oral Health 2014；14：134．
8. ADA News. May 5，2014．
9. 日本歯科医師会．歯科医療に関する一般生活者意識調査，2014．
10. 厚生労働省．歯科健康診断や専門家による口腔ケアの受診頻度より．平成26年国民健康・栄養調査．
11. Cohen RE. Research, Science and Therapy Committee, American Academy of Periodontology. Position paper：periodontal maintenance. J Periodontol 2003；74：1395-1401．
12. Axelsson P, Lindhe J. The significance of maintenance care in the treatment of periodontal disease. J Clin Periodontol 1981；8：281-294．
13. Glavind L. Effect of monthly professional mechanical tooth cleaning on periodontal health in adults. J Clin Periodontol 1977；4：100-106．
14. Needleman I, Suvan J, Moles DR, Pimlott J. A systematic review of professional mechanical plaque removal for prevention of periodontal diseases. J Clin Periodontol 2005；32 Suppl 6：229-282．
15. Needleman I, Nibali L, Di Iorio A. Professional mechanical plaque removal for prevention of periodontal diseases in adults--systematic review update. J Clin Periodontol. 2015；42 Suppl 16：S12-35．
16. Jönsson B, Ohrn K, Lindberg P, Oscarson N. Evaluation of an individually tailored oral health educational programme on periodontal health. J Clin Periodontol 2010；37：912-919．
17. Page RC, Martin JA, Loeb CF. The oral health information Suite (OHIS)：Its use in the management of peridontal disease. J Dent Educ 2005；69(5)：509-520．
18. Jenson L, Budenz AW, Featherstone JD, Ramos-Gomez FJ, Spolsky VW, Young DA. Clinical protocols for caries management by risk assessment. J Calif Dent Assoc 2007；35：714-723．
19. Lang NP, Tonetti MS. Periodontal risk assessment (PRA) for patients in supportive periodontal therapy (SPT)．Oral Health Prev Dent 2003；1：7-16．
20. 築山鉄平，宮本貴成．20年先を見据えた歯科医療のイノベーションを考える―歯周病学の観点から―．第1回 臨床で実践できる歯周病病因論のアウトライン．the Quintessence 2016；35(9)：44-64．
21. Youngblood JJ, Killoy WJ, Love JW, Drisko C. Effectiveness of a new home plaque-removal instrument in removing subgingival and interproximal plaque：a preliminary in vivo report. Compend Contin Educ Dent 1985；Suppl 6：S128-132, S141．
22. Lovdal A, Arno A, Schei O, Waerhaug J. Combined effect of subgingival scaling and controlled oral hygiene on the incidence of gingivitis. Acta Odontol Scand 1961；19：537-555．
23. Lindhe J, Nyman S. Long-term maintenance of patients treated for advanced periodontal disease. J Clin Periodontol 1984；11：504-514．
24. Eneroth L, Sundberg H. The effect of preventive dentistry performed by specially trained dental hygienists―a pilot study. Tandlakartidningen 1985；77：74-77．
25. Badersten A, Nilvéus R, Egelberg J. Scores of plaque, bleeding, suppuration and probing depth to predict probing attachment loss. 5 years of observation following nonsurgical periodontal therapy. J Clin Periodontol 1990；17：102-107．
26. Kaldahl WB, Kalkwarf KL, Patil KD, Molvar MP, Dyer JK. Long-term evaluation of periodontal therapy：I. Response to 4 therapeutic modalities. J Periodontol 1996；67：93-102．
27. Rosén B, Olavi G, Badersten A, Rönström A, Söderholm G, Egelberg J. Effect of different frequencies of preventive maintenance treatment on periodontal conditions. 5-Year observations in general dentistry patients. J Clin Periodontol 1999；26：225-233．
28. Rosén B, Olavi G, Birkhed D, Edvardsson S, Egelberg J. Effect of different frequencies of preventive maintenance treatment on dental caries：five-year observations in general dentistry patients. Acta Odontol Scand 2004；62：282-288．
29. Axelsson P, Nyström B, Lindhe J. The long-term effect of a plaque control program on tooth mortality, caries and periodontal disease in adults. Results after 30 years of maintenance. J Clin Periodontol. 2004；31：749-757．
30. Fardal Ø, Fardal P, Persson GR. Periodontal and general health in long-term periodontal maintenance patients treated in a Norwegian private practice：a descriptive report from a compliant and partially compliant survivor population. J Periodontol 2013；84：1374-1381．
31. Costa FO, Lages EJ, Cota LO, Lorentz TC, Soares RV, Cortelli JR. Tooth loss in individuals under periodontal maintenance therapy：5-year prospective study. J Periodontal Res 2014；49：121-128．
32. Lang NP, Suvan JE, Tonetti MS. Risk factor assessment tools for the prevention of periodontitis progression a systematic review. J Clin Periodontol 2015；42：S59-70．
33. Cortellini P, Pini-Prato G, Tonetti M.Periodontal regeneration of human infrabony defects (V)．Effect of oral hygiene on long-term stability. J Clin Periodontol 1994；21：606-610．
34. Tonetti MS, Pini-Prato G, Cortellini P. Effect of cigarette smoking on periodontal healing following GTR in infrabony defects. A preliminary retrospective study. J Clin Periodontol 1995；22：229-234．
35. Tsitoura E, Tucker R, Suvan J, Laurell L, Cortellini P, Tonetti M. Baseline radiographic defect angle of the intrabony defect as a prognostic indicator in regenerative periodontal surgery with enamel matrix derivative. J Clin Periodontol 2004；31：643-647．
36. Steffensen B, Webert HP. Relationship between the radiographic periodontal defect angle and healing after treatment. J Periodontol 1989；60：248-254．
37. Pontoriero R, Nyman S, Lindhe J, Rosenberg E, Sanavi F. Guided tissue regeneration in the treatment of furcation defects in man. J Clin Periodontol 198714：618-620．
38. Donos N, Glavind L, Karring T, Sculean A. Clinical evaluation of an enamel matrix derivative in the treatment of mandibular degree II furcation involvement：a 36-month case series. Int J Periodontics Restorative Dent 2003；23：507-512．
39. Schulz A, Hilgers RD, Niedermeier W. The effect of splinting of teeth in combination with reconstructive periodontal surgery in humans. Clin Oral Investig 2000；4：98-105．
40. Trejo PM, Weltman RL. Favorable periodontal regenerative outcomes from teeth with presurgical mobility：a retrospective study. J Periodontol 2004；75：1532-1538．
41. Ellegaard B, Löe H. New attachment of periodontal tissues after treatment of intrabony lesions. J Periodontol 1971；42：648-652．
42. Becker W, Becker BE, Berg L, Samsam C. Clinical and volumetric analysis of three-wall intrabony defects following open flap debridement. J Periodontol 1986；57：277-285．
43. Miyamoto T, Kumagai T, Jones JA, Van Dyke TE, Nunn ME. Compliance as a prognostic indicator：retrospective study of 505 patients treated and maintained for 15 years. J Periodontol 2006；77：223-232．
44. Tjan AL, Miller GD, The JG. Some esthetic factors in a smile. J Prosthet Dent 1984；51(1)：24-28．
45. McGuire MK, Nunn ME. Prognosis versus actual outcome. III．The effectiveness of clinical parameters in accurately predicting tooth survival. J Periodontol 1996；67：666-674．
46. Zitzmann NU, Krastl G, Hecker H, Walter C, Waltimo T, Weiger R. Strategic considerations in treatment planning：deciding when to treat, extract, or replace a questionable tooth. J Prosthet Dent 2010；104：80-91．
47. Magne P, Belser U. Bonded porcelain restorations in the anteriordentition：A biometric approach. Chicago：Quintessence Pub, 2002．

CHAPTER 7

魅力的な未来志向の歯科医療,歯科医院の創造

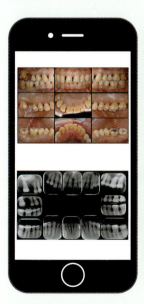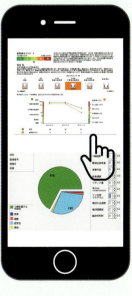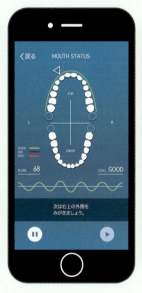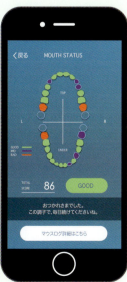

▲患者の行動変容をより加速させるアナログからデジタルへの変換.

1 短期・中期・長期的な戦略の実行に向けて

　本書の目的は，今後10年，20年先の日本社会をイメージし，どのような歯科医療が求められるかを歯周病学的観点から考察をすることであった．

　いよいよ本書も最終のCHAPTER 7を迎え，ようやくCHAPTER 1からCHAPTER 6までお話ししてきた点と点を1つの線としてまとめることができそうである．加えて，その線を未来に向かって結ぶために私たちの医院でどのようにチームアプローチを行い，短期・中期・長期的な戦略を描き実行しているかを共有できれば幸いである．

2 日本の歯科医療：「すでに起こった未来」を見据えて

　今後20年間は，さらなる少子高齢化傾向による人口構成の変化，総人口の減少，歯科医療ニーズの多様化，さらなる技術革新が見込まれ，これらに歯科医療として何をしていけばいいのか，われわれは的確に解答していかなければならないと考えており，その理由が3つある．

　それを以下に示す．

理由1：「超高齢社会における残存歯数目標の再考」
理由2：「20歳時の口腔健康状態の確立」
理由3：「今後の社会保障情勢」

1 理由1：超高齢社会における残存歯数目標の再考

　現在，日本人口の少子高齢化が加速していることは周知の事実で，今後この傾向はさらに続くことが人口動態統計からわかっている．この傾向は日本のみならず世界中の先進国で同様の現象が見られている．

　日本は1900年から2010年までの110年で平均寿命が44歳から83歳と約2倍に飛躍的に延伸している（P141参照）．一方，1900年以前の400年間におけるイギリスの平均寿命の変化を見ると（日本はデータが存在しないため，類似した寿命の延伸をたどっているイギリスを参考にした），1900年以前の400年間で10年程度しか平均寿命は延伸していない．しかし，直近100年間では平均寿命は40年以上延伸している（P141参照）．

　なぜ直近100年程度でこのような劇的な寿命の変化が起きたかというと，感染に対する対抗手段を人間が身につけたからだと言われている．たとえば，公衆衛生，抗生物質やワクチンの開発，水の浄水が挙げられる．それにともなって死因順位にも大きな変化が生まれ，1900年の上位を占める感染性疾患（結核，肺炎，消化器感染症）から2010年の上位は炎症性疾患（がん，心疾患，脳血管疾患）へと大きく死因が変化してきた．本書で説明しているように，歯周病も感染性の炎症性疾患であるという観点から重度歯周炎は全身疾患の1つとみなすべきであり（図1），私たち歯科医師や歯科衛生士は炎症性疾患予防のフロントラインに立っている．

　2017年ダボス会議 World Economic Forumの白書（white paper）では2007年に生まれた50％の子どもの平均寿命が100歳を超えると予想しており（図2 a, b），この超高齢社会において炎症性疾患に対する対抗策を講じることこそが莫大な社会保障費の抑制につながり，健康寿命の延伸につながることは多くのデータによって示唆されている．

　すぐに平均寿命が100歳の時代が訪れることがわかっているなかでの8020はどこまで意味があるのだろうか．8020運動とは1989年に厚生省（当時）が始めた「80歳になっても20本以上自分の歯を保とう」という運動である（厚生省「成人歯科保健対策検討会中間報

慢性疾患のきっかけとなるのが「炎症」

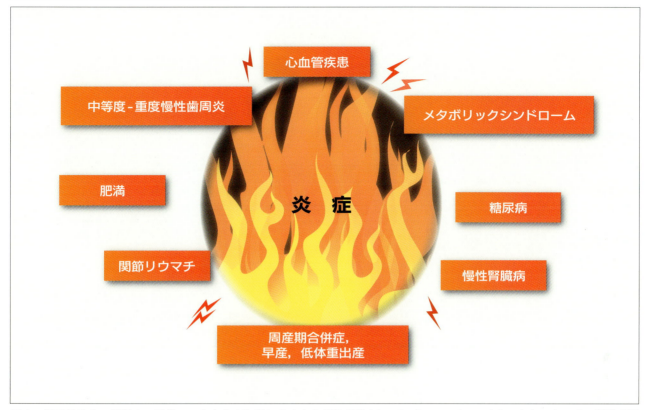

図1 超高齢社会で蔓延する疾患のほとんどが加齢にともなう慢性疾患(chronic disease of aging)といわれるが，その慢性疾患のきっかけとなるのが「炎症」である．

20世紀中盤より平均寿命は徐々に上昇している

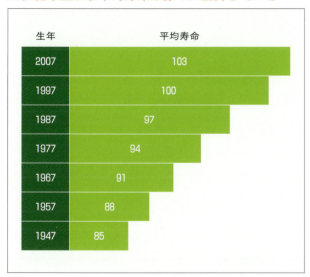

図2a 20世紀中盤より平均寿命は徐々に上昇している(www.100yearlife.com)．

2007年に生まれた子どもの平均寿命の推測

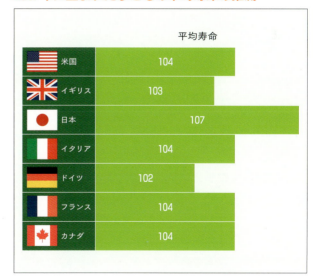

図2b 2007年に生まれた子どもの50％は平均寿命が100歳以上まで延伸すると推測される(Human Mortality Database, University of California, Berkeley(USA) and Max Planck Institute for Demographic Research(Germany). Available at www.mortality.org)．

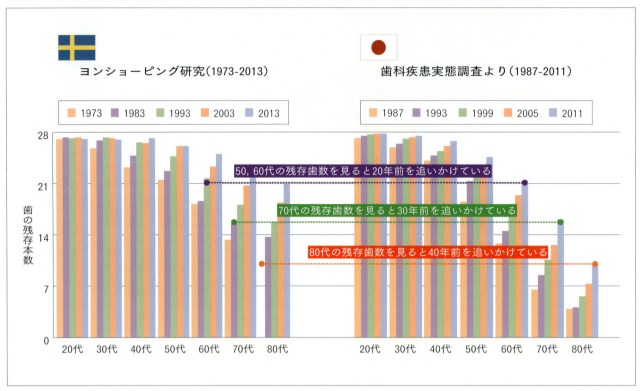

図3 年代別の残存歯に対するヨンショーピング市と日本の歯科疾患実態調査の比較[3,4]．ヨンショーピング研究では年齢の区分けを10歳ごと，歯科疾患実態調査では年齢の区分けを5歳ごと（一桁年齢0‐4，5‐9で区切る）に行っているため，完全な比較が難しいが，歯科疾患実態調査では一桁年齢2グループの平均を算出して比較した．50，60歳時の残存歯数では日本がヨンショーピング市を20年遅れて追いかけている様子がわかるが，もっと高年齢時の比較になるとさらに日本が遅れて追いかけている傾向にある．これは行われる治療の質にも関係していることが考えられる．予防を行えば行うほど質の高い治療が並行して求められることがわかる．

告」1989年（平成元年）―抜粋―）．この数値は短縮歯列のコンセプトに由来している[1,2]．当時は80歳で20本残存している人がほとんどいなかったうえに，1989年の平均寿命は78.81歳であったことを考えると，当時の目標設定としてふさわしかったかもしれないが，現在では戦略的な数値設定ではないように映る．

では，どの程度の目標残存歯数がより戦略的で現実的な数値になるであろうか？

戦略的な数値設定の可能性を考えてみるうえで，ヨンショーピング研究が参考になるかもしれない．スウェーデン南部のヨンショーピング市では10年に1回約1,000人の対象者をランダムに選び，年齢階層別に口腔内の調査を行っているが[3]，年代別の残存歯に対するヨンショーピング市と日本の歯科疾患実態調査を比較すると（**図3**），50歳代，60歳代の残存歯数では日本がヨンショーピング市を20年遅れて追いかけている様子がわかるが，もっと高年齢時の比較（70歳代，80歳代）になるとさらに日本が遅れて追いかけている傾向がある．なぜか？　それは，**図7**に示されるように日本の平均的な治療成績は国際基準より大幅に劣るため，長期的にもたない治療が施されると，再治療に至る時間が短くなり，治療の繰り返しにより早期に歯が喪失することになる．すなわち高齢者になればなるほど若い頃の治療成績が残存歯に影響を及ぼすのである．このヨンショーピング研究から，予防を行えば行うほど質の高い治療が並行して求められ，両者が揃うことによって歯の寿命は飛躍的に向上することがわかる．

5年以上のSPT（Supportive Periodontal Therapy）あるいは定期メインテナンスに関する文献において，一患者あたりの年間歯牙喪失本数をみると0.01本〜

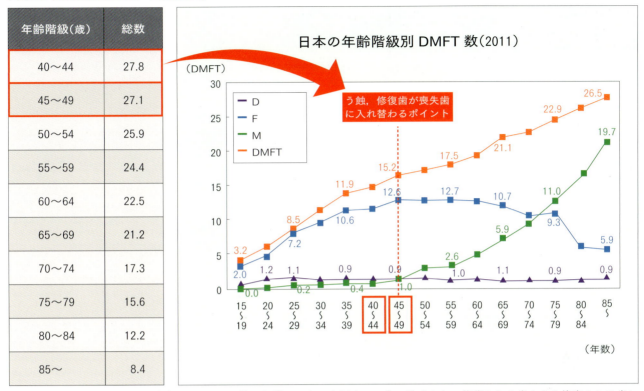

図4 2011年歯科疾患実態調査[4]より．DMFT数は年齢とともに上昇する．ある時点から，修復される歯よりも抜歯される歯に内訳が切り替わっていることがわかる．

0.31本と幅がある[5〜29]（**図5**）．メインテナンスで通院する患者の年間歯牙喪失本数はこれらの平均から0.17本／1人／年と設定する．人生100年時代にふさわしく10020と設定すると100歳までに8本失う余地がある計算になる（断っておくが筆者は1本でもなくなっていい歯はないと思っているが，あくまで計算上の話である）．8本÷0.17本＝約47年かけて残存歯数20本に到達すると考えると，55〜60歳の段階で28本が健全な状態で保存されていることが前提となる．しかし日本の現状をみると修復歯が喪失歯に入れ替わるポイントは45歳であり（**図4**），すでにそれ以前に治療の繰り返しサイクル（**図6**の従来型モデル参照）に晒されている可能性が高い．したがって，日本における上記目標（100歳時で21.6本残存）達成のためには**図4**のように45歳で予防目的の定期メインテナンスが定着するのでは遅いといえる．

日本国内で報告されている平均的な修復物は7〜10年で再治療に至る可能性が高いという報告があり[30〜38]（**図6，7**），修復治療を3〜4回ほど繰り返して抜歯に至ると仮定すると，45歳よりも21〜30年前から治療スパイラルに突入している計算になり，つまり20歳より前に「口腔健康はすばらしいという価値観」を育み，予防目的の定期メインテナンス通院をする習慣が身についていることが望まれる．

5年以上のSPTあるいはメインテナンスに関する文献

著者	引用元	場所	研究のタイプ	施設	年間歯牙喪失本数	平均年数	人数	メンテ頻度
Oliver RC	Periodontal Abstract 1969；17：8-9.				0.07本	10.1	442	未確認
Loe H et al	J Periodontal Res 1978；13：563-572.	Norway	Restrospective	大学病院	0.24本	6	565	記述なし
HirschfieldL and Wasserman E	JOP 1978；49：225-237.	USA	Restrospective CS	専門医 開業医	0.1本 avg WM 0.03本，D 0.25本，ED 0.60本	22(10-24)	600	4 - 6 months
McFall WT Jr	JOP 1982；53：539-548.	USA	Restrospective CS	大学病院	0.16本 WM 0.04本，DH 0.35本，EDH 0.76本	19(15-29)	100	3 - 5 months
Lindhe J and Nyman S	JCP 1984；11：504-514.	Sweden	Restrospective CS	大学病院	0.04本	14	61	3 - 7 months
Goldman MJ et al	JOP 1986；57：347-353.	USA	Restrospective CS	専門開業医	WM 0.05 DH 0.26 EDH 0.65	22.2	211	記述なし
Nabers CL et al	JOP 1988；59：287-300.	USA	Restrospective CS	専門開業医	0.02本	12.9	1535	3-6 months
Wood WR et al	JOP 1989；60：516-520.	USA	Restrospective CS	大学病院	0.13本	13.6(10-34)	63	6,6-9,9 months
McGuire MK and Nunn M	JOP 1996；67：658-665.	USA	Restrospective CS	専門開業医	0.13本	9.9(5 -16)	100	2 - 3 months
Mcleod DE et al	Quintessence International 1998；29：631-635.	USA	Restrospective CS	大学病院	0.15本	12.5(5 -29)	114	3 - 6 months
Tonetti MS et al	JCP 1998；25：1008-1016. JCP 2000；27：824-831.	Italy	Restrospective CS	大学病院	0.19-0.28本	5.6	273	記述なし
Matthews DC et al	Canadian Dental Association 2001；67：207-210.	Canada	Restrospective CS	大学病院	0.09本	16.1(10-38)	335	記述なし
Checci et al	JCP 2002；29：651-656.	Italy	Restrospective CS	専門開業医	C：0.07 NC：0.39	6.7(3 -12)	92	3 - 4 months
Fardal et al	JCP 2004；31：550-555.	Norway	Restrospective CS	専門開業医	0.04本	9.8(9 -11)	100	3 - 6 months
Axelsson P et al	JCP 2004；31：749-757.	Sweden	Restrospective CS	開業医	0.01-0.06本	30	375	2 m for 2 years 3 m for later
Papantonopoulos GH	JOP 2004；75：839-843.	Greece	Restrospective CS	専門開業医	0.02本	6.5(5 - 8)	29	3 - 4 months
Chambrone LA et al	JCP 2006；33：759-764.	Brazil	Restrospective CS	専門開業医	0.05本	17.4(10-36)	120	6 -12 months
Eickholz et al Pretzl et al	JCP 2008；35：165-174. JCP 2008；35：175-182.	Germany	Restrospective CS	大学病院	0.14本	10.5	100	3 - 6 months
Jansson L and Lagervall M	Swedish Dental Journal 2008；32：105-114.	Sweden	Restrospective CS	大学病院	0.14本	16.2(10-24)	60	6 months 以下
Tsami A et al	JADA 2009；140：1100-1110.	Greece	Restrospective CS	専門開業医	0.31本 ※ Good,Moderate, Guardedによって異なる	10.8(8 -16)	280	3 - 4 months
Miyamoto T et al	JOP 2010；81：1280-1288.	Japan	Restrospective CS	開業医	CC：0.14 EC：0.13	16.6	292 CC 98, EC	3 - 6 months
Matuliene G et al	JCP 2010；37：191-199.	Switzerland	Restrospective CS	大学病院 開業医	FC：0.11 EC 0.33本	9.5	160 FC 118,EC 42	3 - 6 months
Ng et al	JCP 2011；38：499-508.	Singapore	Restrospective CS	政府支援クリニック	0.09 RC 0.29 NC	10.7	273 RC 239,IC 34,NC 39	記述なし
Kim SY et al	J Periodontal Implant Sci 2014；44(2)：65-70.	Korea	Restrospective CS	大学病院	CC：0.14 EC：0.21 NC：0.26	11	134 CC 15,EC 102,NC 17	3 - 6 months
Seirafi AH et al	J Int Acad Periodontol 2014；16(2)：43-49.	Iran	Restrospective CS	専門開業医	RC：0.11 EC：0.15	10.5	72 RC 21,EC 51	3 - 6 months
Costa FA et al	J Periodontal Res 2014；49：121-128.	Brazil	Restrospective CS	専門開業医	0.12本 RC 0.36本 IC	5.1(4.8-5.4)RC 5.2(4.9-5.5)IC	Total 212 RC 96 IC 116	RC 5 - 6 months IC 12 months

図5　5年以上のSPTあるいはメインテナンスに関する文献[5～31].

歯のライフサイクル

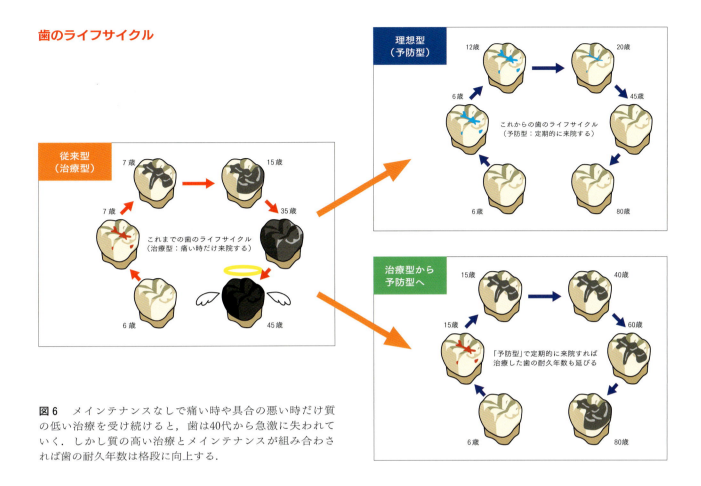

図6 メインテナンスなしで痛い時や具合の悪い時だけ質の低い治療を受け続けると、歯は40代から急激に失われていく．しかし質の高い治療とメインテナンスが組み合わされば歯の耐久年数は格段に向上する．

日本における補綴修復物の平均生存期間

3120歯を調査	平均生存期間（年）
メタルインレー	5.4
コンポジットレジン	5.2
メタルクラウン	7.1
アマルガム	7.4
ブリッジ	8

95人，649歯を調査	平均生存期間（年）	10年後生存率予測（％）
メタルインレー	104	67.5
コンポジットレジン	9.7	60.4
4/5冠	9.1	60.5
メタルクラウン	8.9	55.8
メタルブリッジ	7	31.9

海外におけるクラウンの生存率の比較

著者	掲載誌	クラウンのタイプ	エビデンスレベル	n数	生存率
Reitemeier B et al	J Prosthet Dent 2013；109：149-155.	メタルセラミック	前向き研究	190	9.6年 94.7％
Walton TR	Int J Prosthodont 2013；26：151-160.	メタルセラミック	後ろ向き研究	2,211	9.2年 96.2％
Näpänkangas R & Raustia A	Int J Prosthodont 2008；21：307-311.	メタルセラミック	後ろ向き研究	100	18.2年 79％
De Backer H et al	Int J Prosthodont 2007；20：229-234.	メタルセラミック	後ろ向き研究	1,037	10年 88.8％

海外におけるブリッジの生存率の比較

著者	掲載誌	エビデンスレベル	生存率
Pjetursson BE et al	Clin Oral Implants Res 2007；18：97-113.	メタアナリシス（システマティックレビュー）	10年生存率：89.2％（固定性ブリッジ）
Scurria MS et al	J Prosthet Dent 1998；79：459-464.	メタアナリシス（システマティックレビュー）	10年生存率：85％
Miyamoto T et al	J Prosthet Dent 2007；97：150-156.	後ろ向きコホート研究	15年生存率：96％

図7 日本で報告されている平均的な補綴修復物の生存率[32,33]と，国際学術誌で報告されている補綴修復物の生存率[36〜42]の比較．治療の質は予防の質と同様に歯の長期残存に大きく関与する．

2 理由2：20歳時点の口腔健康状態の確立

前述の理由1から，20歳より前に「口腔健康はすばらしいという価値観」を育み，予防メインテナンスが習慣化しなければならないという見解以外にも，20歳時点で口腔健康状態が確立するほうが好ましいわけがある．

一般的に注目される12歳時DMFTは，日本は歯科先進国とみなされるスウェーデンなどと比較しても遜色はないが，20歳時には歴然とした差がついている．歯科疾患実態調査によると13〜14歳くらいから急激にDMFTの数値が上昇しており(図8)，思春期に試験だ，部活だ，恋愛だ，遊びだ，夜更かしだと生活リズムが安定しないこの時期は，とくにう蝕のリスクは高くなる傾向にある．小児歯科は12歳時の仮エンドポイントを1つの指標として重要視する傾向にあるが，13歳から20歳の青年期をいかにして口腔健康を維持しながら乗り切っていくための手段や方策が求められる(図9)．今から生誕するあるいは成長途中の子どもたちの口腔健康に対する価値観が未来の歯科医療の価値を決定することを考えると，今後20年の取り組みがそのまま歯科医療の魅力に直結するであろう．あるいは，2つ目の可能性としては前述した超高齢社会を見据えて今後は100歳になっても20本健全な自分の歯を残すような試みがされるべきであろう．熊谷崇先生らは，失っていい歯は1本もないことから「KEEP 28」というスローガンを掲げている[43〜45]．

2011年歯科疾患実態調査におけるDMFT

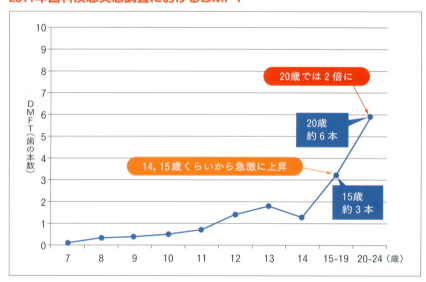

図8　2011年歯科疾患実態調査[4]におけるDMFT．

13〜20歳の口腔管理が大切

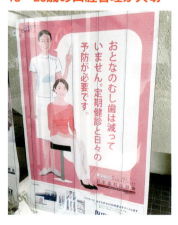

図9　ある歯科医師会で目にした掲示ポスター．問題点は明確にわかっているので，12歳時DMFTのコントロールで満足しないで，一番リスクが高い13〜20歳の時期に口腔健康維持していくための仕組みづくりが求められる．

3 理由3：今後の社会保障情勢

　経済学者のドラッカーは，未来に高い確率で起こることがわかっている事象を「すでに起こった未来」と形容し，そのなかでもっとも確実な領域が人口構造であると言及している．日本は世界に例を見ない少子超高齢社会を迎えて，医療費（歯科も含む），年金，介護，福祉を含む社会保障費の増加に歯止めが利かない（図10）．単純に15歳以上65歳未満の生産人口，65歳以上の老年人口のバランスが傾き（図11），社会保障給付費が社会保険料収入をつねに上回っているのが現状である（図12）．

　抜本的な社会保障制度改革が叫ばれて久しいが，現状の社会保障費の増加を厚労省の予算ベースの推測値から見ると，消費税率は7年後に19.3％に到達しなければ収支バランスがとれない計算になり（図13），日本のデフレ景気では社会保障制度も限界までいく可能性もある．

　社会保障費の35％程度を医療費が占めているが，国民皆保険は健康保険という名前と裏腹の，完全な疾病保険であり，予防をするという観点が制度から欠落していることから，歯科に関しても歯科医療従事者を含む国民の思考が「歯科は悪くなったらいくところ」に終始している可能性は否定できない．2015年1月に「予防メインテナンスが療養の給付に含まれない」と厚労省と経産省が明確化しており，その傾向は顕著である（P212：図17）．

　そのような社会情勢のなかで，歯科医療が果たせ

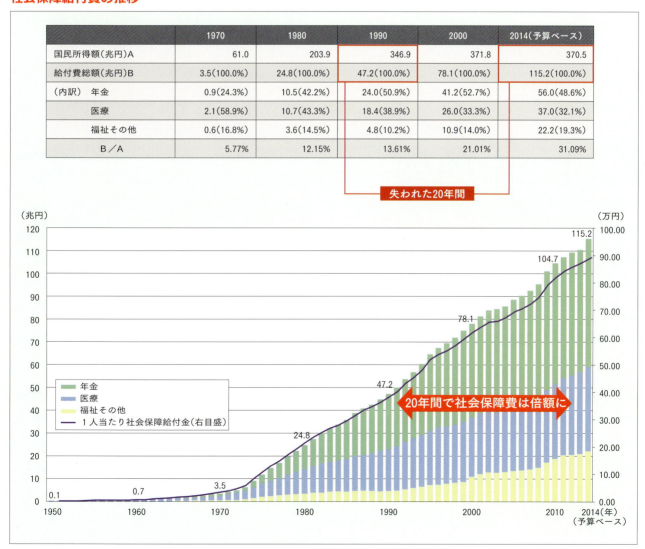

図10　社会保障給付費の推移（文献41，42，46より引用改変）．

15～64歳人口の65歳以上人口に対する比率

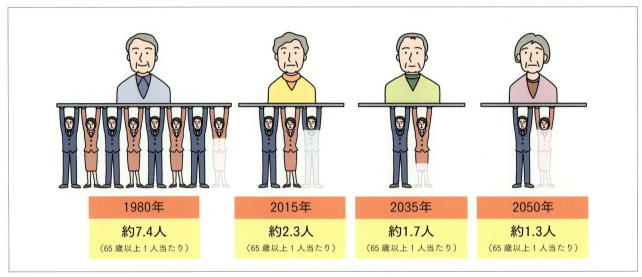

図11 15～64歳人口の65歳以上人口に対する比率（文献47より引用改変）．"すでに起こった未来"と形容される，少子超高齢社会．私たちは歯科医療従事者としてどのような役割を果たすことができるのであろうか？

社会保障給付費と社会保険料収入

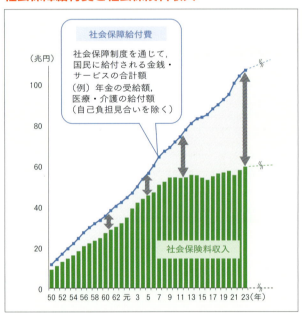

図12 社会保障給付費と社会保険料収入は年々差が大きくなっている．

将来の社会保障給付費などの予測値

	2013	2025	2035	2050	2075
①社会保障給付費	110.6	148.9	189.6	257.1	340.9
②国民所得	358.9	373.1	401.2	412.2	473.6
③対国民所得比率	30.85	38.9%	47.3%	62.4%	72%
④国民負担率	40.0%	49.1%	56.4%	71.6%	81.2%
⑤消費税率	5.0%	19.3%	24.4%	30.7%	41.5%

図13 将来の社会保障給付費，消費税率，国民負担率の予測値（文献48より引用改変）．

る役割は大きい．口腔の健康は全身的な健康や経済的にも多くの利益をもたらす可能性が示されていて，もしこれが明確に実証されれば歯科医療制度に一石を投じるものになるであろう．加えて，全身的に健康な患者を一番最初に見るヘルスプロフェッショナルが歯科医師・歯科衛生士であり，同時に全身疾患のスクリーニングを効果的に行える存在であるとい う事実は，われわれの本来果たす役割は医科領域における存在意義を高めることにつながる．

　以上の3つの観点から，少なくとも20年先を見据えて歯科医院づくりを行う必要があると考えている．では，われわれつきやま歯科医院では具体的にどのような対策を講じて実践しているのかを，いくつかの例を挙げて紹介できればと考えている．

3 これからの私たちの取り組み

歯周病学を深く理解するにつけ，それは単純に口腔内の細菌感染だけの問題だけではなく，個人レベルの要因，家族単位の要因，地域社会の要因，国や制度の要因などのバラエティに富んだ社会要因に影響を受けるものであることに気づく．それをわかりやすくまとめたものがライフコースモデルである（図14：CHAPTER 4）．

個人の行動は家族に影響を受け，さらに家族の思考は地域社会の影響を受ける可能性がある．地域社会の文化は国の制度や経済的状況によっても左右される．私たち「かかりつけ歯科医」あるいは「かかりつけ歯科医院」はライフコースモデルの全体図をイメージしながらメインテナンスで通院継続をする患者に対して真の健康価値を提供する戦略を立てていく必要があるように思う（図15）．

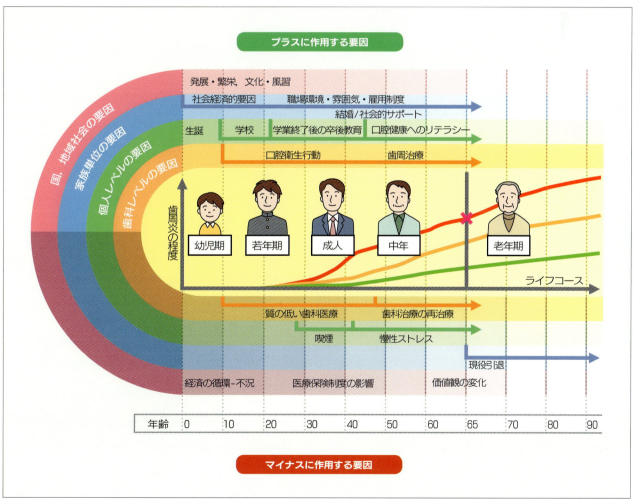

歯周病進行度とそれを取り巻く要因をまとめたライフコースモデル

図14　歯周病進行度とそれを取り巻く要因をまとめたライフコースモデル（文献49より引用改変）．生活習慣が密接にかかわる歯周病は個別レベルの対応と，集団を対象とした公衆衛生的対応でサンドイッチ的に実効力をともなう方法を考えなければならない．

つきやま歯科医院における診療理念，ミッション，実現手段，目標，アクションプラン

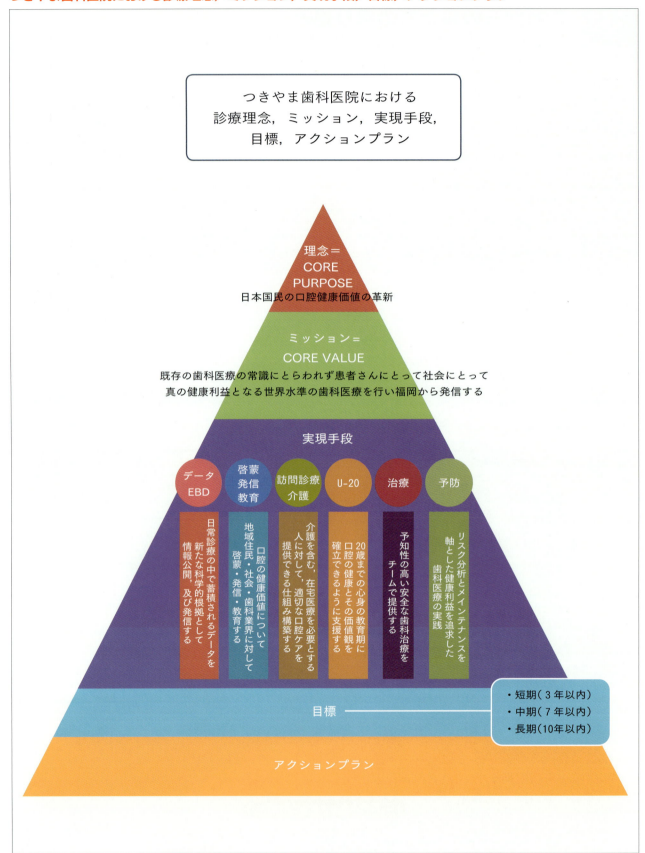

図15 つきやま歯科医院における診療理念，ミッション，実現手段，目標，アクションプラン．われわれのアクションプランはすべてこの理念とミッションに集約されるように取り組まれている．つきやま歯科医院における理念（Core Purpose）は「日本国民の健康口腔価値の革新」で，ミッション（Core Value）に「既存の歯科医療の常識にとらわれず患者さんにとって社会にとって真の健康利益となる世界水準の歯科医療を行い福岡から発信する」を掲げており，それを実現するためには短期の目標・アクションプランのみならず，共有された理念やミッションに基づく中長期にわたる施策が必要になってくる．

1 歯科医院レベルの戦略の具体例

(1) 自費メインテナンスに取り組むことにより生まれる価値，意義，医院の成長

前述したように，現行の日本の歯科医療制度では予防目的のメインテナンス通院は保険外診療となる．歯科先進国の制度を俯瞰してみると，通常，予防メインテナンス通院は保険が利用できて患者負担金はないことがほとんどであり，補綴修復治療は自己責任で保険がすべて利かない，あるいは患者自己負担金があるのが一般的である．

今回の厚労省と経産省の発表（図16）は，このような世界の潮流に逆行しているように最初は感じたが，当院で自費メインテナンス導入をしてから，今ではむしろそのメリットのほうが際立っているように感じている．メインテナンスが自費になるということは患者自身の自己負担金は平均4～6倍に増加するわけで，患者はいっそう私たちの行うメインテナンスに対して高品質な歯科医療を求めるようになり，われわれ歯科医療従事者はよりいっそうカリオロジーやペリオドントロジーの理解を深くしなければならなくなる．疾病発症のリスクアセスメントという概念がなければ，メインテナンスの頻度も患者個別のパーソナライズド（個別化）指導（CHAPTER 6）も不確実だし，1歯1歯の治療予後，生存予後を理解できるようにならないと，どの歯が長期的に安定していて，どの歯が不安定かを説明できない．手がける治療も高いレベルの精度が求められ，必然的に医院全体のレベルが成長につながる．医院全体で科学的根拠に基づく「共通言語」を共有できるようになり，院内コミュニケーションが1段階成長する．

CHAPTER 6からの繰り返しになるが，メインテナンスというのは，不潔な口腔内を追っかけまわすように定期的な機械的プラーク除去をすることが目的ではなく，患者の行動変容を促し，自立したセルフケアを身につけてもらうことが主目的になる．そのためには十分な患者情報の提供・公開が必要である．当院では，導入前の「メインテナンス健康パンフレット」（図17）とメインテナンス移行時に患者さん個人個人に渡す「メインテナンス健康ファイル」（図18）を患者の希望に応じてファイリングした紙媒体の提供，あるいは厚労省のセキュリティ基準を満たした堅牢なクラウドサービスを介した患者情報の提供を開始した（図19）．

(2) 歯科医院のメインテナンスでその他疾患のスクリーニング

本書で述べてきたように，歯周病が慢性炎症性疾患という視点に立つと，他の全身的な炎症性疾患などへの意識も向くようになる．当院ではBMI≧25，高血圧傾向，重度歯周炎，糖尿病の家族歴をもつ患者に対して血糖値スクリーニングを行い，糖尿病専門医や代謝内分泌科の医師に相談するようにしている（図20）．今後はより生活に密着したパーソナル管理栄養士やフィジカルトレーナーの必要性も考えられる．

また，定期来院する患者に対して「8ステップキャンサースクリーニング」を行っている（**CHAPTER 6の図9，P158**）．東京歯科大学口腔外科学講座のデータ（1982～2002年）によると514人の口腔がん患者の来院経路を調査したところ，「紹介なし」で来院した患者のうち約80％がかかりつけ歯科医院で加療中であったという報告がある．口腔がんの早期発見の機会を逃さないためにも，この8ステップキャンサースクリーニングは簡易で，早期発見できた場合のインパクトが大きい．私たちの医院でもメインテナンス中にキャンサースクリーニングによって舌根部の初期がんが早期発見につながり，がんの術後に早期回復に至って当院でメインテナンスに復帰している患者もいる．

(3) CTスクリーニングの価値と有用性

最近では，歯科用CTを標準装備している歯科医院を見ることが多くなり，そのほとんどの撮影目的がインプラント治療の術前・術後の評価，重度歯周炎による歯槽骨破壊の評価や，根尖性歯周炎などの評価であり，一定の有益性を得ている．とはいえ，患者が顔面領域のCT撮影を一生涯で撮影する機会が多くないこと，撮影時の被曝量に対して得ら

2015年1月に発表された経産省と厚労省からの見解と回答書

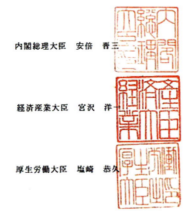

図16 2015年1月に発表された経産省と厚労省からの見解と回答書．予防メインテナンスは「療養の給付に該当しない」ことが発表された．

メインテナンスの重要性を伝えるための「健康パンフレット」

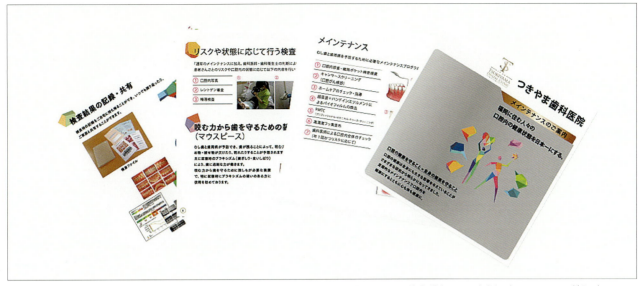

図17 メインテナンスの重要性を伝えるためのパンフレット．口腔疾患に関する基本情報，口腔内写真，エックス線写真，リスクアセスメントの結果，セルフケアに関するアドバイスなどを記したオリジナルの健康ファイルを，担当歯科衛生士からメインテナンス中の患者全員に渡している．

メインテナンス健康ファイル

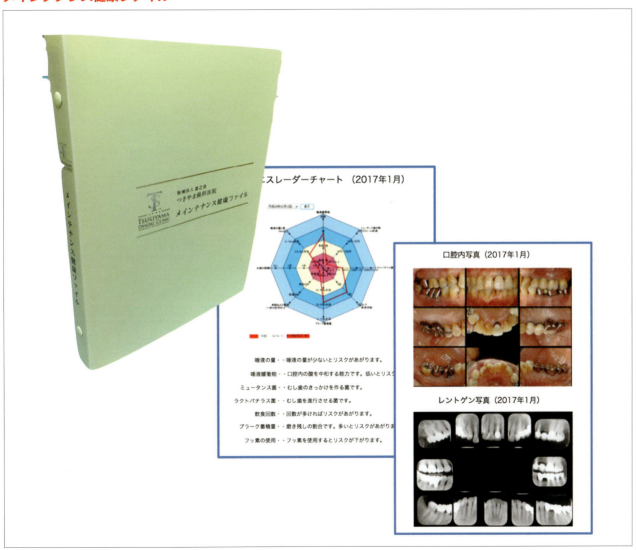

図18 メインテナンス移行時に患者さん個人個人に渡す「メインテナンス健康ファイル」．

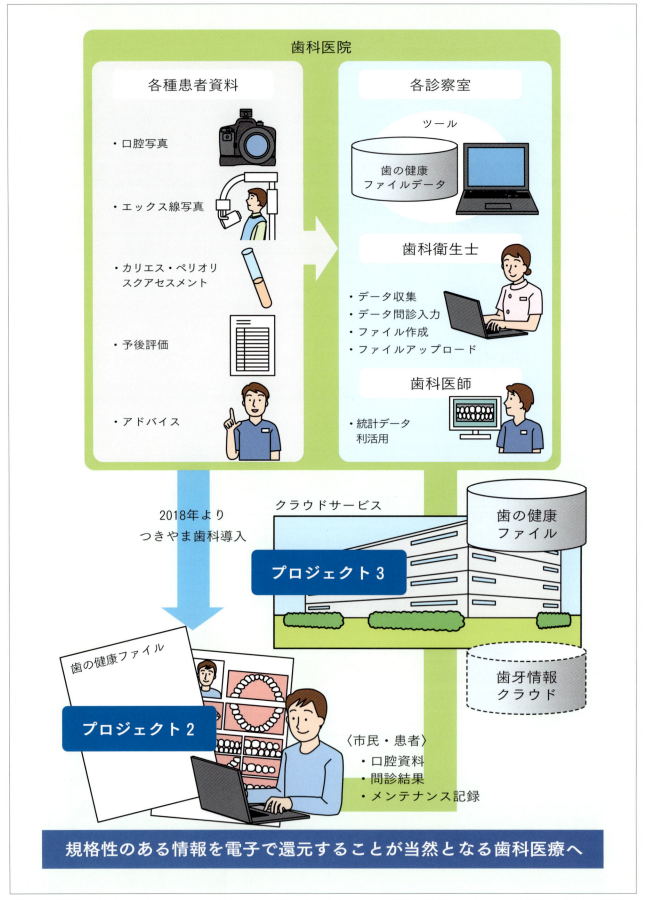

図10 歯科界におけるデジタル化はCAD/CAM，3Dプリンターを中心とする治療分野だけではない．規格性のある患者固有の口腔内情報をデジタルで還元することが当然となる歯科医療への取り組みを進めている．

血糖値の検査方法

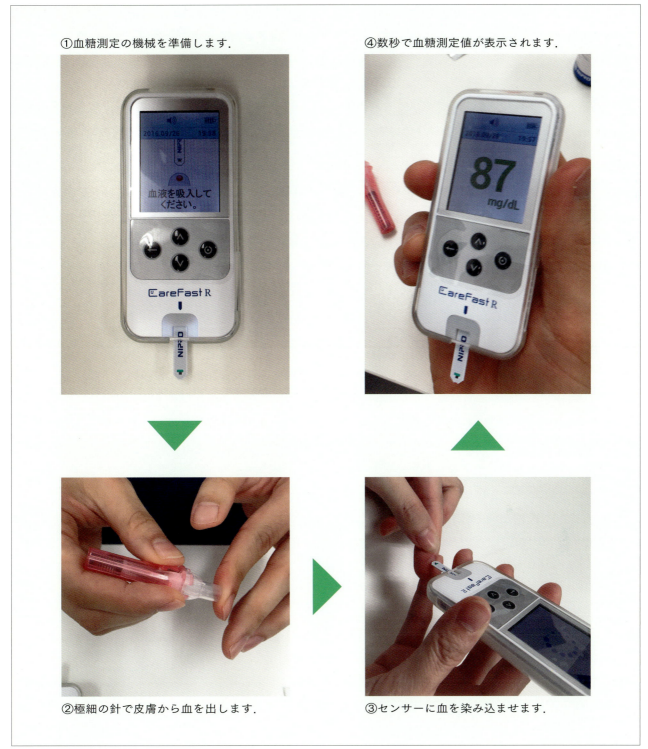

図20　血糖値測定（CareFast R, ニプロ）を行う際の手順．スタッフ間で一連の導入するための意思統一，手技統一が図られている．

れる利益は治療対象部位だけでは不十分のように感じる．ラージボリューム（大容量）のCBCTを撮影するときはしばしば，全身的なその他の問題，たとえば頸動脈の石灰化病変（**図21**）や，舌領域，上顎洞領域，あるいは骨内病変にCTスクリーニングを通じて遭遇することがあり，診療室で全身的状態をより理解したいと考えるなら，全身健康を見つめる哲学や概念（フィロソフィー）の視点から放射線専門医は間違いなく医科と歯科という点と点をつなげる手助けになる．そうすることにより診療所はより「health-centered dental practice」（健康中心の歯科診療所）となり，治療だけを行うよりもより診断学に重きを置き，関連同僚とよりよいコミュニケーションが可能になる．したがって放射線専門医と連携することにより，違うレベルでの患者利益を提供可能になっている（**図22**）．患者はインプラント，重度歯周炎による垂直性骨吸収，難治性根尖病変の診断目的にCBCT撮影を行うことがあるが，人生のなかで顎顔面領域のCBCTを撮影する回数はそんなに多くなく，そんななかで術者の興味のある局所的な部位のみの観察，計測をするだけでは，本来得られるべき情報や利益を享受できていない．おそらく興味の対象となる部位の骨の高さ，幅，密度のみしか見ていないとするならば99.9％以上の他の情報を見過ごしているということになる．正確な読影を行う放射線専門医と連携をとることで，最終的に最大化された利益を享受できるのは患者サイドである．口腔の診断に十分なトレーニングを受けていない一般的な内科医にとっては，私たちのような存在は非常に有用だと考えている．ただ医科側にとってわれわれのプロフェッショナルとしての役割がどのようなものか，また患者さんにどのような価値をもたらすかが不透明な部分も多いと思われるため，CTスクリーニング（**図23, 24**）を通じた放射線専門医との連携が，その橋渡し"Bridge the gap"となってほしいと願っている．

歯周病が加齢にともなう炎症性疾患というのは本書でたびたび述べているためその重要性を繰り返すまでもないが，内科医とより頻繁にコミュニケーションや連携をとることは自然の思考過程であろう（**図25**）．今後は，前述した疾患スクリーニングに加えて，唾液検査によるがんスクリーニングや，血糖値検査に用いる微小血液サンプルによる遺伝子検査，禁煙歯科外来，栄養指導のなども私たちが果たせる役割になる可能性が高い．

頸動脈の石灰化が検出された例

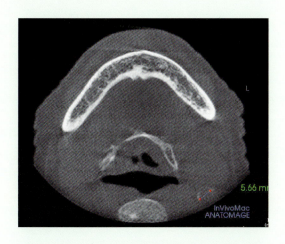

図2：左側頸部，下顎角内側部，舌骨側面，第三頸椎に隣接した軟組織内に，小さな曲線状の石灰化病変を認めます．この石灰化部分は，頸動脈分岐部の高と一致しています．

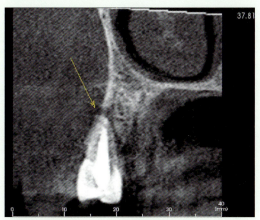

図3：右上第二小臼歯の根尖部透過像

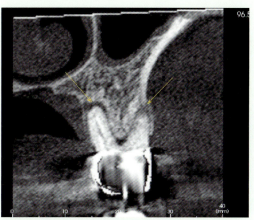

図4：左上第一大臼歯の根尖部透過像

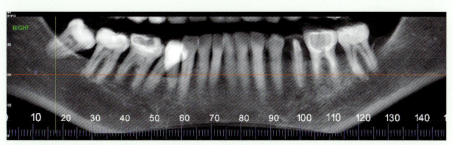

図5：残存歯周囲歯槽骨の軽度から中等度吸収

図21 左側頸動脈の血管壁に石灰化が認められることが示されたCTスクリーニングレポート．すぐに脳血管内科に紹介された．

CTスクリーニング依頼時のワークフローの流れ

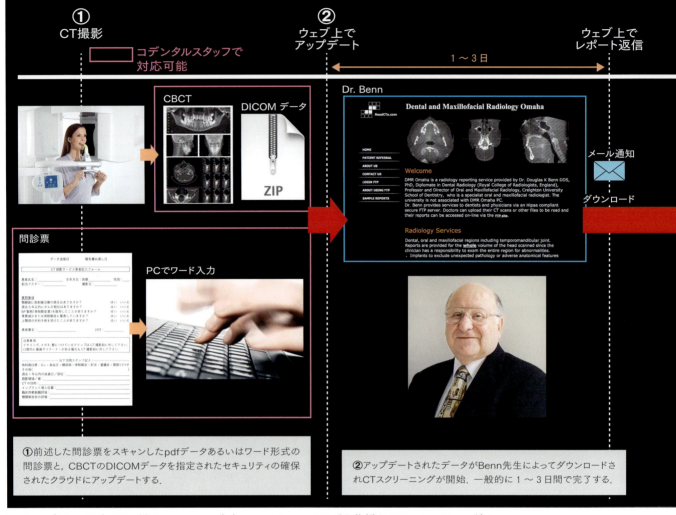

図22 日本からネブラスカ州オマハのBenn先生にCTスクリーニングを依頼するワークフローの流れ．

歯科用CT読影診断書（つきやま歯科医院）

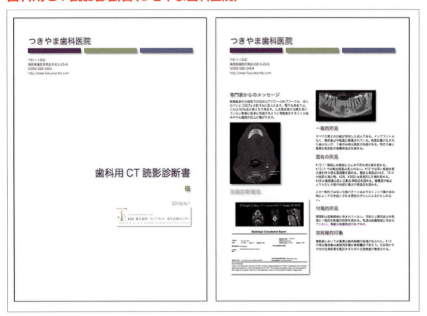

図23 当院ではCT撮影を行う際に，放射線専門医にDICOMデータを送り，インプラント治療を歯科治療対象部位以外のスクリーニングを行っている．スクリーニングによって血管内石灰化物や舌根部腫瘍などの歯科以外の顎顔面疾患を早期発見することが可能になる．

③ 歯科医師が内容を確認

④ そのまま，あるいは医院の
フォーマットに変更

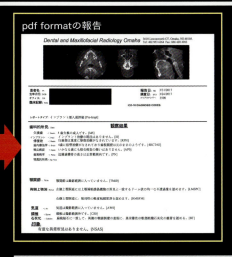

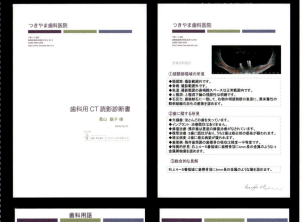

③スクリーニングが終了したらメールでレポート作成完了の通知がくる．アップロードしたウェブサイトから，レポートのpdf formatをダウンロードする．

④レポートは基本的に日本語で戻ってくるが，稀な一般的でない所見は英語の場合があるため，随時翻訳リストをアップデートしている．また，CTレポートには多くの専門用語が含まれているため，患者が理解できるようにレポート後半に索引として専門用語を解説している．その他，レポートに使用されている解剖学的用語もできるだけわかりやすいように図示することで，患者に対する理解を促している．

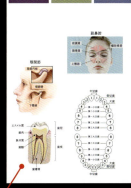

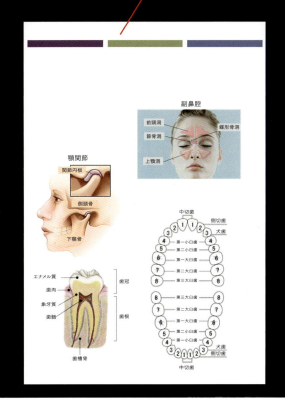

放射線専門医へ患者情報を伝えるための紹介フォーム

a

データ送信日　　　報告書お渡し日

CT読影サービス患者記入フォーム

患者氏名：＿＿＿＿＿＿　生年月日：西暦＿＿＿＿＿　性別：＿

担当ドクター：＿＿＿＿＿　撮影日：＿＿＿＿＿

質問事項
顎顔面に放射線治療の既往はありますか？　　　　　はい　いいえ
過去5年以内にがんの既往はありますか？　　　　　 はい　いいえ
BP製剤（骨粗鬆症薬）を服用したことがありますか？　はい　いいえ
骨質減少または骨粗鬆症に罹患していますか？　　　 はい　いいえ
上顎洞の外科手術を受けたことがありますか？　　　 はい　いいえ

患者署名：＿＿＿＿＿＿＿　　　　日付：＿＿＿＿＿

注意事項
イヤリング，メガネ，髪につけているクリップはCT撮影前に外して下さい．
口腔内に義歯やリテーナーがある場合もCT撮影前に外して下さい．

----------------以下当院スタッフ記入----------------
他科既往歴：なし・高血圧・糖尿病・骨粗鬆症・肝炎・蓄膿症・関節リウマチ
その他（　　　　　　　　　　　　　　　　　　　　　　）
過去1年以内の抜歯日／部位：＿＿＿＿＿＿＿＿＿＿＿＿
読影領域／歯：＿＿＿＿＿＿＿＿＿＿＿＿＿＿＿＿＿＿＿
CTの目的：＿＿＿＿＿＿＿＿＿＿＿＿＿＿＿＿＿＿＿＿＿
インプラント埋入位置：＿＿＿＿＿＿＿＿＿＿＿＿＿＿＿
臨床的軟組織評価：＿＿＿＿＿＿＿＿＿＿＿＿＿＿＿＿＿
顎関節症状の評価：＿＿＿＿＿＿＿＿＿＿＿＿＿＿＿＿＿

b

データ送信日　　　報告書お渡し日

Referring form for Radiology interpretation

Referring Doctors name: *pull down form
Doctor's email: *pull down form
Date of scan: * open a calendar
Patient Name: *blank space
DOB: 例 8.30.1980 *blank space
Male/Female

Question
Have you had radiotherapy to your face or jaw?　　Yes/No
Have you had cancer in the last 5 years?　　　　　Yes/No
Have you taken Bisphosphonates medication?　　　Yes/No
Do you suffer from osteopenia or osteoporosis?　　Yes/No
Have you ever had sinus surgery?　　　　　　　　Yes/No

Significant health history: *pull down & blank space　ここをクリックして入力してください
Teeth/area of interest: *pull down & blank space　ここをクリックして入力してください
Indication for the scan: *pull down & blank space　ここをクリックして入力してください
Area of implant placement: *pull down & blank space　ここをクリックして入力してください
Clinical pathology present: *blank space　ここをクリックして入力してください
TMJ Eval　Yes/No

図24a，b 放射線専門医へ患者情報を伝えるための紹介フォーム．
a：患者サイドで記入する問診フォームになっており，税関入国フォームのように日本語の回答位置と英語の回答位置が一致するようになっている．
b：患者サイドで記入された場所と同じ位置をチェックして，ネブラスカの放射線専門医に電送する．

歯科医療サイドと医療サイドのコミュニケーション

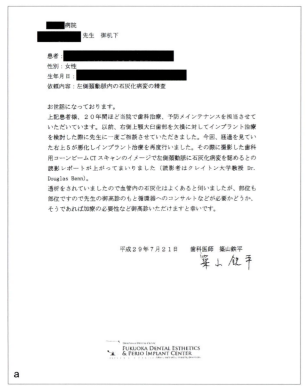

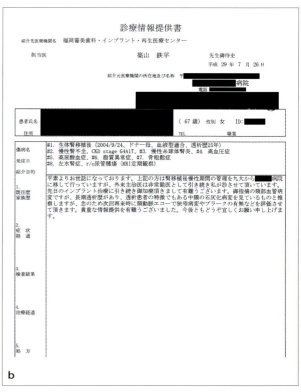

図25a，b 歯科医療サイドと医療サイドのコミュニケーションのきっかけにCTスクリーニングは非常に有用である．

当院で用いているGPとしての要件をまとめた評価表の一部

―補綴―
1. 歯質欠損もしくは歯牙欠損の状態に応じて適切な資料採得を行い治療計画のオプションを提案できる
2. 診断用マウント，ワックスアップの流れを理解し実践できる
3. 顎関節症の診断ができ，治療もしくは専門医へ紹介できる
4. インレー，アンレー，クラウン，ブリッジの治療の流れを理解し，適切な材料を選択して治療もしくは専門医へ紹介できる
5. 総義歯，部分床義歯の治療の流れを理解し，治療もしくは専門医へ紹介できる
6. インプラント治療の流れを理解し，治療もしくは専門医へ紹介できる
7. ポスト＆コアの形成，印象，コア築造が正しく行える
8. 支台歯形成および適切な印象採得が行える
9. 顎間関係の記録を正しく採得することができる
10. テンポラリーレストレーションの作製，調整ができる
11. 最終補綴物の製作過程を理解し，調整ができる
12. 難易度の高い症例を判別し補綴専門医と連携をとることができる
13. 治療計画セミナーでケースを発表し，エビデンスに基づいて自分の考えを説明できる

―歯内療法―
① 麻酔抜髄法を行う事ができる
② 感染根管処置を行う事ができる
③ 歯内療法専門医と連携をとることができる
④ 歯根の解剖と複雑な根管形態の理解ができる
⑤ 根尖部付近のX線撮影ができる

図26 当院で用いているGPとしての要件をまとめた評価表の一部．

専門医による院内講義の風景

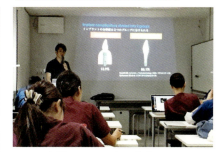

図27 専門医による院内講義の風景．

（4）歯科衛生士，GP（総合診療医），各専門医との連携

たとえば，歯周病の重症度における割合の分布を見ると[3,4,50]，重度歯周炎に罹患した人の割合は1割程度と国内外のデータで一致している．また，この重度歯周炎の罹患率の割合はこの40年間ほど変化が見られない．残りの9割である健康〜中等度歯周炎の人たちを健康な状態で維持する役割を担うのがGP（総合診療医）と歯科衛生士であることを考えると，必要とされる専門医の割合は本来そこまで高いものではない．その必要性に応じて米国やスウェーデンにおける各専門医の割合は1〜2割程度であり，その増減はその時点での疾病構造の割合に応じて調整される．日本においても多くの歯科医師はGP（総合診療医）であり，その基本的な姿勢はプライマリーケアにある．プライマリーケアを行う医療者とは①一般的な病気に幅広く対応する能力をもつ，②基礎的な臨床技能と経験をもつ，③患者さんに長期的な視野に立った生活指導ができる，④必要に応じて専門医への紹介などの措置を適切に講じられる，と聖路加国際病院理事長の日野原重明先生は述べている．

ここで重要なことは，歯科におけるプライマリーケアの主な担い手は歯科衛生士とGP（総合診療医）で，長期的な予防に取り組めること，さらに幅広い範囲で一通りの診断と治療の技術があり，「これは専門医に紹介すべきだ」という見極めが的確にできることである．専門医については，きちんとした基準下での教育を受け，病因論を理解してそれを基本に専門医療を行える人材が望ましい．

当院には私も含め，ADA（American Dental Association：米国歯科医師会）が認定する教育機関で，専門医教育を受けた歯周病インプラント専門医，補綴専門医が所属している．連携をスムーズに行うために，Evidence Based Dentistry（EBD）実践の一環としてトピック別の論文抄読，治療計画セミナー，PICOによる問題解決プレゼンテーションなどを定期的に実践している（**図26，27**）．エビデンスはつねに新しい情報を吸収して刷新されるため，既存の情報はあくまで目安にすぎないが，スタッフ全員が同じ視野で患者をスクリーニングすることには大きな意義があるし，共通言語を使って意思疎通をはかることができるというメリットがある．

2 教育啓発活動

(1) 学生向けセミナー

　卒業して数年のうちに歯科医療哲学の考え方は影響を大きく受ける傾向にある．当院に歯学部学生あるいは研修医の先生が見学に訪れると，開業歯科医院としてのあり方に驚かれることが多いが，海外の歯科先進国では一般的なスタイルであり，決して珍しい形ではない．まだ自分の歯科医療哲学や臨床のスタイルが決定する前に，世界的にスタンダードとされている歯科医院の姿を見て，将来の自分がなりたい歯科医師像や歯科医院像を明確し，歯科医療界に溢れる多くの情報から，真の患者利益を実現するためにフィットする情報を取捨選択できる能力をつけてもらう目的で毎年10月に学生や若い歯科医師に対して医院見学の門戸を開いている（詳細はhttp://www.fukuoka-tdc.com/category/dr/special/を参照に．毎年，4月頃にアップデート）（図28）．

(2) 歯科衛生士見学セミナー

　実際にリスクアセスメントに基づく歯科医療，メインテナンスプログラムを導入しようと試みても，開業してからの途中導入では大きなエネルギーと決断力が必要になる．その医院がぶつかっている壁のレベルに合わせた個別対応が必要になるため，個別の疑問点や課題をあぶり出して，解決策や対応策を提案，実行していく．実際の診療現場を見学しながらのセミナーになるため，非常に収穫の多い機会になっている（図29）．

(3) 患者セミナー（ヘルスケアセミナー，こどもの歯のためのお母さんセミナー），小学校での口腔保健指導，こどもの歯の健康教室

　一生涯健康な口腔でいること，また治療後の状態をより長く維持するためには，対象者への健康教育

若手歯科医療従事者のためのセミナー

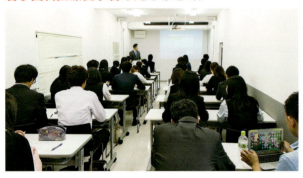

図28　学生，大学院生，研修医を対象に年に1回行われる若手歯科医療従事者のためのセミナー．

歯科衛生士見学セミナーでのディスカッションの様子

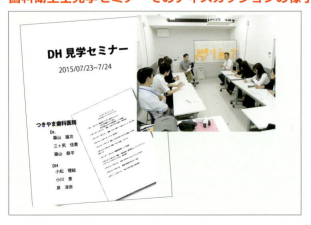

図29　歯科衛生士見学セミナーでのディスカッションの様子．

患者セミナーの告知ポスター

図30　患者セミナーの告知ポスター．

小学校の口腔保健指導の様子

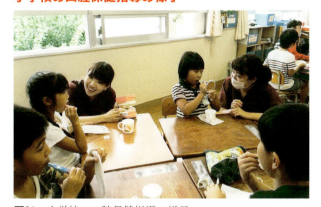

図31　小学校の口腔保健指導の様子．

夏休みの子どもの歯の健康教室にて

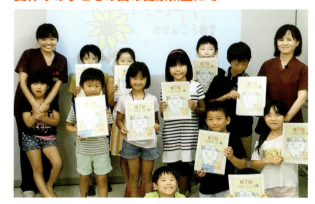

図32　夏休みの子どもの歯の健康教室にて．

つきやま歯科医院における現時点（2017年9月30日）のU-20メインテナンス患者のカリエスフリーの割合

年齢	6	7	8	9	10	11	12	13	14	15	16	17	18	19	20	合計
カリエスフリー者数	27	25	24	24	26	19	15	16	23	17	20	18	12	10	9	285
年齢別人数	27	26	25	24	28	22	16	20	21	21	25	14	10	12		314
カリエスフリー者率%	100	96	96	100	93	86	94	80	100	81	91	73	86	100	75	91

図33　つきやま歯科医院における現時点（2017年9月30日）のU-20メインテナンス患者のカリエスフリーの割合．メインテナンス目的で来院できればう蝕を予防できるのだが，いかに行動変容を促してメインテナンスに通院できる若者を増やせるかが今後の課題．とくに中高生のメインテナンスは脱落の割合が高く，両親依存の通院から青少年少女の自立した通院行動を継続できるかがカギになる．

　を通して行動変容を図ることが重要である．私たちは，患者が治療途中で通院を中断してしまうことが口腔内健康を損なう最大のリスクだと捉えており，診療時間だけでは十分に伝えることができない予防歯科医療の重要性をface to faceで話をする機会を設けている（図30）．さらに子ども達には，プレゼンテーションに加え，集団で食生活の影響，フッ化物の効能といった実験やブラッシング練習を行い，疾患への危機感と健康行動を具象化しやすい機会を提供している（図31, 32）．

　つきやま歯科医院では来院患者親族の20歳以下の青少年をアンダー20（U-20）部署でメインテナンスしている．現在（2017年9月30日時点），つきやま歯科医院でU-20部署に定期メインテナンス通院している患者は314人で，そのうち91％がカリエスフリーを達成している．しかしながら高校生後半からのメインテナンス通院数は減少していく傾向にあるため，今後はいかに中高生のメインテナンス患者を多く取り込み，健康な口腔内をもつ20歳までの青少年を育成できるかが鍵になる（図33）．

4 地域，企業レベルの取り組み

1 ビッグデータを通じて量の拡大から質の改善へ

　日本の歯科医療を評価するデータは官民の発信源を問わずに多方面から公表されているが，その情報の基準性や規格性は正確であるとは言い難い．本来はスウェーデンのようにナショナルデータベースに国の平均データが蓄積されることが好ましいが，現在の日本のレセプト情報・特定健診等情報データベースでは，残存歯数でこそ確実に把握ができるものの，レセプト病名が学術的診断と一致しておらず，その疾病の重篤度が正確に反映されるとはいえない．

　また，公的医療保険下で行われている修復治療の生存期間[34,35]は，国際的な文献で報告されている生存率とは大きな乖離があり（図7参照），治療の質に関しても担保ができていない現状がある（図5, 7）．現時点で，われわれは少なくとも自院の診療結果を患者に対してきちんと情報公開できるくらいの歯科医療を提供できていなくては，自院での質の担保はできないと考えている．したがって，前述したような情報公開をもって，自院も科学的に学術的にプロフェッショナルとして成長することは大きな意味があると思う．そのような同じ目的をもつ他の歯科医院とともに，今われわれは企業と連携してICT等の活用により，医療の質，価値，安全性，パフォーマンスを再評価するためのビッグデータを蓄積する準備を開始している．量から質の改善へ，質と効率の向上を絶え間なくめざす時代への転換が求められている．

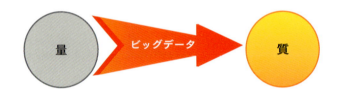

2 健康経営を支援する企業との連携

　経済産業省は，「従業員等の健康管理を経営的な視点で考え，戦略的に実践すること．企業理念に基づき，従業員への健康投資を行うこと」を「健康経営」とし，健康経営に取り組む企業を2020年までに500社までに増やすとしている[51]．つまり予防的な処置は自己責任であるため，社員の健康管理を福利厚生として会社が支援する，そのような行動を会社のトップはとってほしいと経産省が主張している．一般的に，人間ドックあるいは健康診断を支援することは普及しているが，歯科における予防メインテナンスが社員の福利厚生に取り組まれている企業はほとんどない．

　私たちは，①法に則った，かつ質の高いメインテナンス，②口腔内規格写真やエックス線写真，リスクアセスメントの結果などを電子媒体（クラウドサービス）あるいは紙媒体による情報提供が可能な歯科医院を募り，健康経営にコミットする企業の受け皿となり，質の高い予防メインテナンスプログラムを企業の社員に対して福利厚生の一部として提供する試みを開始している．行政による規制や規則にとらわれない，健康社会を支えたいという企業と歯科医院の当事者による自律的な主体的な連携を進めている．

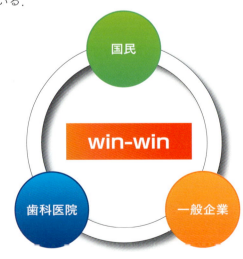

5 すべては真の患者利益のために

　日本中の誰もが健康な口腔内でありたいと願っている．それが一番最初に実現可能な場所が自分自身の歯科医院である．私たちはついさまざまな規制や業界の慣習の枠内で意思決定をして行動しがちであるが，真の患者利益と歯科医療の価値を真剣に考えると優先すべき順位がそうでないことに気がつく．

　自分の歯科医院で，患者利益のためにできる歯科医療サービスがどのようなものかを真剣に考え，それを実践するスタッフ全員がプロとしての進歩に関心をもち続け，卓越した結果をめざす努力を継続できるか．またその努力を支援できるような医院勤務環境があるのか．変化する社会に対して順応できる柔軟性があるか．このような課題を解決するためには，今まで行ってきた自院における過去の歯科医療のアウトカムを検証して，根底の価値規範，思想を根本的にパラダイムシフトする必要がある．

　本書では，そのパラダイムシフトのきっかけとして歯周病病因論にフォーカスを当ててきたが，一番伝えたいメッセージは，病を通して人を見て，人を通して家族を見て，家族を通して地域社会を見る，そして地域社会を通して日本の社会にまで思考を巡らす目をもっていただくきっかけになればということである．本書を通じて自院の歯科医療哲学，歯周病に対する理解の深まり，予防メインテナンスに対する考え方の変化に少しでも参考になり，お役に立てたのであれば幸甚である．

TAKE HOME MESSAGE：CHAPTERのまとめ

CHAPTER 1　病因論の総論
「歯周病の病因論」は記憶するというより，全体像を頭の中でイメージできることが重要である．リスクギアモデルの全体像をイメージすることで，メインテナンス来院患者の細かい変化を見逃さないことが可能になる．私たちは一見同じように見える歯周病の所見から，患者固有のリスクを見抜く役割を果たさなければならない．それにより「早期発見，早期治療」から「早期診断，早期管理の」レベルにステップアップしよう．

CHAPTER 2　細菌性バイオフィルム
リスクアセスメントギアモデルの最初のギアに位置するプラークリテンティブファクターを理解しよう．メインテナンス時には患者固有のリスク部位のバイオフィルムを除去し，リスク部位のセルフケア指導を中心に行おう．現在の歯周病原細菌に対する考え方は「ディスバイオシス」という仮説が提唱されている．

CHAPTER 3　宿主由来のリスクファクター
細菌攻撃の先の宿主反応には幅があり，この幅は宿主要因のリスクファクターと生活習慣要因のリスクファクターによって第一に決定される．この回ではギアモデルのなかでも宿主要因に関係するリスクファクターをまとめた．メインテナンスを通じて患者の全身まで気を配れるようになろう．

CHAPTER 4　生活習慣由来のリスクファクター
生活習慣に関係する歯周病のリスクファクターは，生活のなかで変化する．メインテナンスを通じた人生の時間の流れのなかで変化する個人レベルの要因，家族レベルの要因，社会レベルの要因を分析・理解して，そのメリット・デメリットを反映するような歯科医院づくりをしよう．

CHAPTER 5　歯周炎と全身疾患の関係性
「炎症」という切り口で見ると，歯周病は立派な全身疾患の1つである．同じ体内でも遠隔部位に存在している歯周病とそれぞれの疾患が，どのようなメカニズムで影響を及ぼしあっているのかを理解しておきたい．長期にわたる口腔健康管理だけでなく，全身状態も適切にモニタリングし，生活習慣病の早期発見・早期管理が必要である．

CHAPTER 6　テイラーメイドの歯周病治療とメインテナンス
歯周病は炎症性の多因子疾患であるため，あらゆる方向からのアプローチが不可欠である．どの因子がリスクの重みを占めているかを歯科医療側，患者側が理解するために，双方にとって理解しやすいリスクアセスメントツールを利用することが好ましい．また，テイラーメイドの歯周病治療，メインテナンス療法を実践するために，歯周病病因論を正しく簡潔に理解することが求められる．

CHAPTER 7　魅力的な未来志向の歯科医療，歯科医院の創造
少なくとも今後20年先の日本社会をイメージし，歯科医院づくりを行う必要があるが，そのためには歯科界だけでなく，私たちを取り巻く社会情勢の理解が求められる．病を通して人を見て，人を通して家族を見て，家族を通して地域社会を見る．そして地域社会を通して日本の社会にまで思考を巡らす目を，歯科医療従事者としてもっていただけるようになれば幸いである．

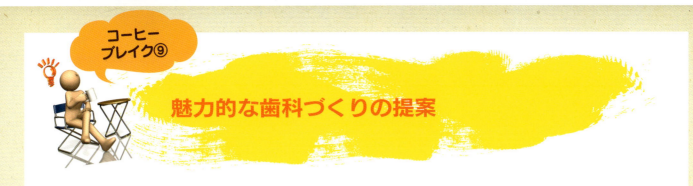

魅力的な歯科づくりの提案

●築山：米国歯周病学会（AAP）が学会名にインプラント学を加えて変更しようという機運が一時期ありました．最終的な投票の結果，その案は否決されましたが，歯周病学がこれから専門分野としてどのように存在し続けていくべきなのかの問いが続いているように感じます．

そのような観点から，歯周病学という立場から，われわれは現在どこに位置しているのでしょうか？ われわれの未来はどこに向かうのでしょうか？ 将来のチャンス，あるいはリスクはどのようなものがあるのでしょうか？ Kornman先生，ご意見をいただけますか？

●Kornman：まず今回の座談会が，歯周炎を慢性疾患に連結させていく非常に稀な機会だったことに感謝を申し上げたいと思います．そして，多くの意味で歯周病学において非常に非凡な機会だったと思います．私たちはこの本当の価値を証明するために，あといくつかのことを行う必要があります．なぜなら，その関係性がない可能性だってあるからです．しかし，おそらく関連性があるであろうと信じる科学的な理由がありますので，私たちはそれをしっかりと証明しなければなりません．私たちには健康をマネジメントし，疾病を予防し，全身的な炎症に対して将来に向けてとてつもないチャンスがあると考えていて歯周病学の将来はそこにあると思っています．なぜなら，う蝕からは全身性炎症の負荷はありませんし，咬合性外傷もありませんからね．

そのほかに，私が非常に情熱を注いでいるのが，再生医療です．なぜなら，私たちは全身をみても組織を再生するという意味ではまだまだ早期，未熟な段階にいるからです．正確な数字はわかりませんが，15年ほど前に多くのファカルティーがハーバード大学医学部の研究部門に雇用されるといわれましたが，その分野は再生医学のみの雇用でした．おそらくこのような現象は世界中で起きています．そこには非常に明るい未来があると思います．

今回，お話をしたように，決定的な診断をするという意味ではまだ余地があるように感じます．決定的な診断をすることで患者さんをサブセット（分類）できます．そのグループは専門医によってマネジメントされるべきだと考えています．そして，そこから恩恵を受けることができると思います．おそらく70～80％の大多数の症例は非常にきちんとGPの環境下でマネジメントすることが可能だと思います．GPと歯科衛生士は標準的な原則にのっとって，専門医が成功裏にマネジメントしてくれる患者さんがどのグループなのかということを特定するための手助けを必要としています．結果的に患者が幸せになり，あなたも幸せになる．なぜならそれらの患者さんは，向こう5年以上は問題を起こすことはおそらくないでしょうから．治療結果も良く，非常に予知性が高いといえます．ここに専門医が積極的に加療を進めたくないような患者さんの適応が必要になってきます．なぜなら歯周炎の病態が悪化しつづけてむだに経済的な支出のみがともなうからです．これこそが私が将来の歯周病学だと感じていることで，非常にエキサイティングな未来が待っていると思いますが，われわれはその過程の移行期にいると思います．そして，この移行を進めてくれるグループやリーダーが現れるでしょう．

●宮本：私たちがこの移行期を成功させるためには，戦略をきちんと構築する必要があるように感じます．その戦略の1つは意義があり重要であるのですが，どのようにして歯学部生レベルの教育カリキュラムを変更していくかだと思います．私たちは症例をきちんとマネジメントできるグループを育てるような教育をする必要があります．現在，米国の歯科教育に関して私たちは再考している段階です．多くの州免許の試験に関してもそうです．いくつかの理由がありますが，1つは審査員の前で縁下歯石を除去させられたりするこのやり方が診断技術や治療技術を評価する正しい方法

かということです．AAPや米国歯科医師会（ADA）の教育委員会が州免許のそのような試験を拒否して，歯周病をマネジメントするという視点に立脚して変革するいい機会だと考えています．

●Kornman：戦術的に物事を考え進めていくことが必要であるという考え方には同意します．しかし，どうやって学校において実際に変化をもたらすのかという点ではまだはっきりとはしていません．なぜなら，私は学生というものを十分すぎるくらい知りすぎているからです（笑）．今まで医学部に願書を出していた学生のトップ集団は変化して，今は学生のトップ集団はビジネススクールあるいは法学部を希望しています．私がいつも感心するのが，学生は米国の歴史において繰り返しそうなのですが，彼らはつねにマーケットの変化に応じて変化するのです．一生涯，医者として生きていくことを決意する学生よりも，経済的環境はどうなのかとか，自分が今後の残りの人生を過ごす職業はどれがいいのかということを考える学生のトップが多い．宮本先生は非常に興味深いポイントを挙げましたが，AAPのような学術機関がリーダーシップをとって，議論をしてどのような戦術的な青写真を描くのかを考えなければならない．それとは別に，私は経済の自由市場（フリーマーケット）の大きな信仰者で，もし誰かが変化するための歯科の価値のあるビジネスモデルを示してくれたら，大学歯学部ではない誰かがやると思いますよ．現在の歯学部のDNAにそういう考え方が取り込まれていないからです．

●宮本：そうしたら，私がいかに裕福かということを示さなければなりませんね（笑）．

●Kornman：世界は意外とそういうところから変化していくものですよ（笑）．少なくとも米国ではね．ジャーナルでは世界中いくつかの異なるプラクティスモデルを取り上げるというのもいいかもしれません．Bob Baylorという方をご存じかどうかわかりませんが，最近ADAの会長をされた方です．彼は歯周病専門医です．Bobは非常に印象的な先生で，長年にわたり積極的にさまざまなことをうまくまとめてAAP年次大会のプログラム作成を行ってきました．彼はマサチューセッツで非常にアクティブな医院を運営していて，彼自身がMBAプログラムに入学しようとし，Yale大学のMBAで昨年始めることになっていましたが，最後の最後に行かないことを決断しました．なぜならボストンのMITにtechnology administration「技術管理」といったプログラムがあり，彼はどちらかというとヘルスケアビジネスの方向へギアが向いていて，最終的に6か月以内にそちらのプログラムを開始する予定です．Bobは非常に知識豊かで，私が知る限りでは彼は未来にヘルスケアがどう歯科医療とかかわっていくかという知識に関してもっとも造詣が深い人物の1人です．ですので，私がお願いしたのはcommentary解説を書いていただいて，十分な素材はありますから基本的にはこの診療所を記述し，サポートする少量のエビデンスとどのようにしてそれがうまくいっているのかをご説明していただきたいと思っています．そしてBobをコンテーターとして招待して，この診療所のスタイルをベースラインとして将来的な歯科医療のあり方を話し合うやり方はいいかもしれません．ただ，これは非常に表面的な考えですが，この提案に関しては「Journal of Periodontology」に掲載を考えています．大事なのは，学術誌にきちんとプリントさせることです．ぜひ今後ともよき歯科医療の姿を世界に発信することにご協力いただきたいと思います．

●築山・宮本：ありがとうございました．

参考文献

1. Käyser AF. Shortened dental arches and oral function. J Oral Rehabil 1981;8:457-462.
2. Kanno T, Carlsson GE. A review of the shortened dental arch concept focusing on the work by the Käyser/Nijmegen group. J Oral Rehabil 2006;33:850-862.
3. Norderyd O, Koch G, Papias A et al. Oral health of individuals aged 3-80 years in Jönköping, Sweden during 40 years(1973-2013). II. Review of clinical and radiographic findings. Swed Dent J 2015;39:69-86.
4. 厚生労働省．平成23年歯科疾患実態調査．
5. Oliver RC. Tooth loss with and without periodontal therapy. Periodont Abstr 1969:17:8-9
6. Löe H, Anerud A, Boysen H, Smith M. The natural history of periodontal disease in man. Tooth mortality rates before 40 years of age. J Periodontal Res 1978;13:563-572.
7. Hirschfeld L, Wasserman B. A long-term survey of tooth loss in 600 treated periodontal patients. J Periodontol 1978;49:225-237.
8. McFall WT Jr. Tooth loss in 100 treated patients with periodontal disease. A long-term study. J Periodontol 1982;53:539-549.
9. Lindhe J, Nyman S. Long-term maintenance of patients treated for advanced periodontal disease. J Clin Periodontol 1984;11:504-514.
10. Goldman MJ, Ross IF, Goteiner D. Effect of periodontal therapy on patients maintained for 15 years or longer. A retrospective study. J Periodontol 1986;57:347-353.
11. Nabers CL, Stalker WH, Esparza D, Naylor B, Canales S. Tooth loss in 1535 treated periodontal patients. J Periodontol 1988;59:297-300.
12. McGuire MK, Nunn ME. Prognosis versus actual outcome. II. The effectiveness of clinical parameters in developing an accurate prognosis. J Periodontol 1996;67:658-665.
13. McLeod DE, Lainson PA, Spivey JD. The predictability of periodontal treatment as measured by tooth loss: a retrospective study. Quintessence Int 1998;29:631-635.
14. Tonetti MS, Muller-Campanile V, Lang NP. Changes in the prevalence of residual pockets and tooth loss in treated periodontal patients during a supportive maintenance care program. J Clin Periodontol 1998;25:1008-1016.
15. Tonetti MS, Steffen P et al. Initial extractions and tooth loss during supportive care in a periodontal population seeking comprehensive care. J Clin Periodontol 2000;27:824-831.
16. Matthews DC, Smith CG, Hanscom SL. Tooth loss in periodontal patients. J Can Dent Assoc 2001;67:207-210.
17. Checchi L, Montevecchi M, Gatto MR, Trombelli L. Retrospective study of tooth loss in 92 treated periodontal patients. J Clin Periodontol 2002;29:651-656.
18. Fardal Ø, Johannessen AC, Linden GJ. Tooth loss during maintenance following periodontal treatment in a periodontal practice in Norway. J Clin Periodontol 2004;31:550-555.
19. Axelsson P, Nyström B, Lindhe J. The long-term effect of a plaque control program on tooth mortality, caries and periodontal disease in adults. Results after 30 years of maintenance. J Clin Periodontol 2004;3:749-757.
20. Papantonopoulos GH. Effect of periodontal therapy in smokers and non-smokers with advanced periodontal disease: results after maintenance therapy for a minimum of 5 years. J Periodontol 2004;75:839-843.
21. Chambrone LA, Chambrone L. Tooth loss in well-maintained patients with chronic periodontitis during long-term supportive therapy in Brazil. J Clin Periodontol 2006;33:759-764.
22. Eickholz P, Kaltschmitt J, Berbig J, Reitmeir P, Pretzl B. Tooth loss after active periodontal therapy. 1: patient-related factors for risk, prognosis, and quality of outcome. J Clin Periodontol 2008;35:165-174.
23. Jansson L, Lagervall M. Periodontitis progression in patients subjected to supportive maintenance care. Swed Dent J 2008;32:105-114.
24. Wood WR, Greco GW, McFall WT Jr. Tooth loss in patients with moderate periodontitis after treatment and long-term maintenance care. J Periodontol 1989;60:516-520.
25. Tsami A, Pepelassi E, Kodovazenitis G, Komboli M. Parameters affecting tooth loss during periodontal maintenance in a Greek population. J Am Dent Assoc 2009;140:1100-1107.
26. Miyamoto T, Kumagai T, Lang MS, Nunn ME. Compliance as a prognostic indicator. II. Impact of patient's compliance to the individual tooth survival. J Periodontol 2010;81:1280-1288.
27. Matuliene G, Studer R, Lang NP et al. Significance of Periodontal Risk Assessment in the recurrence of periodontitis and tooth loss. J Clin Periodontol 2010;37:191-199.
28. Ng MC, Ong MM, Lim LP, Koh CG, Chan YH. Tooth loss in compliant and non-compliant periodontally treated patients: 7 years after active periodontal therapy. J Clin Periodontol 2011;38:499-508.
29. Kim SY, Lee JK, Chang BS, Um HS. Effect of supportive periodontal therapy on the prevention of tooth loss in Korean adults. J Periodontal Implant Sci 2014;44:65-70.
30. Seirafi AH, Ebrahimi R, Golkari A et al. Tooth loss assessment during periodontal maintenance in erratic versus complete compliance in a periodontal private practice in Shiraz, Iran: a 10-year retrospective study. J Int Acad Periodontol 2014;16:43-49.
31. Costa FO, Lages EJ, Cota LO, Lorentz TC, Soares RV, Cortelli JR. Tooth loss in individuals under periodontal maintenance therapy: 5-year prospective study. J Periodontal Res 2014;49:121-128.
32. 森田学, 石村均 他. 口腔衛生会誌 1995;45:788-793.
33. 青山貴則, 相田潤, 竹原順次, 森田学. 口腔衛生会誌 2008;58:16-24.
34. Miyamoto T, Morgano SM, Kumagai T, Jones JA, Nunn ME. Treatment history of teeth in relation to the longevity of the teeth and their restorations: outcomes of teeth treated and maintained for 15 years. J Prosthet Dent 2007;97:150-156.
35. Scurria MS et al. Meta-analysis of fixed partial denture survival: prostheses and abutments. J Prosthet Dent 1998;79:459-464.
36. Pjetursson BE, Brägger U, Lang NP, Zwahlen M. Comparison of survival and complication rates of tooth-supported fixed dental prostheses (FDPs) and implant-supported FDPs and single crowns (SCs). Clin Oral Implants Res 2007;18:97-113.
37. Reitemeier B, Hänsel K et al. A prospective 10-year study of metal ceramic single crowns and fixed dental prosthesis retainers in private practice settings. J Prosthet Dent 2013;109:149-155.
38. Walton TR. The up to 25-year survival and clinical performance of 2,340 high gold-based metal-ceramic single crowns. Int J Prosthodont 2013;26:151-160.
39. Näpänkangas R, Raustia A. Twenty-year follow-up of metal-ceramic single crowns: a retrospective study. Int J Prosthodont 2008;21:307-311.
40. De Backer H, Van Maele G, Decock V, Van den Berghe L. Long-term survival of complete crowns, fixed dental prostheses, and cantilever fixed dental prostheses with posts and cores on root canal-treated teeth. Int J Prosthodont 2007;20:229-234.
41. 国立社会保障・人口問題研究所．平成23年度社会保障費用統計．
42. 厚生労働省推計．2012年度，2013年度，2014年度予算ベース．
43. 幡野紘樹, 熊谷崇, 伊藤日出男, 新田嘉七, 中西英一, 和田啓二, 武久文之. 健康社会を支える医と産業の新しい連携. the Quintessence 2017;36(3):98-105.
44. 伊藤日出男, 熊谷崇, 荒牧豊, 服部亮, 青島健二, 武久文之, 畫間康明, 畑慎太郎. 健康社会を支える医と産業の新しい連携 Part 2．低成長社会を予防歯科が活性化させる. the Quintessence 2017;36(8):92-99.
45. 松本拓也, 熊谷崇. "KEEP28"のためのあるべき歯科医療とは. 日吉歯科診療所の新人歯科医師研修. the Quintessence 2018;37(2):148-161.
46. 平成26年度の経済見通しと経済財政運営の基本的態度．
47. 内閣府．平成23年度版高齢社会白書．
48. 鈴木亘. 社会保障亡国論. 東京：講談社現代新書．
49. Zurbick SR, Taylor CL, Lawrence D, Mitrou F, Christensen D, Dalby R, The development of human capability across the life course: perspectives from childhood. Australasian Epidemiologist 2009;16:6-10.
50. Dye BA, Tan S, Smith V et al. Trends in oral health status: United States, 1988-1994 and 1999-2004. Vital Health Stat 11 2007;248:1-92.
51. 経済産業省．健康経営銘柄2017．http://www.meti.go.jp/press/2016/08/20160822001/20160822001.html/

索引

<和文索引>

あ
アテローム性動脈硬化 128
アラキドン酸カスケード 75, 76

い
遺伝子のバリエーション 81
飲酒 110

え
8ステップキャンサースクリーニング 158
栄養 111
エピジェネティクス 82
炎症 118, 119

か
外傷性修飾因子 89
関節リウマチ 138

き
キーストーン病原体仮説 46
喫煙 103
菌体外多糖 36

く
クオラムセンシング 37
グラム陰性菌 41
グリコカリックス 35, 36

け
健康経営 220

こ
咬合性外傷 90
誤嚥性肺炎 134

さ
細菌性プラーク 34

し
CTスクリーニング 216
歯周炎発症のメカニズム 17
歯周病と全身疾患 119
歯周病のリスク 18, 19
歯周病のリスクファクター 77
歯周病病因論 12
シトルリン化 139
歯肉炎のステージ 70, 72
社会経済的要因 112
周産期合併症 131
食生活 111
腎臓病 136

す
スリランカスタディ 15

せ
生態学的均衡プラーク仮説 44
生物学的幅径 56

て
ディスバイオシス仮説 45

と

Toll様受容体	70
糖尿病	105, 120
特異的プラーク仮説	43

は

パーソナライズド（個別化）メインテナンス	153
パーソナライズド歯周病治療	168, 176
バイオフィルム	34
破骨細胞	73
バルク流体	35, 36

ひ

非特異的プラーク仮説	42
肥満	108, 125

ふ

プラークリテンティブファクター	164

へ

ペリオリスクアセスメント・ギアモデル	21, 22, 78, 102, 164, 175, 180, 193

め

メインテナンス	153, 167, 193, 202, 209
メタボリックシンドローム	125

ら

ライフコースモデル	112, 210
ランダムバースト理論	15

り

リスクインディケーター	18
リスクファクター	18
リスクマーカー	18
リポポリサッカライド	70

＜英文索引＞

B

BMI	108, 125
bulk fluid	35, 36

C

Cell-Cell Communication	37
CKD	136

D

Dysbiosis	45

E

early colonizer	38
Ecological plaque hypothesis	44
EPH	44

G

Gear Model on Perio Risk Assessment	21

K

Keystone pathogen hypothesis	46
KPH	46

L

late colonizer 38

LPS 70

M

MMP 73

M φ 70

N

Non-specific plaque hypothesis 42

O

OHIS 162, 174, 179

OPG 74

P

PMN 70

Q

Quorum Sensing 37

R

RANKL 74

S

Specific plaque hypothesis 43

T

Toll-Like Receptor 70

W

water channel 35, 36

EPILOGUE

　本書は，熊谷崇先生が主宰されているオーラルフィジシャンコースの年次大会（2015年10月開催）において招聘されたDr. Kenneth Kornmanとの座談会企画から提案させていただいたもので，その発案はさらにその6か月前に遡る．Dr. Kornman，宮本貴成先生，熊谷直大先生と築山の4人による，症例を通じた座談会は2日間にわたって行われ，ディスカッションの時間は合計8時間以上にも及んだ．その内容は，症例を通じて歯周病病因論を論議するものであったが，Dr. Kornmanの溢れるような知識の泉に，座談会だけでは読者の皆さんの理解を十分に得られないかもしれないと思い，座談会の内容と照らし合わせる歯周病病因論の同時連載を編集部にお願いした．この座談会の内容はDr. Kornmanから「このまま日本国内だけに留めておくのはもったいない．国際的な学術誌に投稿すべきだ」という推薦を受け，現在英訳作業を開始している．

　本書の執筆に携わった著者の平均年齢は41.5歳と20年後も現役真っ只中である．過去と現在の歯科医療の姿を鑑みて，既存の枠組みや規制にとらわれることなく，20年後の明るい未来の歯科医療の姿を創造してみた．スティーブ・ジョブズが，かの有名なスタンフォード大学の卒業式でのスピーチで"You can't connect the dots looking forward; you can only connect them looking backwards. So you have to trust that the dots will somehow connect in your future."（未来を見て，点を結ぶことはできない．過去を振り返って点を結ぶだけだ．だから，いつかどうにかして自分の未来において点は結ばれると信じなければならない）という名言を残したが，本書では過去の先人の実績を紡ぎ，それを元に先があると信じて10〜20年先を展望した．本書がより良い歯科界を創造する第一歩になることを願う．

2018年3月

築山鉄平

著者略歴

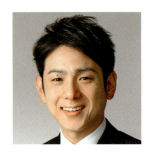

築山 鉄平
（つきやま・てっぺい）

2001年	九州大学歯学部卒業
2001年〜2004年	佐賀医科大学（現佐賀大学医学部）歯科口腔外科勤務
2005年〜2006年	日本橋矢澤歯科医院勤務　矢澤一浩先生に師事
2006年〜2009年	タフツ大学歯学部歯周科専門医課程修了 最優秀臨床賞（certificate of excellence）受賞
2009年	米国歯周病学会歯周病認定医取得 （Diplomate, American Board of Periodontology）
2009年〜2010年	タフツ大学歯学部審美補綴フェロー
2010年	米国歯科修士取得（Master of Science）
2011年〜	医療法人雄之会　つきやま歯科医院　勤務
2013年〜	PHIJ（Perio Health Institute Japan）コースディレクター
2014年〜	タフツ大学歯周病学講座　非常勤臨床助教授
2017年	ヨーロッパインプラント学会（EAO）認定医　取得
2018年〜	DSJ（Dental Square Japan）ファウンダー

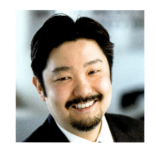

宮本 貴成
（みやもと・たかなり）

1999年	日本大学松戸歯学部卒業
2000年	ボストン大学歯周病科Post-graduate program留学
2003年	米国歯周病専門医
2004年	ボストン大学歯周病科Master of Science授与
2006年	歯学博士享受、米国歯周病学会認定医
2010年	クレイトン大学経営学修士 クレイトン大学DDS クレイトン大学歯周病科主任教授 米国ネブラスカ州開業
2011年	米国歯周病学会Bud and Linda Tarrson Awardを日本人初受賞
2013年	米国歯周病学会Educator Award受賞

QUINTESSENCE PUBLISHING 日本

GPとDHのためのペリオドントロジー

2018年4月10日　第1版第1刷発行

著　　者　　築山鉄平／宮本貴成

発　行　人　　北峯康充

発　行　所　　クインテッセンス出版株式会社
　　　　　　　東京都文京区本郷3丁目2番6号　〒113-0033
　　　　　　　クイントハウスビル　電話(03)5842-2270(代表)
　　　　　　　　　　　　　　　　　　(03)5842-2272(営業部)
　　　　　　　　　　　　　　　　　　(03)5842-2275(編集部)
　　　　　　　web page address　　http://www.quint-j.co.jp/

印刷・製本　　サン美術印刷株式会社

©2018　クインテッセンス出版株式会社　　　　禁無断転載・複写
Printed in Japan　　　　　　　　　　　　　落丁本・乱丁本はお取り替えします
ISBN978-4-7812-0612-7　C3047　　　　　定価はカバーに表示してあります